医療情報の基礎知識

改訂第2版

第15〜20回医療情報基礎知識検定試験問題付

編集 一般社団法人 日本医療情報学会 医療情報技師育成部会

南江堂

◼ 編　集

一般社団法人日本医療情報学会　医療情報技師育成部会

解　説

◼ 編集者 (五十音順, ◎：編集責任者)

内藤　道夫	鈴鹿医療科学大学医用工学部医用情報工学科
長澤　　亨	高崎健康福祉大学健康福祉学部医療情報学科
◎長原三輝雄	北陸大学医療保健学部医療技術学科
武藤　晃一	藤田医科大学医療科学部医療経営情報学科
渡邉　亮一	日本医療情報学会事務局

◼ 執筆者 (五十音順)

上杉　正人	北海道情報大学医療情報学部医療情報学科
五味悠一郎	日本大学理工学部応用情報工学科
瀬戸　僚馬	東京医療保健大学医療保健学部医療情報学科
筒井久美子	前 国際医療福祉大学医療福祉学部医療福祉・マネジメント学科
豊田　修一	上武大学看護学部看護学科
内藤　道夫	鈴鹿医療科学大学医用工学部医用情報工学科
長澤　　亨	高崎健康福祉大学健康福祉学部医療情報学科
長原三輝雄	北陸大学医療保健学部医療技術学科
服部　建大	広島国際大学医療経営学部医療経営学科
星　　雅丈	福知山公立大学地域経営学部医療福祉経営学科
松田　成司	北海道情報大学医療情報学部医療情報学科
三上　史哲	香川大学医学部附属病院医療情報部
武藤　晃一	藤田医科大学医療科学部医療経営情報学科
渡邉　亮一	日本医療情報学会事務局

第2版の序文

2017年に『医療情報の基礎知識』を発刊して以来，多くの方に活用いただきましたことに感謝申し上げます．本書は，医療情報の初学者のための入門書として作成しましたが，その内容は医療制度・医療関係法規からはじまり，コンピュータ・情報システムの基本知識，医療情報の特徴・利活用までの広範囲にわたっています．そのため，保健医療分野におけるメディカルスタッフを目指す学生から実際に医療情報を取り扱うメディカルスタッフや関係企業の方々にとって，修得すべき知識のエッセンスが集約されているといえます．

修得した基礎的な医療情報の知識の客観的評価の場である，医療情報基礎知識検定試験*は2019年6月で第20回を迎えました．これまで10,589名の方が受検され，6,387名（60.3%）の方が一定の知識水準に達していると評価されました．特に，本書が発刊された以降の水準達成者は69.4%から77.3%の範囲で推移しており，知識の修得において本書が一助となっていると推察されます．

このたび，時間的な経過に伴い，第2版を発刊することとしました．医療情報基礎知識検定試験の到達目標に変更はありませんので，修得すべき知識に大きな変更はありません．しかし，日進月歩の保健医療分野においては，常に法律の改正や新たな技術の導入が生じていますので，キーワード（到達目標）の説明においては最新の状況・情報を反映するよう追加・修正に努めました．また，過去の検定試験問題は第15〜20回と直近のものを掲載しました．

今日の保健医療分野においては，その特性をふまえるとともに，一定のITスキルがメディカルスタッフに求められています．引き続き本書がメディカルスタッフやメディカルスタッフを目指す学生，および関連企業の関係者の方々に学習用のテキストとして活用いただければ幸いです．

最後になりましたが，限られた時間の中で執筆および査読いただきました先生方，準備から出版にいたるまで親身にサポートいただきました南江堂の皆様に心より感謝申し上げます．

2019年9月

『医療情報の基礎知識』編集責任者
長原　三輝雄

*医療情報基礎知識検定試験の詳細は，医療情報技師育成部会Webサイトで公開しています．

URL： http://www.jami.jp/jadite/new/kiso/news-k.html

目 次

I 医療制度と医療関連法規 ··························· 1

II 病院業務と病院の運営管理·················· 41

Ⅲ　医療情報の特性と医療の情報倫理 · · · · · · · · · · · · · 71

Ⅳ　コンピュータの基礎 · 97

Ⅴ 情報システムの基盤技術 ・・・・・・・・・・・・・・・・・・・・・・ 125

Ⅵ 医療情報システムの構成と機能 ・・・・・・・・・・・・・・・・・・ 163

VII 医療情報の標準化と活用 ・・・・・・・・・・・・・・・・・・・・・・ 197

日本医療情報学会医療情報基礎知識検定試験問題 ・・・229

標準学習時間

項目	標準学習時間
Ⅰ. 医療制度と医療関連法規	
1. 医療関連法規	90分
2. 保健医療福祉制度と行政組織	90分
3. 保健医療福祉専門職の種類と責務	90分
4. 健康指標と予防医学	90分
5. 救急医療と災害時医療	90分
Ⅱ. 病院業務と病院の運営管理	
1. 病院における診療体制と業務	90分
2. 診療の過程	90分
3. 病院の運営と管理	90分
4. 安全で適切な医療	90分
Ⅲ. 医療情報の特性と医療の情報倫理	
1. 診療記録の種類と保存期間	90分
2. 医療情報の特性と利用	90分
3. 医の倫理	90分
4. 医療の情報倫理	90分
Ⅳ. コンピュータの基礎	
1. 情報（情報量）の表現	90分
2. ハードウェアの種類と機能	90分
3. ソフトウェアの種類と機能	90分
Ⅴ. 情報システムの基盤技術	
1. ネットワークの利用	90分
2. データベースの利用	90分
3. 情報セキュリティの脅威と対策	90分
4. ユーザ管理	90分
Ⅵ. 医療情報システムの構成と機能	
1. 病院情報システム	180分
2. 地域医療情報システムと保健福祉情報システム	180分
3. 医療情報システムの管理	180分
Ⅶ. 医療情報の標準化と活用	
1. 医療情報の標準化	90分
2. 情報の分析と評価	90分

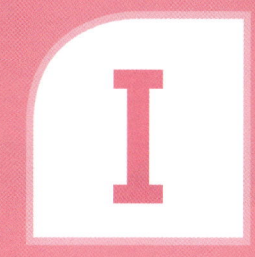

医療制度と医療関連法規

1. 医療関連法規
- 主要な医療関係の法律の目的を理解しよう.
- 社会保険関係の法律にはどのようなものがあるかを理解しよう.

2. 保健医療福祉制度と行政組織
- 保健医療福祉施設の種類と役割を理解しよう.
- 医療保険にはどのような種類があるかを理解しよう.
- 診療報酬の支払いの仕組み (診療報酬制度) を理解しよう.
- 介護保険の仕組み (介護保険制度) を理解しよう.

3. 保健医療福祉専門職の種類と責務
- 保健医療福祉専門職にはどのような種類があるのかを理解しよう.
- 保健医療福祉専門職のうち国家資格はどれかを理解しよう.
- それぞれの保健医療福祉専門職は, どのようなことを行えるのかを理解しよう.

4. 健康指標と予防医学
- 主要な健康指標の意味を理解しよう.
- 予防医学の活動を理解しよう.

5. 救急医療と災害時医療
- 救急医療体制の概要を理解しよう.
- 災害時のトリアージとは何かを理解しよう.

医療関連法規

日本の医療は，日本国憲法第25条の第1項「すべて国民は，健康で文化的な最低限度の生活を営む権利を有する．」，および第2項「国は，すべての生活部面について，社会福祉，社会保障及び公衆衛生の向上及び増進に努めなければならない．」の下で，社会保障制度の一環として提供されている．

医療に関連する法律は数多く定められている．中心となっているのは医療法，健康保険法，介護保険法，医師法などの各専門職種の資格法，および医薬品医療機器等法である．これらの法律の下で，政令，省令（厚生労働省令），規則などが別途定められている．

1) 医療法

◆医療法

医療法は，医療を提供する側（医療提供施設）が守るべき事項を定めた法律である．第1条第1項には，医療法が定められた目的が示されている．第1条第2項には，制度として提供される医療の内容が示されている．

医療法に定められている各条項を具体的に運用するために，管轄省庁である厚生労働省によって，別途定められているのが医療法施行規則（省令）である．例えば，医療法第1条第2項の2には，医療を受ける者の居宅等として「その他厚生労働省令で定める場所」と記載されている．医療法の条文では，その「場所」が何を示しているかは具体的にわからない．そこで医療法施行規則を参照すると，第1条に，その場所が養護老人ホーム，特別養護老人ホーム，軽費老人ホーム，有料老人ホームなどであると具体的に記載されている．つまり，医療法施行規則には，医療法に記されている条項の具体的な内容や，基準となる数値が定められている．

日本では，営利目的での医療が禁止されていることはよく知られており，その根拠は医療法第7条第6項で定められている「営利を目的として，病院，診療所又は助産所を開設しようとする者に対しては，第4項の規定に関わらず，第1項の許可を与えないことができる．」である．この第1項の許可とは，病院，診療所，助産所の開設許可を指す．「営利目的」とは利益をあげることではない．具体的に禁じられているのは，株式会社の一般的な活動である「配当」である（第54条）．医療提供施設が利益をあげることは，経営組織として当然認められている．医療提供

施設は，医業を行った結果として得た利益を元に，新たな人材の雇用，医療機器の購入，設備の充実など投資を行う．

> **医療法**
> **第1章　総則**
> **第1条**　この法律は，医療を受ける者による医療に関する適切な選択を支援するために必要な事項，医療の安全を確保するために必要な事項，病院，診療所及び助産所の開設及び管理に関し必要な事項並びにこれらの施設の整備並びに医療提供施設相互間の機能の分担及び業務の連携を推進するために必要な事項を定めること等により，医療を受ける者の利益の保護及び良質かつ適切な医療を効率的に提供する体制の確保を図り，もつて国民の健康の保持に寄与することを目的とする．
> **第1条の2**　医療は，生命の尊重と個人の尊厳の保持を旨とし，医師，歯科医師，薬剤師，看護師その他の医療の担い手と医療を受ける者との信頼関係に基づき，及び医療を受ける者の心身の状況に応じて行われるとともに，その内容は，単に治療のみならず，疾病の予防のための措置及びリハビリテーションを含む良質かつ適切なものでなければならない．
> **2**　医療は，国民自らの健康の保持増進のための努力を基礎として，医療を受ける者の意向を十分に尊重し，病院，診療所，介護老人保健施設，調剤を実施する薬局その他の医療を提供する施設（以下「医療提供施設」という．），医療を受ける者の居宅等（居宅その他厚生労働省令で定める場所をいう．以下同じ．）において，医療提供施設の機能に応じ効率的に，かつ，福祉サービスその他の関連するサービスとの有機的な連携を図りつつ提供されなければならない．

2) 医療保険に関する法律

　日本の医療は，保険制度の下で提供されている．国民は保険料を定期的に支払い，保険が適用される医療提供施設（保険医療機関）において医療を受けた際には，診療費の一部を負担する．診療費の残りは，国民から保険料を預かっている組織（保険者という）によって，保険医療機関に支払われる．この仕組みが医療保険制度であり，法的に規定しているのが医療保険各法である．

　医療保険各法とは，健康保険法，国民健康保険法，船員保険法，国家公務員共済組合法，地方公務員等共済組合法，私立学校教職員共済法のことを指す．なお，医療保険各法の下にあるのは満74歳までの国民であり，75歳以上の国民（後期高齢者）については，すべて高齢者の医療の確保に関する法律の下で医療を受給する．

　日本では，すべての国民が何らかの公的医療保険の下にある．このことを国民皆保険という．保険料を支払っている者を被保険者（本人）と

いい，その扶養家族を被扶養者という．各種の医療保険各法のうちどの医療保険に加入するかは，被保険者が医療を必要とした際の，就業場所や就業状況によって決まる．

国民健康保険法以外の医療保険各法の下で提供されている医療保険のことを，社会保険（社保）あるいは被用者保険という．被用者は「被雇用者」のことであり，会社などの組織に雇用されている者を指す．社会保険の被保険者は，一般的にその組織の労働者である．社会保険は職域保険とも呼ばれており，就業する場所によって保険者が異なる．

◆健康保険法

例えば，従業員数が1万人を超えるような大企業は，健康保険法の下で自らの組織内に健康保険組合を組織し，従業員から保険料を徴収して運営を行っている．このような医療保険を組合管掌健康保険という．

規模がそれほど大きくはなく，かつ自ら健康保険組合を持たない組織の場合，従業員は，健康保険法に規定されている全国健康保険協会が運営する全国健康保険協会管掌健康保険（協会けんぽ）に加入する．

船舶所有者に使用される船員とその被扶養者は，船員保険法の下で保険給付が行われる．

国・地方自治体などの公務員（警察・消防・自衛隊などを含む），私立学校の教職員は，それぞれ国家公務員共済組合法，地方公務員等共済組合法，私立学校教職員共済法の下で，各組合が運営する医療保険の給付が行われる．

被用者保険（組合管掌健康保険，協会けんぽ，船員保険，共済組合）は，被保険者と被扶養者の日常生活上のケガや病気の療養に対して適用される．被用者保険の被保険者が，通勤中や仕事中のケガや仕事が原因の病気の療養を受ける場合には，労働者災害補償保険（労災保険）が適用される．労災保険は国が管理・運営する強制的な保険であり，事業主は雇用しているすべての者に労災保険を適用することを義務付けられている．

◆国民健康保険法

一方，国民健康保険法の下で提供される医療保険を，国民健康保険（国保）という．国民健康保険には，自営業者や無職の者，つまり非雇用者が加入する．国民健康保険は地域保険であり，市町村が保険者となって保険料の徴収を行い，保険を運用している．

なお，いずれの医療保険関連法においても，以下に示す保険給付がほぼ同様に規定されている．

- 療養の給付，及び入院時食事療養費：他，入院時生活療養費，保険外併用療養費，養育費，訪問看護療養費，移送費も支給される．
- 家族療養費，家族訪問看護及び家族移送費
- 傷病手当金：被保険者が仕事ができなくなって3日後から支給される．
- 埋葬料，家族埋葬料
- 出産育児一時金，家族出産育児一時金：被保険者・被扶養者が出産し

たときに支給される.

- 出産手当金：被保険者が出産したときに，出産の日以前42日目から出産の日以後56日目までの範囲で仕事ができなかった期間，標準報酬日額の3分の2が支給される.
- 高額療養費，及び高額介護合算療養費：診療費の自己負担が一定額以上に至った場合に支給される.

それぞれの給付は，医療を受けるのに関連するもの以外，基本的に被保険者の申請による.

社会保険・国民健康保険のいずれにおいても，被保険者・被扶養者ともに，70歳未満の者の自己負担は一律3割である. ただし，小学校就学前の乳幼児の自己負担は2割，70歳以上75歳未満の者の自己負担は2割（現役並み所得者は3割）である.

満年齢で75歳以上になった国民（後期高齢者）は，それまでに加入していた医療保険に関わらず，すべて高齢者の医療の確保に関する法律による医療保険の対象者となる. 同法の前身は老人保健法であるが，2008（平成20）年に現在の法律名に改正され，後期高齢者医療制度がスタートした. 75歳以上の者の自己負担は1割（現役並み所得者は3割）である. ただし，一定の障害がある場合は65歳以上で後期高齢者医療制度の対象となるが，本人の意思により，被保険者とならないことができる.

高齢者の医療の確保に関する法律（高齢者医療確保法）の目的を以下に示す.

◆高齢者の医療の確保に関する法律（高齢者医療確保法）

> **第1条** 国民の高齢期における適切な医療の確保を図るため，医療費の適正化を推進するための計画の作成及び保険者による健康診査等の実施に関する措置を講ずるとともに，高齢者の医療について，国民の共同連帯の理念等に基づき，前期高齢者に係る保険者間の費用負担の調整，後期高齢者に対する適切な医療の給付等を行うために必要な制度を設け，もつて国民保健の向上及び高齢者の福祉の増進を図ることを目的とする.

同法は後期高齢者の医療だけでなく，保険者による健康診査など予防的措置についても定めている.

特定健康診査は40～74歳の加入者を対象として，毎年度，保険者が計画的に実施することが義務化されている. 特定健康診査を受診した者のうち，結果によって健康の保持に努める必要があると保険者が判断した者に対し，実施されるのが特定保健指導である. 特定保健指導は，国民の動機づけ支援，かつ積極的支援の意味がある.

2000（平成12）年に策定された健康日本21（21世紀における国民健康づくり運動）では，国・都道府県・市町村は，国民に対する情報

提供と個人の健康づくりのための環境整備を実施するとされている.

◆健康増進法

2002（平成14）年に制定された健康増進法では，国と地方公共団体に加え，健康増進事業実施者は健康教育・健康相談など国民の健康増進のために必要な事業を行うとされている. 医療保険各法における保険者は，すべて健康増進事業者として健康増進法に定められている. 健康増進法では，国民の健康の増進の総合的な推進を図るための基礎資料として，国民の身体の状況，栄養摂取量，生活習慣の状況を明らかにするため，国民健康・栄養調査を行うことが定められている.

3) 保険医療機関及び保険医療養担当規則

日本において保険制度の下で医療を提供できるのは，厚生労働大臣の指定を受けた保険医療機関であり，保険医である. その保険医療機関と保険医が保険診療を行ううえで守る必要のある規則が保険医療機関及び保険医療養担当規則（療養担当規則）である.

◆保険医療機関及び保険医療養担当規則（療養担当規則）

保険医は療養担当規則に基づいて保険診療を実施し，保険医療機関は診療報酬制度に基づいて保険請求を行う. 療養担当規則には，診療の一般的方針（第12条），療養及び指導の基本準則（第13条），診療の具体的方針（第20条）など，保険診療を行うにあたって守るべき規則が定められている.

4) 介護保険法

1990年代後半，寝たきりや認知症の高齢者が増加するなか，日本では普通とされていた「家族介護」が核家族化などによって困難となり，医療提供施設の入院患者の高齢化や社会的入院の増加も見られるようになった. これらの解決策の一つとして，介護保険法が2000（平成12）年に制定された. 介護保険の主たる目的は「介護の社会化」であり，高齢者の介護を家族に依存するのではなく，社会制度によって支える仕組みとすることである.

◆介護保険法

介護保険は65歳以上の者が対象であり，保険料の支払いは40歳から64歳までの者が行う. 65歳を超えると，64歳までとは異なる算定方式に基づいて市区町村に保険料を支払う. 介護保険による給付には，介護給付と予防給付がある. 介護給付を受けるには要介護認定（要介護状態区分の決定）を，予防給付を受けるには要支援認定（要支援状態区分の決定）を受ける必要がある. 要介護状態区分は5段階（要介護1〜5），要支援状態区分は2段階（要支援1〜2）であり，数値が大きいほど介護の必要度が高い.

5) 保健医療福祉専門職の資格法

保健医療福祉に関わる専門職は，それぞれ義務や業務内容を記した資

表 I-1-1　保健医療福祉の主な専門職

	業務独占	名称独占	国家資格
医師・歯科医師	○	○	○
看護師・助産師	○	○	○
准看護師	○	○	都道府県
保健師	－	○	○
薬剤師	○	○	○
診療放射線技師	○	○	○
臨床検査技師	－	○	○
理学療法士・作業療法士・言語聴覚士	－	○	○
臨床工学技士	－	○	○
歯科技工士	○	－	○
歯科衛生士	－	○	○
管理栄養士	－	○	○
栄養士	－	○	都道府県
介護福祉士	－	○	○
社会福祉士	－	○	○
介護支援専門員	－	－	政令
臨床心理士	－	商標	協会
診療情報管理士	－	商標	協議会
医療情報技師	－	商標	学会

格法が定められている. 各専門職者は自身の資格法に定められている業務の範囲を超えることはできない. 以下, 保健医療福祉の代表的な職種である医師・看護師・薬剤師の資格法を紹介する.

　なお, 医療における専門職の資格は, 業務独占かつ名称独占, あるいは名称独占であることがほとんどである**(表 I-1-1)**.

- 業務独占

　　資格がなければその業務を行えず, 資格がない状態でその業務を行うと刑罰の対象となる.

- 名称独占

　　資格がなければ名称を名乗ることはできないが, 資格がなくてもその業務を行うことができる.

(1) 医師法

　医師法には, 医師の免許, 試験, 臨床研修, 業務, 罰則などが規定されている. 第 1 条では, 「医師は, 医療及び保健指導を掌ることによって公衆衛生の向上及び増進に寄与し, もつて国民の健康な生活を確保するものとする.」として医師の任務が定められている.

◆ 医師法

　医師は, 医療におけるすべての行為を行うことが基本的に認められている. ただし, 自身への医療行為 (自己診療) については, 医師法上は可能であるが, 保険診療としては認められていない.

（2）保健師助産師看護師法

◆ 保健師助産師看護師法

保健師助産師看護師法（保助看法）には，看護師・准看護師・保健師・助産師の免許，試験，業務などが規定されている．

同法では，看護師と准看護師の業務の違いについて，看護師は「厚生労働大臣の免許を受けて，傷病者若しくはじよく婦に対する療養上の世話又は診療の補助を行う」（第5条）と定め，准看護師は「都道府県知事の免許を受けて，医師，歯科医師又は看護師の指示を受けて，前条に規定することを行う」（第6条）と定めている．「療養上の世話」と「診療の補助」は，看護師・准看護師に共通する業務である．

（3）薬剤師法

◆ 薬剤師法

薬剤師法には，薬剤師の免許，試験，業務などが規定されている．

薬剤師でない者が販売または授与の目的で調剤することはできないが（業務独占），医師・歯科医師・獣医師は自らの記載した処方箋により調剤することは可能である．

2014（平成26）年，薬事法が「医薬品，医療機器等の品質，有効性及び安全性の確保等に関する法律」に改正されたことに伴って，第25条の2が改正され，薬剤師は調剤した薬剤の情報提供だけでなく，薬学的知見に基づく指導を行わなければならないとされた．

6) 医薬品医療機器等法

◆ 医薬品，医療機器等の品質，有効性及び安全性の確保等に関する法律（医薬品医療機器等法）

医薬品，医療機器等の品質，有効性及び安全性の確保等に関する法律（医薬品医療機器等法）は，医薬品，医薬部外品，化粧品，医療機器，再生医療等製品，生物由来製品，特定生物由来製品，体外診断用医薬品，指定薬物，希少疾病用医薬品を対象とし，これらの品質，有効性，安全性を確保することと，使用によって発生する危害の発生と拡大を防止するために定められている．医療上，特にその必要性が高い医薬品，医療機器，再生医療等製品の研究開発を促進し，保健衛生の向上を図ることが目的である．

表I-1-2　一般用医薬品の分類と取り扱い

一般用医薬品分類	情報提供	販　売	販売時対応
第一類医薬品 （H$_2$ブロッカー含有薬，一部の毛髪薬など）	書面による情報提供が義務	薬局	薬剤師
第二類医薬品 （かぜ薬，解熱鎮痛剤，胃腸薬など）	努力義務	薬局 店舗販売業 配置販売業	薬剤師 登録販売者
第三類医薬品 （ビタミン剤，整腸薬など）	不要		

2014（平成26）年，「薬事法及び薬剤師法の一部を改正する法律」の施行により，名称が薬事法から現在のものに変更となった．

　施行に伴い，医薬品の区分や販売方法が変更された．医薬品は，薬局医薬品，要指導医薬品，一般用医薬品の3つに分類された．一般用医薬品については，第一類医薬品，第二類医薬品，第三類医薬品の3分類は薬事法と同じだが，第一類医薬品に含められていたスイッチ直後品目・劇薬が別途，要指導医薬品に分類された．

　表I-1-2は医薬品医療機器等法における一般用医薬品の分類である．

2 保健医療福祉制度と行政組織

◆ 社会保障制度

　日本では，憲法第25条に定められている**社会保障制度**，および「1. 医療関係法規」で述べた関連法制の下で，保健医療福祉の制度が設けられている．行政組織を中心とする保健医療福祉施設では，これらの制度を国民が利用することを，保健医療福祉を担う専門職者が支援している．このように，日本の保健医療福祉制度は，専門職者や施設が各々の機能を果たしつつ，他者との連携を行うことによって成り立っている．

1) 医療制度の変遷

◆ 医療制度

　医療法によって定められている**医療制度**は，時代によって変化している．その内容を把握するためには，医療法が制定されて以降の変遷を知っておく必要がある．

　日本の医療法は，戦後間もない1948（昭和23）年に制定され，その内容は医療提供施設の施設基準が中心であった．医療法がはじめて改正されたのは，制定後約40年を経過した1986（昭和61）年である．

◆ 医療費

　この第1次医療法改正では，増え続ける病院・病床数，および**医療費**の抑制を主な目的として，二次医療圏が設定され，都道府県による地域医療計画が策定された．二次医療圏とは，各都道府県を数地域から10数地域に分け，主に必要病床数や医師・看護師など医療専門職の要員充足数を管理する圏域である．なお，医療法では「医療圏」という表記は用いられていない．

　2019（令和元）年現在，日本には344の二次医療圏がある．地域における一般的な医療提供体制の管理は，都道府県が自ら策定する地域医療計画を元にして，この圏域単位（一般に**医療圏**という）で行われている．**地域医療計画**では，管理圏域がおおむね各市町村単位である一次医療圏，および管理圏域が各都道府県単位である三次医療圏が設定されている．一次医療圏は地域の診療所や保健所など身近な医療を提供する圏域，二次医療圏は病院を中心とした一般的な医療を提供する圏域，三次医療圏は最先端で高度かつ特殊な医療（臓器移植，救命救急など）を提供する圏域である．

◆ 医療圏

◆ 地域医療計画

　第2次医療法改正は1993（平成5）年に行われた．この改正では，特定機能病院と療養型病床群が創設された．医療法制定以後，結核病床・精神病床・感染症病床以外の病院病床は，受け容れる患者や診療の内容

によらず基本的に同じ扱いであったが，機能別に，療養型病床群・特定機能病院・その他の病床の3つに区分された．第2次医療法改正より前の診療費の計算は，入院・外来すべてにおいて積算方式の出来高払いであったが，療養型病床群の入院診療費に包括払い制度がはじめて導入された．

1997（平成9）年の第3次医療法改正では，地域医療支援病院が創設され，病院・病床の機能分化がさらに進められた．療養型病床群が診療所にも設置可能とされた．

2000（平成12）年の第4次医療法改正では，病院自らの選択・申請により，その他の病床と療養型病床群を，一般病床と療養病床に改めて区分するという施策が実行された．この施策により，日本の病院病床が現行の5つの区分となった．また，医師の2年以上の臨床研修が必修化された（施行は2004年4月から）．さらに，病院機能評価の結果，医師の略歴，共同利用可能な医療機器，カルテ開示など，医療提供施設が広告できる内容の規制が緩和された．

社会情勢の変化や情報通信・処理技術の発達など，医療を取り巻く環境が大きく変化し，国民の医療に対する意識が変わりつつある中，2007（平成19）年の第5次医療法改正では大規模な改正が行われた．都道府県が医療提供施設に関する情報を集約し，住民にわかりやすく提供するという医療情報の公開制度が創設された．医療安全センターが制度化され，4疾病5事業（4疾病：がん・脳卒中・急性心筋梗塞・糖尿病，5事業：救急医療・災害時における医療・へき地の医療・周産期医療・小児医療）に係る地域における医療機能の分化・連携の推進，医師の不足・偏在に対する施策が規定された．これまで自治体病院が担っていた休日診療，へき地医療，災害医療など公共性の高い医療を担う医療法人として，社会医療法人が新たな法人類型として創設された．

医療介護総合確保推進法（地域における医療及び介護の総合的な確保を推進するための関係法律の整備等に関する法律）が，2014（平成26）年6月に公布され，医療法，介護保険法，保健師助産師看護師法など19の関連法に関する改正案がまとめられた．特に医療法に関しては，病院の機能分化・連携や在宅医療・介護の推進のための基金設立，病床機能報告制度と地域医療構想の策定，医療事故調査・支援センターの設立，臨床研究中核病院の創設，医師不足病院を支援する地域医療支援センターの法制化，医療従事者の労働環境改善の措置を実施するための法改正が行われ，2014（平成26）年10月以降，順次施行された．これが第6次医療法改正である．

2015（平成27）年9月に公布された改正医療法では，複数の医療法人が参画する地域医療連携推進法人制度の創設，医療法人の経営の透明性の確保とガバナンス強化を目的とした医療法人制度の見直しが定めら

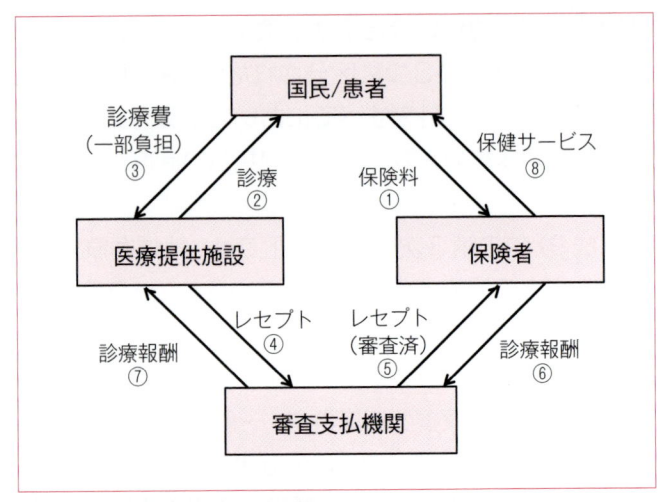

図Ⅰ-2-1　医療保険制度の構造

れた. この改正は第7次医療法改正に相当する.

　2017 (平成29) 年6月に公布された改正医療法では, 特定機能病院の開設者に対してより高度な医療安全管理体制の確立を義務化, 医療法人以外の開設者に対しても医療法による監督権限 (立入検査や業務改善命令等) を適用, 医療機関が自ら行う検体検査の品質・精度管理基準の明確化, 医療機関のウェブサイト等も広告規制の対象とし, 虚偽・誇大などの表示規制等が定められた. この改正が第8次医療法改正となる.

2) 医療保険制度と関連機関

（1）医療保険制度

　日本の医療保険制度の構造を図Ⅰ-2-1に示す.

　すべての国民 (患者) は何らかの医療保険に加入し, 保険料を保険者に支払う (①). 保険料を支払って加入するのではなく, 加入したあとに保険料を支払う. 患者は医療保険証を携え, 医療提供施設を訪れ, 診療を受ける (②). 医療保険が適用される場合, 診療は保険診療, 医療提供施設は保険医療機関と呼ばれる. 医療保険が適用されない診療は自由診療と呼ばれる. 保険診療と自由診療は併用 (混合診療) できないが, いわゆる差額ベッド代や先進医療などの例外はある.

　診療を受けた後, 患者は診療費の一部負担分 (自己負担金, 一部負担金) を支払う (③). 患者の一部負担割合は, 未就学児と70歳以上の者を除いて, 診療費の3割である. 医療提供施設は, 残りの7割の診療費を受け取るために診療報酬明細書 (レセプト) を作成し, 審査支払機関に提出する (④). 診療費の全額もしくは一部を, 国・都道府県・市町村・公的管理された基金が負担することもある (公費負担).

　審査支払機関は, 提出されたレセプトの審査を行い, 問題がなければ

◆医療保険制度

◆保険診療
◆保険医療機関

◆一部負担金

◆診療報酬明細書 (レセプト)

◆公費負担

保険者に送付する（⑤）．保険者は審査支払機関から受け取ったレセプトを元に，診療報酬を審査支払機関に支払う（⑥）．審査支払機関は診療報酬を，該当する医療提供機関に支払う（⑦）．

保険者は，保険料を支払っている患者（被保険者）に健康診断や保健指導などの保健サービスも提供している（⑧）． ◆被保険者

このように，すべての国民に対して公的医療保険が提供される仕組みを国民皆保険といい，日本では 1961（昭和 36）年に導入された．この医療保険によって給付される内容は，大きく現物給付と現金給付に分けられる． ◆国民皆保険 ◆医療保険

医療保険によって給付される医療（療養の給付）は現物給付である．家族療養費・入院時食事療養費・入院時生活療養費・保険外併用療養費・訪問看護療養費など，医療提供施設における医療に関わる項目は，基本的にすべて現物給付である．一方，出産手当金・出産育児一時金・埋葬料・傷病手当金なども医療保険によって給付されるが，これらは法的に定められた金額を現金で給付するため，現金給付である（各給付内容については第 1 章を参照）． ◆現物給付 ◆現金給付

保険者は，国民健康保険法・健康保険法・船員保険法・国家公務員共済組合法・地方公務員等共済組合法・私立学校教職員共済法などの法の下，国民から保険料を徴収して医療保険を提供する．なお，共済組合とは，同種の職業または同一の事業などに従事する者の相互扶助を目的とする団体のことである． ◆保険者 ◆共済組合

国民健康保険（国保）の保険者は，市町村と国民健康保険組合である．保険者が市町村の国民健康保険は市町村国保とも呼ばれ，自営業・農林水産業従事者・非正規労働者・退職者・無職者が加入する．国民健康保険組合を保険者とする国保は組合国保とも呼ばれ，地域において同種の事業や業務に従事する者が加入している．例えば，医師・歯科医師・薬剤師・弁護士・理美容師・土木建築業などの職種別に，地域内の事業者や従業員が加入する． ◆国民健康保険

健康保険・船員保険・国家公務員共済組合・地方公務員等共済組合・私立学校教職員共済を，被用者保険あるいは社会保険（社保）という．これらの保険は，就業する場所や組織によって保険の種類が決まる職域保険である． ◆船員保険 ◆被用者保険

健康保険は，組合管掌健康保険（組合健保）と全国健康保険協会管掌健康保険（協会けんぽ）の大きく 2 つに分けられる．自らの組織内に保険者として健康保険組合を組織し，従業員から保険料を徴収して医療保険を提供するのが組合健保である．自ら健康保険組合を持たない組織の従業員は，全国健康保険協会が運営する協会けんぽに加入する． ◆組合管掌健康保険 ◆全国健康保険協会管掌健康保険

審査支払機関は，医療提供施設から送られてくる診療報酬明細書（レセプト）の審査を行う．国保のレセプトは国民健康保険団体連合会（国 ◆審査支払機関

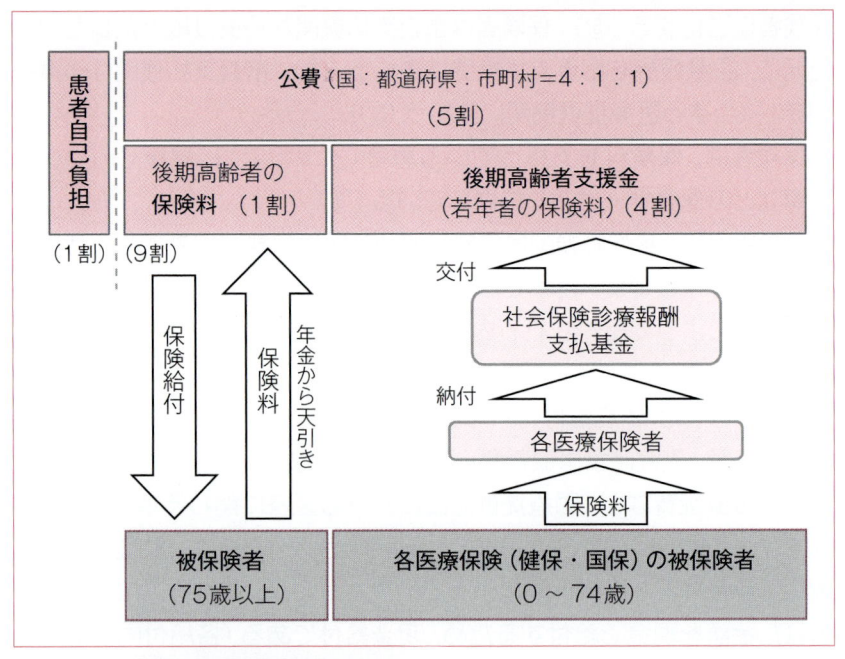

図Ⅰ-2-2 後期高齢者医療制度の仕組み

(http://www.mhlw.go.jp/bunya/shakaihosho/iryouseido01/info02d-35.html)

保連），社保のレセプトは社会保険診療報酬支払基金（支払基金）で審査される．

医療保険は，満74歳までの国民に適用されるものであり，患者の自己負担率は基本3割である．ただし，小学校就学前の乳幼児の自己負担は2割，70歳以上75歳未満の者の自己負担は2割（現役並み所得者は3割）である．

75歳以上の高齢者（後期高齢者）は，すべて「高齢者の医療の確保に関する法律」の下，後期高齢者医療制度による医療給付を受ける．後期高齢者医療制度の保険者は，各都道府県における全市町村が加入する後期高齢者医療広域連合（広域連合）である．後期高齢者医療制度の仕組みは**図Ⅰ-2-2**に示すとおりである．医療費全体の1割が患者の自己負担であり（現役並みの収入がある場合は3割負担），残りの9割が後期高齢者医療制度によって給付される．その9割の医療費のうち5割は公費で賄われ，国・都道府県・市町村のそれぞれの負担割合は4：1：1となっている．残りの5割のうち，1割は後期高齢者の保険料で賄われる．保険料は基本的に年金から天引きされる．残りの4割は後期高齢者支援金として，現役世代がそれぞれの保険者に支払っている保険料によって賄われる．

（2）診療報酬制度

◆診療報酬制度

日本の**診療報酬制度**では，診療報酬点数表（健康保険法の規定による療養に要する費用の額の算定方法（厚生労働省告示））に定められている

点数を元に，診療報酬明細書を作成して提出することにより，**診療報酬請求**が行われている． ◆ 診療報酬請求

診療報酬点数は，2年に1度の改定が通例となっている．この改定は，厚生労働大臣が中央社会保険医療協議会（中医協）に諮問し，その答申をもって決定される．中医協は，健康保険と船員保険と国民健康保険の保険者もしくは被保険者・事業主・船舶所有者を代表する支払側委員7名，医師・歯科医師・薬剤師を代表する診療側委員7名，公益を代表する公益委員6名の計20名で構成されている．

診療報酬の改定は4月1日から有効となるが，3月末までに示された改定内容の解釈について，疑義解釈という形で追加通達がされることもある．

国民健康保険法や健康保険法など，医療保険に関わる法律では，各診療行為に対してそれぞれ**診療報酬**が定められている．診療報酬は国が定めた公定価格である．**図I-2-1**に示したとおり，医療提供施設では，診療行為が発生した際はすべての行為を診療録へ記録し，その診療録の内容を元に患者一人ひとりの診療費を計算する．患者からは，医療保険で定められた診療費の自己負担分を受け取る．病院は残りの「診療費－患者自己負担金」を，審査支払機関を通じて保険者から診療報酬として受け取る． ◆ 診療報酬

診療報酬は点数化されており，2019（令和元）年現在，1点の単価は10円である（診療報酬点数）．例えば，ある診療行為の点数が300点であるとすれば，診療報酬は3,000円となる．薬剤費は薬価基準として，別途公定価格が定められている．

診療報酬の算定は基本的に，診療録に記載された診療行為などから保険請求できる診療項目だけを抽出することにより行う．この抽出には，医療保険制度・診療報酬点数・診療報酬明細書に掲載する事項など，専門的な知識が必要である．そのため，診療報酬請求の件数が多い医療提供施設では，診療報酬請求を専門とする部署として，事務部門に医事請求部門（医事課など）が設けられている．

診療報酬の請求は，診療報酬明細書（レセプト）によって行う．レセプトの提出は，診療した月の翌月の10日までに行うことと定められている．1日でも期日を過ぎれば，そのレセプトは翌月に処理される．レセプトの時効は，診療を行った翌月の1日から3年間とされている（民法第170条）．

レセプトは現在，ほぼ100%が電子データで提出されている．例外として，審査支払機関から記載の不備や疑義などがあるとして**返戻**（へんれい）されたレセプトの再請求や，**査定**により減点または増点されたレセプトの再請求分は，印刷物による提出とされている．査定によって減点されたレセプトは，医療提供施設から申立書や資料を添えて，各審 ◆ 返戻

◆ 査定

査支払機関の審査委員会に対して再審査請求を行うことが可能である. これらレセプトの返戻分の処理や再審査請求は, 医事請求部門が管理している.

診療報酬の支払い方式には, 出来高払い方式と包括払い（定額払い）方式とがある.

出来高払い方式は, 診療録に記載された診療行為に対する診療報酬点数の合計（積算）を, 診療報酬として支払う方式である. 外来診療は, おおむね出来高払い方式で診療報酬が計算される.

◆包括評価

包括払い方式は, 診療当たりや1日当たりなどで報酬が定められ（**包括評価**）, 診療の内容や量に関わらず定額で診療報酬を支払う方式である. 例えば, 診察料や入院料に軽微な処置や検査が含まれること, 生化学検査では5項目以上7項目以下は100点とすることなどが包括払いに該当する.

日本では, 2019（令和元）年現在, 入院診療費の包括払い方式として, DPC/PDPS が制度として運用されている. DPC/PDPS は,「Diagnosis Procedure Combination/Per-Diem Payment System」（診断群分類別1日当たり支払い）の略である.

この制度は, 2003（平成15）年4月から特定機能病院を対象としてスタートした. 2006（平成18）年4月からは, DPC/PDPS の対象として入院診療報酬の請求を行う DPC 対象病院と, 2年間のデータ提出の後の審査によって対象病院となる DPC 準備病院に分けられた. 以降, 診療報酬改定の行われる2年に1度のタイミングで対象病院が増加している.

DPC 準備病院として名乗りを上げた病院は,「DPC 導入の影響評価に係る調査」（DPC 基礎調査）に参加し, 定められた形式の退院患者に関するデータを年4回, 3ヵ月分のデータをまとめて厚生労働省に提出することが義務づけられる. 厚生労働省において, 正確なデータ提出が行われているかを2年間審査したのち, DPC 対象病院となる. DPC 対象病院となった後も, 基礎調査のデータ提出が義務づけられている.

DPC 基礎調査のデータを**表I-2-1**に示す. このうち, D ファイルは DPC 対象病院のみが提出を義務づけられている.

DPC/PDPS による入院診療報酬の支払い方式において, 最も重要なのは **DPC (Diagnosis Procedure Combination)**［診断群分類］である.

◆ DPC (Diagnosis Procedure Combination)

DPC によって1日当たりの入院診療費が決まる. 基本的な考え方は, 同一の DPC に区分される退院患者は, 入院中に提供を受けた診療行為やそれに伴って投入された医療資源の量が似ているということである.

DPC/PDPS で計算される入院診療費は, 入院患者に対して行われるすべての診療行為が包括されるのではなく, 一部の項目は出来高払いで計算される. 手術・麻酔, 1,000点以上の処置, 手術薬剤, 放射線治療,

表I-2-1　DPC基礎調査の提出データ一覧

ファイル名	内　容
様式1	主傷病名, 医療資源が最も多く投じられた病名, 入院の目的, 手術術式, 化学療法の有無など, 退院患者の入院診療全般に係る情報
様式3	医療機関別の病床数, 入院基本料等に係る算定状況など
様式4	医科保険診療以外の診療の有無（に係る）情報
Dファイル	診断群分類点数表により算定する患者の包括評価点数, 医療機関別係数等に関する請求情報
EF統合ファイル	医科点数表に基づく出来高による診療報酬の算定情報
Hファイル	重症度, 医療・看護必要度に係る評価票の各評価項目の点数

リハビリテーション, 心臓カテーテル検査, 内視鏡検査, 退院時処方などに係る費用は出来高払いとされている. この出来高払い分と包括評価分の合計が, 最終的な入院診療費（入院診療報酬）となる.

　包括評価分の診療費は, DPCコードによって決定された1日当たりの入院診療費（点数）に病院ごとの各種係数を掛け, さらに在院日数を掛けることによって包括払い分の点数が決定される. この病院ごとの係数（医療機関別係数）は, 2018（平成30）年の診療報酬改定後, 基礎係数, 機能評価係数I・II, 激変緩和係数で構成されている.

　基礎係数は, 医療機関の機能によって決定されるものであり, 大学病院本院群, DPC特定病院群, DPC標準病院群に区分され, 係数が定められている. 大学病院本院に該当しない病院は, 「診療密度」「医師研修の実施」「高度な医療技術の実施」「補正複雑性指数」といった観点から一定の機能を有すると考えられる病院をDPC特定病院群, それ以外の病院をDPC標準病院群と分類している.

　機能評価係数Iは, 病院の人員配置や診療報酬のさまざまな加算の設置基準（栄養管理, 診療録管理, 医師事務作業補助, 急性期看護, 看護職員夜間配置, 医療安全対策, 感染防止, 後発医薬品使用, データ提出, 検体検査管理など）など構造的因子に基づいて決定される係数である.

　機能評価係数IIは, 医療機関として担うべき役割や機能を評価する係数であり, DPC対象病院に対してインセンティブとなる係数である. 保険診療指数（正確なデータ作成を評価）, 効率性指数（在院日数の短縮を評価）, 複雑性指数（出来高点数を評価）, カバー率指数（受け容れた患者の多様性を評価）, 救急医療指数（重篤な救急入院患者の受け容れを評価）, 地域医療指数（地域の患者への診療を評価）という6つの指数によって決定される.

　診療報酬改定の影響で病院の収入が大きく変動してしまうことを緩和するため, 改定の年度のみ激変緩和係数が設定される. ただし, 推計診療報酬変動率が±2%を超えて変動する病院にのみ適用される.

　医療機関別係数は適時見直される. 基礎係数は診療報酬改定時, 機能

評価係数Ⅰは施設基準の届出変更時，機能評価係数Ⅱは毎年4月1日に変更される．

3) 介護保険制度

◆介護保険制度

日本では，2000（平成12）年4月に施行された介護保険法によって，**介護保険制度**が提供されている．

介護保険の保険料は，65歳以上の国民（第1号被保険者）と，40歳以上65歳未満の国民（第2号被保険者）が，介護保険の保険者である市町村に支払っている．

◆介護サービス
◆要介護度

国民は介護保険によって，区分支給限度基準額（限度額）の範囲内で**介護サービス**を受けることができる．限度額は，**要介護度**によって定められている．介護サービスを利用した際の利用者の負担割合は，1割（一定以上所得者は2割）である．

◆介護認定

介護保険を利用して介護サービスを受ける場合，まずは**介護認定**（要介護・要支援の認定）を受ける必要がある．利用者が要介護認定・要支援認定を受けるためには，保険者である市町村に申請書を提出する．市町村は申請書に基づいて，認定調査員を申請者の元に派遣する．認定調査員は，利用者の状態評価や家族からのヒアリングなどを行って，認定調査票を作成する．認定調査票の内容を元に，コンピュータによる1次判定が行われる．その結果と医師による意見書とを合わせて，介護認定審査会で2次判定が行われ，要介護5段階，要支援2段階，非該当のいずれかが決定される．要介護は介護給付を，要支援は予防給付を受けられる．

◆ケアプラン

介護給付には，施設サービス，居宅サービス，地域密着型サービスがある．介護サービスは，介護支援専門員（ケアマネージャ）によって作成される介護サービス計画（**ケアプラン**）に基づいて提供される．予防給付には，介護予防サービスと地域密着型介護予防サービスがある（**表Ⅰ-2-2**）．要支援認定もしくは非該当となった者に対しては，要介護状態にならないよう，介護予防ケアマネジメントが実施される．

要介護状態区分・要支援状態区分に応じて，給付の限度額が決定されており，介護支援専門員はその範囲において利用者に必要とされる介護サービスの計画を立てる．

4) 保健医療福祉施設

保健医療福祉施設は，医療提供施設，介護施設，地域保健関連施設の大きく3つに分けられる．

（1）医療提供施設

◆医療提供施設

医療法に明記されている**医療提供施設**は，病院，診療所，介護老人保健施設，調剤を実施する薬局である（第1条第2項の2）．同法の「その

表I-2-2　介護サービスの区分

	市町村が指定・監督	都道府県が指定・監督
介護給付	●地域密着型サービス 夜間対応型訪問介護, 認知症対応型共同生活介護（グループホーム）など	●居宅サービス ●訪問サービス ●通所サービス ●短期入所サービス ●施設サービス ●介護老人福祉施設 ●介護老人保健施設 ●介護療養型医療施設 ●居宅介護支援
予防給付	●地域密着型介護予防サービス ●介護予防支援	●介護予防サービス ●訪問サービス ●通所サービス ●短期入所サービス

他の医療を提供する施設」には助産所が含まれる.

病院は, 医師又は歯科医師が, 公衆又は特定多数人のため医業又は歯科医業を行う場所であり, 20人以上の患者を入院させるための施設を有するものと定められている. 同じく患者を入院させるための施設を持たないもの, あるいは19人までの入院施設を有する医療提供施設のことを**診療所**（医院, クリニック）という. ◆病院

◆診療所

病院・診療所の開設者は通常, 臨床研修を修了した医師・歯科医師である. 医師・歯科医師でない者が開設者になる場合は, 届け出が必要である（第1条第1項）. 病院・診療所の管理者は, 医師・歯科医師でなければならないとされている（第10条）.

2019（令和元）年現在, 医療法における「病院」は, 一般的な病院の他に, **表I-2-3**に示す3つの病院種別が, それぞれ異なる条項で規定されている.

この3つの病院分類は, 機能で病院を分けたものである. 地域医療支援病院・特定機能病院・臨床研究中核病院が一般的な病院と異なる点は, 人員配置・施設設備・研究活動・医療連携など厳しく定められた承認要件が設定されていることである. その承認要件を満たし承認を受けた病院は, 特別な役割を担い得る医療提供施設として, 一般的な病院にはない診療報酬上の手当てを受ける.

「(1) 医療制度の変遷」でも述べたとおり, 1993（平成5）年の第2次医療法改正において特定機能病院, 1997（平成9）年の第3次医療法改正において地域医療支援病院が設けられ, 2015（平成27）年には臨床研究中核病院が設けられた. これら一連の法改正によって, 病院はその機能によって分類され, 差別化が図られている. 病院は今後, すべての機能を有する総合病院ではなく, それぞれの機能的特徴を生かし, あるいは機能を特化したうえで, 他施設との連携を行いながら地域住民の

表Ⅰ-2-3 医療法に定められている病院（一般の病院以外）

病院種別	役割	施設基準など			
		承認	診療科	病床数	紹介率, 他
地域医療支援病院 （第4条の1）	地域における医療の確保のために必要な支援を行う.	都道府県知事	規定なし	200以上	● 紹介外来制 ● 救急医療の提供 ● 共同診療体制の確保 ● 紹介・逆紹介率 　● 紹介率が80%以上 　● 紹介率65%以上, かつ逆紹介率40%以上 　● 紹介率50%以上, かつ逆紹介率70%以上 など
特定機能病院 （第4条の2）	高度医療のための人員, 設備を備え, 高い技術水準を確保し, 高度の医療技術の開発及び評価, 高度の医療に関する研修を実施する能力を有する.	厚生労働大臣	16以上	400以上	● 医師は通常の配置基準の2倍以上で, 配置基準の半数以上がいずれかの専門医 ● 薬剤師が入院患者数÷30位上 ● 看護師が入院患者数÷2以上 ● 管理栄養士が1名以上 ● 設備として集中治療室, 無菌病室, 医薬品情報管理室を備える ● 紹介率50%以上, かつ逆紹介率40%以上 ● 医療安全管理体制を整備 ● 査読付き英語論文数が年70件以上 など
臨床研究中核病院 （第4条の3）	日本発の革新的医薬品・医療機器等の開発を推進するため, 国際水準の臨床研究の中心的役割を担う.	厚生労働大臣	10以上	400以上	● 能力要件 　● 特定臨床研究に関する論文数45件（過去3年間）など 　● 自施設, および多施設共同の特定臨床研究臨床研究の実施件数 ● 人員要件 　● 臨床研究支援・管理部門に所属する人員数 など

医療を担うことが求められている.

　病院・診療所は, 入院患者の管理単位である病棟（ナースステーション）単位で, 医療法に定められている精神病床・感染症病床・結核病床・療養病床・一般病床の5種類の病床のいずれかを選択する（医療法第7条の1）.

● 精神病床

　　精神疾患を有する患者を入院させる病床

● 感染症病床

　　感染症法に規定されている一類感染症・二類感染症・新感染症の患者, もしくはその所見がある者を入院させる病床

● 結核病床

　　結核の患者を入院させる病床

● 療養病床

　　主として長期にわたり療養を必要とする患者を入院させるための病床

表Ⅰ-2-4　医療法上の人員配置基準（一般の病院）

| | 一般の病院 | | | | | | （参考）
特定機能病院
一般病床 |
| | 一般病床 | 療養病床 | 精神病床 | | 感染症病床 | 結核病床 | |
			100床以上	それ以外			
医師	16：1	48：1	16：1	48：1	16：1	16：1	8：1
看護師 （看護師・ 准看護師）	3：1	4：1	3：1	4：1	3：1	4：1	2：1

● 一般病床

　精神病床，感染症病床，結核病床，療養病床以外の病床

　これらの5種類の病床は受け容れる患者の性質が異なり，それに伴って患者の重篤度や診療の頻度が異なるため，法的な人員配置基準は異なっている．**表Ⅰ-2-4**は，各病床の医師・看護師（准看護師を含む）の人員配置基準を示したものである．医療提供施設は，**表Ⅰ-2-4**の基準を満たすよう，医師・看護師の入職・退職管理を行う必要がある．

　表Ⅰ-2-4の数値について簡単に説明する．例えば，一般病床の16：1は，患者（病床）16に対して医師が1という意味である．病床の種別で比較すると，一般病院の一般病床の医師数に対して，療養病床は3分の1でよいが，特定機能病院の一般病床は2倍必要となる．

　看護師の人員配置基準は，医療法における基準だけでなく，医療保険制度上（診療報酬算定上）の人員配置である看護体制があり，要員の計算が少々複雑である．

　病床数が48床の病棟（すべて一般病床とする）で考えてみる．

　医療法における一般病床の看護師の配置基準は3：1であるから，48床に対する必要看護師数を計算すると，48÷3＝16名となる．次に医療保険制度上の看護体制であるが，医療法とは異なり「看護師の勤務時間帯すべてにおいて基準を満たす」という条件で計算するものとされている．看護師が3交替制で勤務をしている病棟であれば，日勤・準夜勤・夜勤の3つの時間帯すべてにおいて基準を満たす必要がある．つまり，病床数48床，3交替制の病棟で7：1を満たすとすると，48÷7×3＝20.57≒21名必要となる．

　このように，医療法と医療保険制度の人員配置基準は，その目的と計算方法が異なるため，必要とされる人員に差異が生ずることがある．

　介護老人保健施設は，高齢者の看護，医学的管理の下における介護，リハビリテーション（機能訓練），その他必要な医療を行うとともに，日常生活上の世話を行う施設である．介護老人保健施設は，医療法上の医療提供施設であると同時に，介護保険法の下で施設介護サービスを提供

する介護保険施設の一つである.

調剤を実施する薬局は, 2007 (平成19) 年4月に施行された改正医療法においてはじめて, 医療提供施設として位置づけられた. これは当時, 全国で医薬分業が進み, 医療における薬局の役割が大きく変わったことに起因する. 医薬分業とは, 医師が処方した薬剤を, 病院・診療所の外にある薬局において薬剤師が調剤し, 患者に渡すという形態である. すなわち, 医師が経営する病院・診療所とは別に, 薬剤師などが経営する薬局が独立して医療を提供するのである. 特に, 医師の記載した処方箋に基づいて, 健康保険制度による調剤を行う薬局を保険薬局という. 保険薬局は, 調剤薬局, 処方箋薬局, 病院・診療所の付近にある場合は門前薬局とも呼ばれるが, 法的に定められた名称は「保険薬局」のみである.

助産所は, 助産師がその助産業務を行う場所であり, 10人以上の入所施設を有してはならないことが医療法に定められている.

(2) 介護施設

介護施設はさまざまな種類があり, 入所については, 高齢者の状況に応じて行政機関により措置・手配される. 各施設の概要は, 以下のとおりである.

- 介護老人保健施設 (老健)

    高齢者の自立支援や家庭復帰を目的とし, 医学的管理・リハビリ・栄養管理・食事入浴などの日常サービスを併せて提供する施設

- 特別養護老人ホーム (特養) (介護老人福祉施設)

    寝たきりや認知症により介護を要する高齢者に対して, 食事・入浴・排泄など日常生活の世話や健康管理を実施する施設

- グループホーム (認知症対応型共同生活介護)

    共同生活に支障がない認知症の高齢者が, 小規模な生活の場で, 食事の支度や掃除などを介護職者と共同で実施する施設

- 養護老人ホーム

    身体上もしくは精神上の理由や生活苦など, 自宅での生活が困難な65歳以上の高齢者に, 食事や入浴などの日常生活上の世話を実施する施設

- 軽費老人ホーム (ケアハウス)

    身辺のことは対処できるが, 身体機能の低下などにより自立した日常生活が不安で, 身寄りがない, もしくは家庭の事情などにより家族同居の困難な60歳以上の者が入所する施設

(3) 地域保健の関連施設

地域保健の関連施設は, 地域住民の健康の保持と増進に寄与することを目的として制定された地域保健法に基づいて設置されている. 地域保健の中心的な役割を担っている施設は, 保健所と市町村保健センターで

ある.

　保健所は，都道府県などによって設置されている. 医師, 保健師, 栄養 ◆保健所
士, 診療放射線技師, 臨床検査技師, 獣医師, 薬剤師, 精神保健福祉相談
員, 理学療法士, 作業療法士, 言語聴覚士などが配置されている. 地域に
おける保健, 難病対策, 感染症対策などの重要な役割を担う. 所長は実
務経験が3年以上の医師でなくてはならない.

　市町村保健センターには, 保健師・看護師・栄養士などが配置されて ◆市町村保健センター
いる. センター長は医師でなくともよい. 地域住民に対する健康相談,
保健指導, 予防接種, 各種検診など, 地域保健に関して必要な事業を行っ
ている. 特に母子保健や老人保健においては, 頻度の高い事業を担当す
る.

(4) 地域の福祉関連施設

　福祉事務所は, 福祉6法 (生活保護法, 児童福祉法, 母子及び父子並び ◆福祉事務所
に寡婦福祉法, 老人福祉法, 身体障害者福祉法, 知的障害者福祉法) に定
められている援護・育成・更生の措置に関する事務を行う行政機関で
ある. 都道府県と市には設置が義務づけられており, 町村は任意で設置
できる. 2019 (令和元) 年現在, 全国で1,247施設が設置されている.
具体的な職務内容は, 社会福祉各法に定められている.

　例えば, 老人福祉法・身体障害者福祉法・知的障害者福祉法における
各種の措置 (特別養護老人ホーム・養護老人ホームへの入所措置など)
については, 主に市町村福祉事務所が行うものとされている. 生活保護
法・児童福祉法・母子及び父子並びに寡婦福祉法における各種の措置に
ついては, 福祉事務所 (都道府県) が所管している.

　福祉事務所において指導監督を行う職員と, 家庭への訪問など現業を
行う職員は, 社会福祉主事でなければならない.

　社会福祉協議会は, 社会福祉活動を推進することを目的とした非営利
の民間組織である. 社会福祉法に基づき, 都道府県・市区町村に設置さ
れている. 各種の福祉サービスや相談活動, ボランティアや市民活動の
支援, 共同募金運動への協力など, 地域における福祉増進に取り組んで
いる.

3 保健医療福祉専門職の種類と責務

保健医療福祉の施設では，働いている専門職のほとんどが国家資格や知事資格を持ち，資格を有しない者は携われない業務も多い．つまり，保健医療福祉の施設は，プロフェッショナルな集団によって運営されている．

保健医療福祉専門職の資格には，資格を持っていなければ業務に携われない業務独占資格，資格を持っていなければ名乗れない名称独占資格，業務に携わること自体に資格は必要ないが専門的な知識を有することを証明する資格などがある．業務独占や名称独占などの資格の種類については，「1. 医療関連法規」を参考にされたい．

なお，各専門職の従業者数は「平成29年（2017年）医療施設（静態・動態）調査・病院報告の概況」における数値に加え，保健師・助産師は「平成28年衛生行政報告例（就業医療関係者）の概況」，薬剤師は「平成28年医師・歯科医師・薬剤師調査」，介護福祉士・社会福祉士・精神保健福祉士は「平成27年版　障害者白書」，介護支援専門員は「介護支援専門員実務研修受講試験の実施状況等」，救急救命士は「令和元年版交通安全白書」および「消防庁・平成30年版救急救助の現況」，診療情報管理士と医療情報技師は各認定団体が公表している統計資料の数値を用いている．

1) 医師・歯科医師　≪医師法・歯科医師法≫

◆医師

医師は，大学の医学部で6年間学んだ後，医師国家試験に合格することにより取得できる資格である．医師の資格取得後は，2年間の臨床研修が義務づけられており，さまざまな診療科（内科，外科，産婦人科など）をローテーションして，その間に自らの専門を決めることが多い．2019（令和元）年現在の法律では，病院長は医師でなければならないと定められている．保健所の所長や老人保健施設の施設長も，医師でなければならない．医師は，病院に勤務する勤務医，自ら診療所（医院・クリニック）を営む開業医に大きく分けられる．

病院などの施設で勤務する医師は全国で約21万8千人，診療所などの開業医が約13万6千人である．病院における勤務医の主な業務は，外来診療，入院患者の回診，手術・処置，カンファレンスへの参加，当直業務などである．カンファレンスとは，他の医師・看護師・管理栄養士

などと患者の入院治療の内容について検討を行う場のことである.

　開業医の業務は, 外来診療や回診 (有床診療所の場合) など診療所における診療業務の他に, 往診, 学校・企業・自治体などにおける健康診断, 住民への医学・医療教育などである. 24時間体制で患者の往診に応じる体制を設け, 在宅療養支援診療所として地域の医療を支える医師も多い.

　歯科医師は, 大学の歯学部で6年間学んだ後, 歯科医師国家試験に合格することにより取得できる資格である. 開業医 (診療所勤務) の割合が85%と, 病院などの勤務医よりも圧倒的に多い点が医師と大きく異なる. 全国の病院の勤務医数は約1万2千人, 開業医数は約8万9千人である. ◆歯科医師

　歯科医師の診療所における業務は, う歯 (むし歯) や歯周病など口腔内疾患の治療の他に, 歯石の除去・埋伏歯 (親知らず) の抜歯・義歯や入れ歯の作製などである. むし歯や歯周病の予防のための指導も重要な業務である. 口腔内・下顎の癌や事故による口腔・下顎の外傷治療を行う口腔外科についても, 歯科医師が重要な役割を担っている.

　歯科診療所では保険外診療も行われている. 例えば, 歯列 (歯並び) の矯正, ホワイトニングなどの審美歯科, インプラント (う歯, 歯周病, 外傷などによるもの) などは保険外診療である. 歯科においても混合診療は禁止されているため, 前歯の金合金等・金属床総義歯・予約診療・時間外診療・小児う蝕の指導管理などの選定療養として認められている項目以外を行った場合, すべて自費診療 (全額患者負担) となる.

　以下, 医師法における重要な定めを紹介する.

● 臨床研修 (第16条の2)

　　診療に従事しようとする医師は, 2年以上, 医学を履修する課程を置く大学に附属する病院又は厚生労働大臣の指定する病院において, 臨床研修を受けなければならない.

● 業務独占 (第17条)

　　医師でなければ, 医業をなしてはならない.

● 名称独占 (第18条)

　　医師でなければ, 医師又はこれに紛らわしい名称を用いてはならない.

● 応召義務 (第19条)

　　診療に従事する医師は, 診察治療の求があった場合には, 正当な事由がなければ, これを拒んではならない.

● 無診察診療等の禁止 (第20条)

　　医師は, 自ら診察しないで治療をし, 若しくは診断書若しくは処方箋を交付し, 自ら出産に立ち会わないで出生証明書若しくは死産証書を交付し, 又は自ら検案をしないで検案書を交付してはならない. 但し, 診療中の患者が受診後24時間以内に死亡した場合に交付する死

亡診断書については，この限りでない．

- 異状死体，死産児の届出義務（第21条）

　医師は，死体又は妊娠4月以上の死産児を検案して異状があると認めたときは，24時間以内に所轄警察署に届け出なければならない．

- 診療録の記載義務と保存義務（第24条）

　医師は，診療をしたときは，遅滞なく診療に関する事項を診療録に記載しなければならない．

　2　前項の診療録であって，病院又は診療所に勤務する医師のした診療に関するものは，その病院又は診療所の管理者において，その他の診療に関するものは，その医師において，5年間これを保存しなければならない．

2) 看護師・准看護師　《保健師助産師看護師法》

　看護師・准看護師は，保健医療福祉において最も人数の多い専門職である．全国の医療提供施設において，看護師は約94万4千人，准看護師は約20万2千人働いている．**看護師**は，3年制の専門学校・短大や4年制の大学などにおける看護師養成課程を経て，看護師国家試験を受験し，合格することにより得られる資格である．准看護師は，2年制の専門学校や3年制の高等学校衛生看護科などにおける看護師養成課程を経て，准看護師試験を受験し，合格することにより得られる資格である．准看護師は，2年制の専門学校・短大などで看護師課程を修了して，看護師国家試験を受験し，合格することにより看護師の資格を得ることが可能である．

◆看護師

　法的に規定された看護師の業務は「診療の補助」と「療養上の世話」である．診療の補助は，医師の指示の下で静脈注射，点滴，採血，処置などを患者に対して行う業務である．療養上の世話は，看護師が「看護の視点」で患者を観察し，必要な看護を主体的に提供する業務である．看護師は，まず入院患者を看護師の視点で診断（看護診断）する．次に，清拭や入浴の援助・排泄の援助・食事の世話・療養環境の整備など患者に必要な行為と，医師から指示された治療行為とを合わせて患者の看護計画を立案する．そして，計画に基づいて看護を実施した後，看護の成果について評価を行い，次の看護につなげる．

　2016（平成26）年6月，「特定行為に係る看護師の研修制度」が創設された．この制度により，指定された研修を受けた看護師は，医師・歯科医師があらかじめ作成した手順書に基づくことによって，特定行為（保健師助産師看護師法第37条の2）についても，診療補助業務を行えるようになった．2019（令和元）年時点で認められている特定行為は，胸腔・腹腔ドレーンの抜去，中心静脈カテーテルの抜去，褥瘡などにおける血流のない壊死組織の除去，インスリン投与量の調整，抗けいれん

剤・抗精神病薬・抗不安薬の臨時投与など，38行為である．

　看護師は医療提供施設の中だけでなく，地域においても活躍している．訪問看護では，看護師が訪問看護ステーションから病気や障害を持った者の生活の場へ訪問し，看護ケアの提供，自立への援助，療養生活の支援を行う．訪問看護ステーションは，指定基準を満たすことができれば，看護師が主体的に開業できる施設である．2019（令和元）年6月現在，全国で11,161施設が稼働中である．ただし，医療保険・介護保険のどちらで訪問看護を行う場合も，医師の指示書が必要である．

　以下，保健師助産師看護師法における重要な定めを紹介する．

- 業務独占（第31条）

　看護師でない者は，第5条に規定する業をしてはならない．

- 名称独占（第42条の3）

　看護師でない者は，看護師又はこれに紛らわしい名称を使用してはならない．

- 守秘義務（第42条の2）

　保健師，看護師又は准看護師は，正当な理由がなく，その業務上知り得た人の秘密を漏らしてはならない．保健師，看護師又は准看護師でなくなった後においても，同様とする．

　（注）助産師の守秘義務は，保助看法ではなく，刑法第134条第1項「医師，薬剤師，医薬品販売業者，助産師，弁護士，弁護人，公証人又はこれらの職にあった者が，正当な理由がないのに，その業務上取り扱ったことについて知り得た人の秘密を漏らしたときは，6月以下の懲役又は10万円以下の罰金に処する．」に規定されている．

- 医行為の禁止と臨時応急の手当て（第37条）

　保健師，助産師，看護師又は准看護師は，主治の医師又は歯科医師の指示があった場合を除くほか，診療機械を使用し，医薬品を授与し，医薬品について指示をし，その他医師又は歯科医師が行うのでなければ衛生上危害を生ずるおそれのある行為をしてはならない．ただし，臨時応急の手当をし，又は助産師がへその緒を切り，浣腸を施しその他助産師の業務に当然に付随する行為をする場合は，この限りでない．

3) 保健師・助産師　≪保健師助産師看護師法≫

　保健師は，健康教育や保健指導を行う資格である．4年制の大学・専門学校における保健師看護師養成課程を修了した者，もしくは看護師の有資格者で所定の保健師教育を受けた者などが保健師国家試験を受験し，合格することにより得られる資格である．就業中の保健師は全国で約5万1千人である．市町村保健センター・保健所・学校・企業など，医療提供施設とは異なる場所で主に活躍しているが，病院などで相談業務や保健指導・教育を行う保健師も増えている．なお，保健師の資格は

◆保健師

名称独占であるが, 業務独占ではない.

◆助産師

　助産師は, 正常分娩の介助, 妊娠中および産後の母子のケアを行う資格である. 正常な妊娠・分娩に関して, 独自の判断に基づいて業務を進めることが可能である. 4年制の大学における助産師看護師養成課程を経て, もしくは看護師の有資格者が専門学校・大学院における助産師養成課程を経て, 助産師国家試験を受験し, 合格することによって得られる資格である. 就業中の助産師は全国で約3万6千人である. なお, 助産師は助産所を開設することが可能である.

4) 薬剤師　≪薬剤師法≫

◆薬剤師

　薬剤師は, 6年制の大学における薬剤師養成課程を経て, 薬剤師国家試験を受験し, 合格することにより得られる資格である. 日本の薬剤師の総数は約30万人であり, うち病院・診療所で働く者が約5万8千人, 薬局で働く者が約17万人である. 薬剤師は他に, 大学や製薬企業などの研究機関, 医薬品製造業, 医薬品販売業 (ドラッグストア), 衛生行政機関や保健衛生施設などに勤務している.

　病院における薬剤師の業務は, 薬の調剤, 製剤, 監査, 服薬指導, 医薬品情報 (DI : Drug Information) の提供, 薬品の管理・調達, 薬剤の血中濃度の測定などである. 調剤とは処方箋にしたがって薬剤を調製し, 患者に交付すること, 製剤とは販売されていない新たな薬剤を薬剤師が調合することである. 薬剤の監査では, 医師が患者に処方した薬剤について, 薬剤師が専門家として投与量や飲み合わせをチェックする. その結果, 処方内容に問題がある場合は, 薬剤師が医師に対して処方内容の直接確認, いわゆる疑義照会を行う. 服薬指導は, 処方された薬剤の適切な使用方法や薬効・副作用などについて, 薬剤師が外来・入院患者に対し直接説明を行う業務であり, 薬剤師法第25条の2に定められている.

　薬局における薬剤師の業務は, 調剤, 薬剤の販売, 患者への情報提供である. 病院・診療所の外来診療において, 医師により発行された院外処方箋を患者が院外の保険薬局へ持参し, 保険薬剤師が処方薬を調剤して患者へ薬剤販売を行う仕組みのことを, 医薬分業という. 厚生労働省は国民の健康サポートを推進するため, 服薬情報の一元的・継続的把握, 夜間・休日・在宅への対応, 医療機関などとの情報連携を行う, かかりつけ薬剤師・かかりつけ薬局機能の強化を図っている.

　以下, 薬剤師法における重要な定めを紹介する.

● 業務独占 (第19条)

　薬剤師でない者は, 販売又は授与の目的で調剤してはならない. ただし, 医師若しくは歯科医師が次に掲げる場合において自己の処方箋により自ら調剤するとき, 又は獣医師が自己の処方箋により自ら調剤するときは, この限りでない.

- 名称独占 (第20条)

  薬剤師でなければ, 薬剤師又はこれにまぎらわしい名称を用いてはならない.

- 処方箋による調剤 (第23条)

  薬剤師は, 医師, 歯科医師又は獣医師の処方箋によらなければ, 販売又は授与の目的で調剤してはならない.

- 処方箋中の疑義 (第24条)

  薬剤師は, 処方箋中に疑わしい点があるときは, その処方箋を交付した医師, 歯科医師又は獣医師に問い合わせて, その疑わしい点を確かめた後でなければ, これによって調剤してはならない.

- 情報の提供及び指導 (第25条の2)

  薬剤師は, 調剤した薬剤の適正な使用のため, 販売又は授与の目的で調剤したときは, 患者又は現にその看護に当たっている者に対し, 必要な情報を提供し, 及び必要な薬学的知見に基づく指導を行わなければならない.

- 処方箋の保存 (第27条)

  薬局開設者は, 当該薬局で調剤済みとなった処方箋を, 調剤済みとなった日から3年間, 保存しなければならない.

- 調剤録の保存 (第28条第3項)

  薬局開設者は, 第1項の調剤録を, 最終の記入の日から3年間, 保存しなければならない.

5) 診療放射線技師　≪診療放射線技師法≫

診療放射線技師は, 3年制の専門学校・短大や4年制の専門学校・大 ◆診療放射線技師
学における診療放射線技師養成課程を経て, 診療放射線技師国家試験を受験し, 合格することにより得られる資格である. 病院では約4万5千人, 診療所では約9千5百人の診療放射線技師が働いている.

診療放射線技師は, 診断用画像 (X線写真, CT, MRI, 血管造影, 超音波, PETなど) の撮影, 腫瘍などに対する放射線治療, 診断用画像撮影機器や放射線治療機器の管理を主に行う. 診断・治療用の放射線を扱うことができるのは, 医師・歯科医師・診療放射線技師に限られている.

放射線治療においては, 病巣にのみ強い放射線を照射し, 周囲の組織への影響を極力減らすよう, 綿密な計算の下に治療の計画を立てる必要がある. 医学物理士は, 専門的知識をもってコンピュータによる計算を行い, 放射線治療の精度の向上を担う新たな専門職である.

6) 臨床検査技師　≪臨床検査技師等に関する法律≫

臨床検査技師は, 3年制の専門学校・短大や4年制の大学における臨 ◆臨床検査技師
床検査技師養成課程を経て, 臨床検査技師国家試験を受験し, 合格する

ことにより得られる資格である. 病院では約5万5千人, 診療所では約1万2千人の臨床検査技師が働いている.

臨床検査技師の業務は, 医師の指示の下で行う検体検査 (免疫学的検査, 血液学的検査, 生化学的検査, 病理学的検査, 微生物学的検査, 遺伝子関連・染色体検査, 尿・糞便等一般検査), および生理学的検査 (超音波検査, 心電図検査, 心音図検査, 筋電図検査, 脳波検査, 脈波検査, 呼吸機能検査など) である. 臨床検査技師は, 静脈からの採血や鼻腔・咽頭拭い液の採取など, 検体の採取もできる.

7) 理学療法士・作業療法士・言語聴覚士　≪理学療法士及び作業療法士法, 言語聴覚士法≫

◆ 理学療法士 (PT : Physical Therapist)

◆ 作業療法士 (OT : Occupational Therapist)

◆ 言語聴覚士 (ST : Speech Therapist)

理学療法士 (PT : Physical Therapist)・作業療法士 (OT : Occupational Therapist)・言語聴覚士 (ST : Speech Therapist) は, いずれもリハビリテーションを専門とする職種であり, 「セラピスト」とも呼ばれる. いずれも, 患者などの社会復帰やADL (日常生活動作 : Activities for Daily Living) 向上のために重要な役割を担っている. 理学療法士・作業療法士の資格は, 3年制の専門学校・短大や4年制の専門学校・大学における理学療法士・作業療法士養成課程を経て, 理学療法士・作業療法士国家試験を受験し, 合格することにより得られる. 言語聴覚士の資格は, 3年制の専門学校・短大や4年制の専門学校・大学における言語聴覚士養成課程, もしくは一般の4年制大学を卒業後に2年制の大学専攻科・大学院専攻科・専門学校における言語聴覚士養成課程などを経て国家試験の受験資格が得られる.

病院では理学療法士・作業療法士・言語聴覚士がそれぞれ約7万8千人・4万5千人・1万6千人, 診療所では約1万3千人・2千7百人・860人が働いている.

理学療法士の主たる業務は, 身体に障害のある者が基本的な身体能力を回復するために行う, 運動療法, 電気刺激・マッサージ・温熱などの物理療法, 日常生活動作の訓練である. 理学療法士は在宅医療や介護における訪問リハビリや通所リハビリなど, 地域医療における役割も拡大している.

作業療法士の主たる業務は, 身体または精神に障害のある者に対して, 手芸・工作・その他の作業によって応用的動作能力や社会的適応能力, および日常生活動作の回復を図ることである. 訪問リハビリや通所リハビリなど, 作業療法士の地域医療・介護における役割も拡大している.

言語聴覚士の業務は, 音声機能・言語機能・聴覚に障害のある者に対して, その機能の維持向上を図るために行う, 言語訓練などの訓練, 必要な検査, 助言や指導などの援助である. 摂食・嚥下機能の回復を図るチーム医療の一員として, 重要な役割を担っている.

8) 視能訓練士　≪視能訓練士法≫

視能訓練士は，眼科医の指示の下，斜視や弱視など両眼視機能に障害 ◆ 視能訓練士
のある者に対して，その機能回復のために，眼底写真検査などの検査や
矯正訓練を行う. 全国で働く約8千7百人の視能訓練士は，病院と診療
所においておおむね同数ずつ働いている.

視能訓練士の資格は，3年制の専門学校・短大や4年制の専門学校・
大学における視能訓練士養成課程，もしくは保育看護系専門学校・短大・
大学で2年以上修業し，指定科目を履修した者が1年制の専門学校に
おける視能訓練士養成課程を経て，国家試験を受験し，合格することに
よって取得できる.

9) 管理栄養士・栄養士　≪栄養士法≫

管理栄養士は，傷病者の療養のために必要な栄養指導，特定多数の者 ◆ 管理栄養士
への食事供給における給食管理，医療提供施設や介護施設などに対する
栄養改善上で必要な指導を主に行う. 栄養士は，健康な者に対する栄養
指導や給食管理を主に行う.

栄養士の資格は，2〜3年制の専門学校・短大や4年制の大学におけ
る栄養士養成課程を経て，卒業すると同時に取得できる. 管理栄養士の
資格は，4年制の大学における管理栄養士養成課程を経て，もしくは栄
養士資格取得後に1〜3年の実務経験を経て，国家試験を受験し，合格
することによって取得できる.

病院におけるNST（栄養管理チーム：Nutrition Support Team）の
一員として，管理栄養士は重要な役割を担っている. 管理栄養士による
栄養指導の範囲は，診療所や在宅においても拡大している. 管理栄養士・
栄養士は，それぞれ病院において約2万2千人・4千7百人，診療所に
おいて約4千2百人・1千7百人が働いている.

10) 臨床工学技士　≪臨床工学技士法≫

臨床工学技士は，人工呼吸器，人工心肺（体外循環装置），人工透析（血 ◆ 臨床工学技士
液浄化）装置，自己血回収装置，高圧酸素療法機器，ペースメーカー，輸
液ポンプなど，生命維持管理装置や生体に直接作用するME機器（ME：
Medical Engineering）全般の操作・保守管理を行う専門職である（画
像診断機器には携わらない）. 近年の各種医療機器・装置の高度化に伴
い，専門職としての役割の重要度が増している.

臨床工学技士の資格は，3年制の専門学校・短大や4年制の大学にお
ける臨床工学技士養成課程などを経て，臨床工学技士国家試験を受験
し，合格することにより得られる. 病院で約2万1千人，診療所で約6
千9百人が働いている.

11) 介護福祉士　≪社会福祉士及び介護福祉士法≫

◆介護福祉士

　介護福祉士は，身体上・精神上の障害により日常生活を営むのに支障がある者に対して，専門的知識・技術をもって，入浴・排せつ・食事など，主に日常生活動作の介護を行う．約162万人の介護福祉士が登録されているが，その多くは介護施設で働いている．その他，病院では約4万5千人，診療所では約1万5千人の介護福祉士が働いている．

　介護福祉士の資格は，以下の3つのルートを経て，介護福祉士国家試験を受験し，合格することにより取得できる．

- 実務経験ルート

　3年以上介護施設などで実務経験を積んだうえで，6ヵ月以上の実務者研修を受ける．

- 福祉系高校ルート

　福祉系高校を厚生労働大臣が定める教科目及び単位数を収めて卒業する（履修期間3年以上）．

- 養成施設ルート

　厚生労働大臣が指定する介護福祉士養成施設（2年制以上の専門学校・短大や4年制の大学）で必要な知識及び技能を修得する（1,850時間）．

12) 社会福祉士　≪社会福祉士及び介護福祉士法≫・MSW

◆社会福祉士

　社会福祉士は，身体上・精神上の障害，または環境上の理由により日常生活を営むのに支障がある者に対して，相談に応じ，助言や指導などの援助を行う資格である．社会福祉士の資格は，2～3年制の専門学校・短大や4年制の大学における社会福祉士養成課程を経て，もしくは一般の短大・大学を卒業後に実務経験を経て，社会福祉士国家試験を受験し，合格することにより取得できる．就業場所は，都道府県や市町村役所，児童養護施設や障害者施設などの社会福祉施設，医療提供施設，社会福祉協議会など多岐にわたっている．約23万4千人の社会福祉士が登録されている．

　医療提供施設において，治療費の支払い，退院後の生活や社会復帰，転院，在宅医療への移行などの経済的・精神的な不安について，さまざまな相談に応じる職種がMSW（Medical Social Worker：医療ソーシャルワーカー）である．MSWは国家資格ではないが，MSWの多くは社会福祉士の資格を有している．病院・診療所で働く社会福祉士は約1万4千人である．

13) 精神保健福祉士　≪精神保健福祉士法≫

　精神保健福祉士は，精神障害者の保健及び福祉に関する専門的知識や

技術をもって，精神科病院などの医療施設において精神障害の医療を受けている者，もしくは精神障害者の社会復帰の促進を図ることを目的とする施設を利用している者に対する相談支援を行う．精神科ソーシャルワーカーとも呼ばれる．

精神保健福祉士の資格は，2〜3年制の専門学校・短大や4年制の大学における精神保健福祉士養成課程を経て，もしくは一般の短大・大学を卒業後に実務経験を経て，精神保健福祉士国家試験を受験し，合格することにより取得できる．約8万5千人の登録者がいるが，その多くは保健所，精神保健福祉センター，精神障害者施設で働いている．病院・診療所で働く精神保健福祉士は約1万2千人である．

14) ケアマネージャ（介護支援専門員）

ケアマネージャ（介護支援専門員）は，「介護支援専門員に関する省令」において定められている専門職である．介護支援専門員は，要介護者・要支援者からの相談に応じ，その心身状況などに応じて適切な居宅サービスや施設サービスを利用できるよう，介護施設や居宅サービス事業者などとの連絡調整を行う．ケアプランとも呼ばれる，居宅サービス計画（要介護者）・施設サービス計画（要介護者）・介護予防サービス計画（要支援者）を作成するのも，介護支援専門員の重要な業務である．

◆ ケアマネージャ（介護支援専門員）

医師，歯科医師，薬剤師，保健師，助産師，看護師，准看護師，理学療法士，作業療法士，社会福祉士，介護福祉士，視能訓練士，義肢装具士，歯科衛生士，言語聴覚士，あん摩マッサージ指圧師，はり師，きゅう師，柔道整復師，栄養士，精神保健福祉士，および介護施設の従業者（事務職員）が5年以上の実務経験をもって介護支援専門員実務研修受講試験に合格し，さらに介護試験専門員実務研修を修了した者が登録できる．介護支援専門員実務研修受講試験の合格者数は，第21回（平成30年度）試験終了時点で約70万人である．

15) 救急救命士　≪救急救命士法≫

救急救命士は，医師の指示の下，重度傷病者が医療機関に搬送されるまでの間に，除細動，静脈確保，気道確保，気管挿管，血圧や血中酸素飽和度の測定などの救急救命処置を行う．救急救命士としての業務は，消防官として救急車に乗務する隊員でなければ行うことができない．

◆ 救急救命士

救急救命士の資格は，救急救命士国家試験を受験し，合格することにより修得できる．救急救命士国家試験の受験資格は，専門学校・短大・大学などにおける救急救命士養成課程を修了すること，指定講習を修了後に5年または2,000時間以上救急業務を経験して指定校を修了すること，などで得られる．2018（平成30）年までの救急救命士国家試験の合格者は累計62,379人であり，うち消防職員は37,143人いる．

全国の消防職員で救急救命士の資格を持つ救急隊員は26,581人であり，全救急隊員の99.1%にのぼる.

救急救命処置の一部（器具を用いた気道確保，エピネフリンの投与，乳酸化リンゲルを用いた静脈路確保および輸液，ブドウ糖溶液の投与）は特定行為のため，実施するためには医師の具体的な指示を直接受ける（オンラインメディカルコントロール）必要がある.

16) 診療情報管理士

◆ 診療情報管理士

診療情報管理士の業務は，診療情報の内容（診療録）を精査（監査）し，精度の高い情報管理に基づくデータベースの構築やデータの活用を行うことによって，医療安全や質の向上，および病院の経営管理に資する情報を提供することである. 医療機関の機能分化や連携，情報の開示，安全の確保，DPCによる医療費の包括化，医療におけるIT化の推進などの医療提供体制の変化に伴い，医療機関において重要な役割を担う事務の専門職としてニーズが高まっている.

診療情報管理士は，3年制の専門学校・短大や4年制の大学における診療情報管理士養成課程を修了するか，日本病院会が主催する2年間の通信教育を経て，四病院団体協議会（日本病院会，全日本病院協会，日本医療法人協会，日本精神病院協会）および医療研修推進財団による診療情報管理士認定試験を受験し，試験に合格後，認定される資格である. 2019（令和元）年5月時点の認定者数は約3万8千人である.

17) 医療情報技師

◆ 医療情報技師

医療情報技師の業務は，医療機関における日々の診療業務に関わる情報システムの企画・開発，および運用管理・保守が主である. 医療情報技師に求められる知識は，情報処理技術，医学・医療，医療情報システム，保健医療福祉におけるさまざまな分野の業務など多岐にわたる. 医療情報技師は，一般社団法人日本医療情報学会が認定する資格である. 受験資格は特に設けられていない. 第16回（2018年）試験終了時点で約2万2千人の医療情報技師が認定されている.

医療情報技師の上位の資格として「上級医療情報技師」がある. 上級医療情報技師は，医療機関における情報システム部門の現場トップとして医療情報部門管理者を補佐し，保健医療福祉における情報ニーズを汲み上げ，情報システムの企画や開発を行い，運用管理における専門職の間の調整も行う. 情報システムに蓄積されているデータを利活用することで，保健医療福祉の質の向上や経営の支援も担っている. 第12回（2018年）試験終了時点で417名の上級医療情報技師が認定されている.

4 健康指標と予防医学

1) 健康指標

(1) 健康とは

　WHO憲章の前文において,「健康とは, 病気でないとか, 弱っていないということではなく, 肉体的にも, 精神的にも, そして社会的にも, すべてが満たされた状態にあること」と定義されている. 健康を維持することによって生活の質を保つことができ, 医療や介護の社会的負担を減らすことが可能となる.

　健康を維持するためには目標設定が必要であり, 目標の達成度合いを評価するためには科学的手法に基づいて数値化された指標が必要となる.

　日本人の健康水準を示す包括的な指標として, **平均寿命**がある. 平均寿命とは, 毎年作成される生命表の生命関数である平均余命の一つで, 0歳における平均余命のことである. 平均余命とは, 現在の死亡状況が今後も変化しないと仮定したとき, ある年齢の人々が平均してあと何年生きられるかを示したものである. 平成29年簡易生命表によると, 男の平均寿命は81.09年, 女の平均寿命は87.26年となっている.

◆平均寿命

(2) 疾患の発生状況を示す指標

　疾患の発生状況を示す指標としては, 有病率や罹患率などがある.

$$有病率＝\frac{医師によって診断された病気を有する人数}{調査対象集団の総人数}$$

$$罹患率＝\frac{新たに病気に罹った延べ人数}{調査対象集団の延べ人数}$$

　有病率は, 住民の健康状態の把握によく用いられる指標である. 分子が「医師によって診断された病気を有する人数」ではなく,「個々人の訴えに基づく病気 (いわゆる自覚症状) を有する人数」である場合は, 有訴者率という. 有病率は, ある一時点での割合であり, 生活習慣病などのように慢性に経過する疾患の発生状況を把握するのに向いている. **罹患率**は, 一定期間での割合であり, 感染症や食中毒などのように急性に経過する疾患の発生状況を把握するのに向いている.

◆有病率

◆罹患率

　こうした指標は, ある集団に対して行った調査の結果から算出され

る．調査対象となる集団は，グループや組織や国などさまざまなレベルがあり，日本人を対象とした調査には，国民生活基礎調査や食中毒統計などがある．

（3）人口に関する統計

◆人口動態統計

人口動態統計とは，ある期間に発生した人口の変動に影響する要因の件数を調べたものである．人口の変動に影響する要因のことを人口動態事象といい，日本では，出生，死亡，死産，婚姻，離婚の5事象を調べている．人口動態統計は，厚生労働省が作成する指定統計である．出生，死亡，婚姻，離婚については戸籍法に基づいて，死産については死産の届出に関する規程に基づいて届出がなされるので，届出を厚生労働省で集計して統計を作成している．

◆人口静態統計

人口静態統計とは，ある一時点における人口数や人口の基本属性を調べた結果で，人口調査によって得られる．日本における最大の人口調査は，総務省統計局が5年ごとに行う国勢調査である．

（4）健康日本21

日本人が健康を維持するためには，生活習慣の改善や社会環境の整備を国レベルで行う必要があることから，2000年に厚生省（当時）は健康日本21を策定した．**健康日本21**とは，21世紀における国民健康づくり運動のことであり，具体的には，生活習慣病の予防を目的とし，生活習慣を改善しようという運動である．なお，健康日本21は当初2000年度から2010年度までの運動であったが，2002年の健康増進法の成立（施行は2003年）に伴い，運動期間が2012年度までとなった．その後，2013年度から2022年度までは健康日本21（第二次）として運動が継続されている．健康日本21（第一次）では，栄養・食生活，身体活動・運動，休養・こころの健康づくり，たばこ，アルコール，歯の健康，糖尿病，循環器病，がんの9つの分野について，具体的な数値目標を設定し，国だけでなく，都道府県・市町村でも，目標の達成に取り組んでいた．また，健康日本21（第二次）では，国民の健康の増進の推進に関する基本的な方向について，健康寿命の延伸と健康格差の縮小，生活習慣病の発症予防と重症化予防の徹底，社会生活を営むために必要な機能の維持および向上，健康を支え，守るための社会環境の整備，栄養・食生活，身体活動・運動，休養，飲酒，喫煙および歯・口腔の健康に関する生活習慣および社会環境の改善の5つを掲げ，それぞれの項目について具体的な数値目標を設定している．

◆健康寿命

健康日本21では，目標の一つに健康寿命の延長を掲げている．**健康寿命**（Health Expectancy, Healthy Life Expectancy）は，WHO（World Health Organization）が2000年に公表した言葉で，介護を必要としないで，自立した生活ができる生存期間のことを意味している．日本では，健康寿命を健康で自立して暮らすことができる期間と定

義しており，日本の2016年の健康寿命は，男72.14年，女74.79年であった．健康日本21（第二次）では，この健康寿命を延伸することを目標としており，2020年度に平均寿命の増加分を上回る健康寿命の増加を目指している．

2) 予防医学の活動

　健康を維持する方策の一つに疾病の予防があり，代表的なものに生活習慣病予防がある．生活習慣病の多くは，不健全な生活によって生じた内臓脂肪型肥満が原因であることから，2008年4月より，内臓脂肪型肥満に着目した特定健康診査・特定保健指導の実施が医療保険者（国民健康保険，被用者保険）に義務づけられた．

　特定健康診査（特定健診） は，高齢者の医療の確保に関する法律（高齢者医療確保法）ならびに健康増進法に基づいて，40歳から74歳までの医療保険（国民健康保険・被用者保険）加入者を対象として実施する健康診査のことである．健診項目は，腹囲，BMI，血糖，脂質（中性脂肪およびHDLコレステロール），血圧，喫煙習慣の有無などである．

◆特定健康診査（特定健診）

　特定保健指導 は，特定健康診査（特定健診）の結果に基づいて，生活習慣病の発症リスクが高く，生活習慣を改善することによって生活習慣病の予防効果が大きく期待できる者に対して専門スタッフ（保健師，管理栄養士など）が行う保健指導のことである．特定保健指導では，リスクの程度に応じて，動機付け支援，積極的支援などを行う．

◆特定保健指導

救急医療と災害時医療

1) 救急医療

救急医療とは，病気・けが・やけど・中毒などによる急病を速やかに診療し，重症な場合は救命救急処置や集中治療を行う医療を指す．日本では，以下の救急医療体制がとられている．

(1) 救急医療体制

◆救急医療体制

救急医療体制とは，休日や夜間など，医療機関において通常の診療が行われていない時間帯における診療の受け入れ体制や診療そのものの体制のことを指す．救急医療体制は，通常，比較的軽症な患者を対象とする初期救急（または一次救急），緊急の治療や入院が必要な重症の患者を対象とする二次救急，二次救急医療機関では対応できない高度の処置が必要で重篤な患者を対象とする三次救急に分けられる．

(2) 救急医療機関

◆救急医療機関

救急医療を担い，救急患者を受け入れて救急患者の診療を行う医療機関のことを，**救急医療機関**という．救急医療体制に対応する形で，初期（一次）救急医療機関（休日・夜間急患センター，在宅当番医制参加診療所），二次救急医療機関（病院群輪番制参加病院，共同利用型病院），三次救急医療機関（救命救急センター）に分けられる．救急医療機関のうち，厚生労働省の救急病院等を定める省令に基づいて，都道府県知事が告示し指定する病院を救急指定病院（救急告示病院）という．

◆休日・夜間急患センター

休日・夜間急患センターは，区市町村などが設置主体となって設置されている．救命救急センターは，生命の危機に瀕した人の救命を目的に24時間体制で診療を行っており，診療所や病院（救急含む）からの紹介や，消防局救急隊が直接救急車で搬送する患者の診療が中心である．2017年3月31日現在，初期救急医療を担う休日・夜間急患センターは563ヵ所，在宅当番医制は600地区，第二次救急医療を担う病院群輪番制参加病院は2,874ヵ所，共同利用型病院は22ヵ所となっている．また，2019年4月1日現在，第三次救命救急医療を担う救命救急センターは290ヵ所でうち42ヵ所は高度救命救急センターとなっている．

(3) 救急医療情報システム

こうした救急医療を支援するシステムの一つに，救急医療情報システムがある．**救急医療情報システム**は，救急医療機関があらかじめ救急患

◆救急医療情報システム

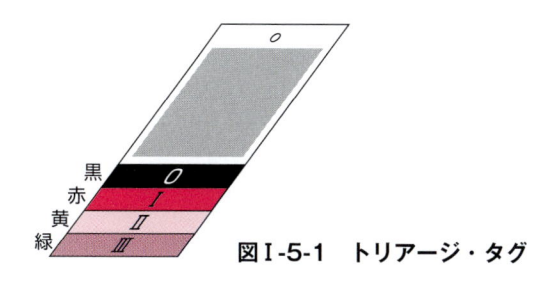

図 I-5-1　トリアージ・タグ

表 I-5-1　トリアージ・タグの分類

色	カテゴリ	内　　容
黒	カテゴリ 0 （死亡群）	死亡，または生命徴候がなく救命の見込みがないもの．
赤	カテゴリ I （最優先治療群）	生命に関わる重篤な状態で，一刻も早い処置をすべきもの．
黄	カテゴリ II （待機的治療群）	赤ほどではないが，早期に治療をすべきもの．一般に，今すぐ生命に関わる重篤な状態ではないが，処置が必要であり，場合によっては赤に変化する可能性があるもの．
緑	カテゴリ III （保留群）	今すぐの処置や搬送の必要はないもの．完全に治療が不要なものも含む．

者の受け入れに関係する情報を入力しておき，救急患者が発生したときに，医療機関や救急隊員が救急患者の受け入れ可能な病院を迅速に検索するための情報システムである．1996年度から，従来の救急医療情報システムは，大規模災害において行政や医療機関相互で必要とする情報の収集と提供を行うことを主な目的とする，広域災害救急医療情報システム（EMIS：Emergency Medical Information System）へと拡張されている．

　なお，住民・患者による医療機関の適切な選択を支援することを目的として，医療情報ネットが各都道府県自治体より提供されている．これは，2007年4月1日より施行された改正医療法により創設された医療機能情報提供制度によるものであり，休日夜間急患センターや休日当番医の情報を得ることができる．

2) 災害時医療

　災害時医療とは，地震，火災，津波などの大規模災害が発生し，対応する側の医療能力を上回るような多数の医療対象者が発生したときに行われる医療を指す．災害時医療には，医療体制，避難場所の準備，食糧支援の確保，PTSDのケア，ボランティアの組織，災害派遣医療チーム（DMAT：Disaster Medical Assistance Team）の連携など，多くの課題がある．◆災害時医療

（1）トリアージ・タグ

　災害時医療において，負傷などの患者が同時に多数発生した場合は，

◆トリアージ

医療体制や設備を考慮しながら傷病者を重症度と緊急度によって選別し，治療や搬送先の優先順位を決定する**トリアージ**（triage）が行われる．トリアージの判定結果は，4色のマーカー付きカード（トリアージ・タグという）で表示され，通常は傷病者の右手首に取り付けられる（**図I-5-1**，**表I-5-1**）．

トリアージ・タグは厚生省（現・厚生労働省）通知（平成8年3月12日指第15号）により標準化が進められている．

（2）BCP（事業継続計画）

◆BCP (Business
Continuity Plan)

大規模災害が発生した場合は，医療機関も被災する可能性が高い．被災した場合でも最善の医療を提供するために，事業継続計画を策定しておく必要がある．事業継続計画は，一般に**BCP**（**Business Continuity Plan**）と称され，自然災害，事故，テロなどの予期しない緊急事態に遭遇したときに，重要業務に対する被害を最小限にとどめ，最低限の事業活動の継続，早期復旧を行うために，事前に策定しておく行動計画のことである．

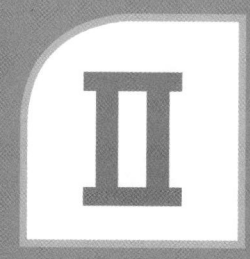

病院業務と病院の運営管理

1. 病院における診療体制と業務
- 病院にはどのような部門があるかを理解しよう.
- 病院の各部門の主要な役割と業務を理解しよう.
- 部門横断的な診療体制 (チーム医療) にはどのようなものがあるかを理解しよう.
- 医薬品の種類と投薬に関する基本用語を理解しよう.
- 看護体制に関する基本用語を理解しよう.

2. 診療の過程
- 医療機関を受診する過程で用いられる基本用語を理解しよう.
- 診療の過程で用いられる基本用語を理解しよう.
- 入院診療の過程で用いられる基本用語を理解しよう.

3. 病院の運営と管理
- 病院の外来・入院・診療連携についての指標を理解しよう.
- 病院の経営指標を理解しよう.

4. 安全で適切な医療
- 医療安全に関わる用語を理解しよう.
- 医療安全の分析手法や防止対策を理解しよう.

病院における診療体制と業務

1) 診療部門

　病院には，内科や外科など多くの診療科がある．各診療科の処置や検査などは，各診療科内で行う場合と，各診療科が共有する診療部門で行う場合とがある．診療部門は，病院に通って診察や治療を受ける**外来**患者に対する診療を行う**外来診療部門**，病気の治療のために一定の期間病院に入る**入院**患者に対する診療を行う**入院診療部門**に分けられる．なお，他に後述する中央診療部門もある．

◆外来
◆外来診療部門
◆入院
◆入院診療部門

2) 薬剤部門

◆薬剤部門

　薬剤部門は，病院で使用する医薬品を専門的に取り扱う部門で，主に薬剤師が所属している．取り扱う医薬品としては，内外用薬や注射薬などがある．

　薬剤師は，医師からの処方箋に基づいて，①処方監査，②薬袋作成，③調剤・製剤，④調剤鑑査，⑤服薬指導・薬剤情報提供などの業務を行う．**処方箋**（2010年の常用漢字改定前の法令では処方せんと表記）とは，医師が特定人の特定の疾病に対し投薬の必要性を判断し，必要な医薬品を選定し，分量・用法・用量・使用期間などを記載したものである．

◆処方箋

①**処方監査**とは，処方内容が適切であるかを十分にチェック（監査）することである．処方内容が疑わしいときは，処方した医師に問い合わせを行う．この行為を**疑義照会**という．

◆処方監査

◆疑義照会

②薬袋（やくたい）作成とは，処方された薬剤を入れる袋（薬袋）に，患者氏名，医薬品の用法・用量，調剤年月日，調剤した薬局の名称や所在などを記載することである．

③調剤・製剤は，薬剤師の中心的な業務である．**調剤**とは，患者の疾患治療のために薬剤を使用法に適合するように調製することである．**製剤**とは，薬物を加工して使用に便利な形状にすること，およびその結果できた製品のことを指す．院内製剤を行う場合，適応外使用や未承認薬の使用が多いため，薬剤師は医師と共に情報を収集・解析・評価する必要がある．

◆調剤
◆製剤

④調剤は人の手で行われるため，間違える可能性がある．間違えたままにならないように，調剤を行った薬剤師とは別の薬剤師が再度，薬剤

表Ⅱ-1-1　麻薬，劇薬，毒薬，向精神薬

医薬品名	説　明	表　記
麻　薬	取扱いは，麻薬及び向精神薬取締法，および政令で定められている．麻薬を処方するためには医師免許の他に麻薬施用者の免許が必要である．麻薬施用者免許は都道府県知事が許可を行う．	
劇　薬	劇性が強いものとして厚生労働大臣が薬事・食品衛生審議会の意見を聴いて指定する医薬品である．直接の容器または，被包に，白地に赤枠，赤字でその品名および「劇」の文字が記載されている．	劇 ○○○
毒　薬	毒性が強いものとして厚生労働大臣が薬事・食品衛生審議会の意見を聴いて指定する医薬品である．直接の容器または，被包に，黒地に白枠，白字でその品名および「毒」の文字が記載されている．	毒 △△△
向精神薬	中枢神経に作用し，精神機能に影響を及ぼす物質である．麻薬及び向精神薬取締法，および政令で定められている．	

の種類・投与量・投与期間などを確認（鑑査）する．この業務を**調剤鑑査**という．　　　　　　　　　　　　　　　　　　　◆調剤鑑査

⑤薬剤師は，患者に服薬指導しながら薬剤情報を提供するとともに，服用後の有効性と安全性を観察し，医師と連絡をとりながら処方の修正依頼など適切な措置を行う．**服薬指導**とは，患者が医薬品を適正に使　　◆服薬指導
用することができるように，薬剤を飲むタイミングや量，使い方を教えるなど総合的な管理を行うことである．服薬指導の際は，薬剤の名称，用法，用量，効能，効果，副作用および相互作用に関する主な情報を記載した文書である薬剤情報提供書も渡す．

注射についても，調剤薬と同様に，処方監査を実施する．注射薬の種類によっては薬剤師が混合調剤する．混合調剤とは複数の薬剤を一つにまとめることである．対象となる薬剤は無菌状態で混合するものが多く，抗がん剤もその一つである．

処方薬には，**表Ⅱ-1-1**に示すような**麻薬**，**劇薬**，**毒薬**，**向精神薬**など　　◆麻薬
の規制医薬品がある．麻薬は，鍵をかけた堅固な設備に保管する必要が　　◆劇薬
ある．なお，この設備に麻薬と覚せい剤を一緒に保管することはできる　　◆毒薬
が，そのほかの医薬品や書類などを入れることはできない．劇薬は施錠　　◆向精神薬
する必要はないが，普通薬と混在しないよう専用の劇薬棚に保管する必要がある．一方，毒薬は劇薬や普通薬と混在しないよう専用の毒薬棚に保管して鍵をかける必要がある．そして，向精神薬は鍵をかけた施設内で保管する必要がある．麻薬処方箋は，都道府県知事が交付する**麻薬施**　　◆麻薬施用者免許
用者免許を有する医師や歯科医師でなければ交付することができない．

医薬品を適正に使用して効果的な薬物治療を行うためには，医薬品に関する情報が不可欠である．この医薬品に関する情報，すなわち**医薬品**　　◆医薬品情報（DI：
情報（DI：Drug Information）を収集・保管・提供することも薬剤部門の　　Drug Information）
重要な業務である．

3) 看護部門

◆ 看護部門

看護部門は，患者中心で質の高い医療を他の部門と協働して提供する部門で，看護師，保健師，助産師，准看護師などによって構成される．

◆ 病棟

病院内で看護師が最も多く勤務している場所は病棟である．**病棟**は，入院患者が生活する場でもある．病棟では，一つの病棟を看護担当の1

◆ 看護単位

区域として**看護単位**とする．病棟における病床の管理も看護師の業務である場合が多い．

◆ 看護方式

患者を看護する方法を**看護方式**という．看護方式の種類としては，①同一の看護師が業務別に役割を変えて複数の患者を担当する機能別看護，②入院から退院まで患者一人を看護師一人が対応するプライマリ・ナーシング，③対象患者をグループ化し日替わりで看護チームを編成して看護提供を行うチームナーシング，④担当する患者の数と看護師の人数により看護単位内で複数のモジュールを作りモジュール単位で看護を行うモジュール式看護などがある．

◆ 交代制勤務

24時間稼働している病院では，病棟で勤務する看護師も同様に24時間体制で患者の療養生活を支援する必要があるため，8時間勤務の3交代制，日勤8時間と夜勤16時間勤務の2交代制などの**交代制勤務**が採用されている．

看護師の業務内容は，入院患者の療養上の世話と診療の補助である．病棟には多くの患者が入院しているが，さまざまな看護行為を患者別に行う必要がある．

4) 医事会計部門

◆ 医事会計部門

医事会計部門は，患者来院時の受付業務と病院の主収入である診療報酬を計算する部門である．受付業務は，その医療機関にはじめて来院した患者である新患の受付と，それ以外の患者の受付の2通りに大別される．新患の場合は，新しい診療録を準備し，患者の氏名，住所，性別などの患者基本情報を記載する．院内で患者を一意に特定し，当該患者の患者基本情報と診療の過程で発生する診療情報を確実に名寄せするために患者ID（患者番号）を発番して管理する．新患以外の患者の場合は，既存の診療録を探し出す．診療録が紙媒体の場合は診療録を医師に渡し，患者が来院したことを知らせる．診療録に関する業務は，診療情報管理部門で行われることもある．

5) 中央診療部門

大学病院などの専門的な医療を提供する医療機関では，古くは，検査・放射線・手術などは各診療科単位で行われてきた．しかし，病院運営の観点から効率的な診療が提供できるように，分散していた機能を1ヵ所

に集中させて管理するようになった. このような経緯から, 検査・放射線・手術などの部門は, 原則として**中央診療部門**という名称で呼ぶことになっている.

◆中央診療部門

　中央診療部門には, 臨床検査部門, 病理（組織）検査部門, 画像診断（放射線）部門, 放射線治療部門, 内視鏡（光学診療）部門, 血液浄化（療法）部門, 輸血部門, 手術・麻酔部門, 中央材料部門, 集中治療部門, 救急医療部門, リハビリテーション部門, 地域医療連携部門, 栄養管理部門などがある.

（1）臨床検査部門

　臨床検査部門は, 検体検査と生理機能検査を実施する部門であり, 主に臨床検査技師が所属している. 検体検査は, 患者から採取した検体（血液・尿・便など）を用いた検査であり, 生理機能検査は, 患者自身が対象となる検査である.

◆臨床検査部門

　検体検査には, 尿, 糞, 血液, 喀痰, 髄液, 膿などの材料を使って, 泌尿器や消化器官の機能を調べる尿・糞便検査, 赤・白血球数や血液細胞の形態を観察する血液学的検査, 血液の固まりやすさを調べる凝固・線溶系検査, 体液や身体の組織を調べる生化学検査, アレルギーなどを調べる血清免疫検査, ホルモンを介して身体の機能を調べる内分泌検査, がんの進行を調べる腫瘍マーカー検査, 輸血の適合性を調べる輸血検査, 細菌やウイルス感染の有無を調べる微生物検査, 先天異常症などを調べる遺伝子・染色体検査などの検査がある.

◆検体検査

　生理機能検査は, 患者の身体に各種センサーを装着し, 発信される信号を記録することで身体の機能を評価する検査である. 代表的な検査として, 不整脈などを調べる心電図検査, 肺活量などを調べる肺機能検査, 脳の神経活動を調べる脳波検査, 筋肉の収縮を調べる筋電図検査, 体内の構造を調べる超音波検査などがある.

◆生理機能検査

　臨床検査部門が医師に検査結果を報告する際, 臨床的に信頼できるデータである必要があるため, 検体検査ではあらかじめ結果のわかっている検体の結果などを定期的に測定し, 測定値のずれが一定範囲内に収まるように管理する. 生理機能検査では, 健康診断で行った超音波の画像が外部の審査と同様の診断結果になっているかを確認する. これらを**精度管理**という. 偶発的誤差については, 同じ患者の前回の測定値と比較や連する検査項目間の測定値のバランスを確認することで対応している.

◆精度管理

（2）病理検査部門

　病理検査部門は, 広義の臨床検査部門であり, 主として医師や臨床検査技師によって構成される. 病理検査部門に所属している医師は, 病理専門医や細胞診専門医と呼ばれる認定資格を有していることが望まれる. また, 臨床検査技師は細胞検査士の認定資格を有していることが望まれる.

◆病理検査部門

◆病理組織検査

　病理組織検査（病理検査）の多くは最終的な診断を下す検査であり，疾患の種類を決定し，その悪性度や進行度を判断する．病理検査では，病気が疑われた部分から採取した組織や細胞を顕微鏡などで調べて何の病気であるかを診断する組織診断や細胞診が行われる．病理検査部門では病理解剖も行われる．病理解剖は，死後の病理検査として行われ，剖

◆病理解剖

検という．**病理解剖**によって，生前の臨床診断や病態，死因を形態学的に解明することが可能である．

(3) 画像診断（放射線）部門

◆画像診断（放射線）部門

　画像診断（放射線）部門は，放射線診断を行う部門で，主に放射線科医，診療放射線技師，技術職員，看護師，事務職員などによって構成される．規模により構成員は大きく異なり，小規模病院では診療放射線技師

◆画像診断

のみの場合もある．**画像診断**には，放射線を身体に当てて透過した放射線の量によってできる影の濃淡で表現する単純Ｘ線撮影，造影剤の一種であるバリウムを用いて消化器官に対して単純Ｘ線撮影を行う造影検査，ヨード系物質の造影剤を用いて血管に対して単純Ｘ線撮影を行う血管造影検査，Ｘ線とコンピュータを用いて身体の輪切り（断面：断層面）を撮影するCT（Computed Tomography）検査などがある．Ｘ線でなく，磁気を利用したMRI（Magnetic Resonance Imaging：核磁気共鳴画像）検査も画像診断に分類される．

◆核医学検査

　大規模病院では，核医学検査を行う場合もある．**核医学検査**は，シンチグラフィとも呼ばれ，体内に投与された放射性医薬品が放出する放射線の分布や変化を測定できるシンチカメラで体外から測定し，放射性医薬品の体内での移動や分布を画像として得る検査である．放射性医薬品とは，放射性同位元素（RI：RadioIsotope）［ラジオアイソトープ］を医薬品に標識したものである．代表的な核医学検査としては，目的とした臓器のRI分布を３次元的に捉えて断層画像として表現するSPECT（Single Photon Emission Tomography）とPET（Positron Emission Tomography）などがある．SPECT検査では放射線を１方向に放出するRIを用いるのに対し，PET検査では放射線を同時に正反対の２方向に放出するRIを用いる．

　診療放射線技師法第28条では，「診療放射線技師は，放射線を人体に対して照射したときは，遅滞なく厚生労働省令で定める事項を記載した照射録を作成し，その照射について指示をした医師又は歯科医師の署名を受け

◆照射録

なければならない．」と規定されている．**照射録**には，①照射を受けたものの氏名，性別及び年齢，②照射の年月日，③照射の方法，④指示を受けた医師または歯科医師の氏名及び指示の内容を記載する必要がある．法的には照射録を永久保存する必要はないが，訴訟に対する備えの目的や照射録の電子化が進展したことによって永久保存する施設が多くなっている．

（4）放射線治療部門

　放射線治療部門は，放射線治療医だけではなく，診療放射線技師，看護師，事務職員などによって構成される．放射線治療はがん治療の一つであり，放射線の細胞分裂を止める作用により腫瘍を小さくする．直線加速器で高エネルギーX線や電子線を発生させるリニアックと呼ばれる放射線治療装置が多くの施設で用いられている．X線によるサイバーナイフやガンマ線によるガンマナイフなどの放射線照射装置を用いて，病巣に対し多方向から放射線を集中させる定位放射線照射で病巣を治療する．

（5）内視鏡（光学診療）部門

　内視鏡（光学診療）部門は，内視鏡を用いて診断のための検査だけではなく治療も行う部門である．近年は内視鏡部門が独立した病院が増加している．

　内視鏡検査は，先端にビデオカメラが装填されている屈曲が自由な柔らかい管（ファイバー）を用いて，口や鼻から食道・胃・十二指腸，口や鼻から声帯を介して気管・気管支の内腔，肛門から大腸を観察する検査である．患者によっては，組織を採取して，病理組織検査を行うことがあるため，病理検査部門との連携が必要となる．

（6）血液浄化部門（血液浄化療法部門）

　血液浄化部門（血液浄化療法部門）は，腎機能が低下した腎不全患者を対象に透析療法を行う部門である．肝臓疾患，神経疾患，膠原病，炎症性腸疾患などの患者に対して，血漿交換・吸着などの血液浄化療法も行う．透析療法とは，腎機能が低下し体内の体液バランスが崩れてしまった患者に対して，人工的に腎機能を代行する治療である．人工的に腎機能を代行する方法としては，ダイヤライザーという半透膜を使用する方法や，患者自身の腹膜を半透膜として利用する腹膜透析などがある．

（7）輸血部門

　輸血部門は，血液製剤の管理・検査・供給に関わる業務を行う部門である．特定生物由来製品を使用した場合は，製品名・製造番号・患者の氏名および住所・投与日などの情報を記録し，20年間保存することが義務づけられている．特定生物由来製品とは，人の血液や組織に由来する原料または材料を主に用いた製品である．

　輸血部門では，病棟・外来・手術室などから血液製剤の依頼を受けた際に，迅速に適合血を供給する．輸血を安全に行うため，患者のABO型やRh型などの血液型の確認を行う必要がある．また，手術に際して，あらかじめ計画的に患者本人より血液を採取して保管する自己血管理も行っている．

（8）手術・麻酔部門

　手術・麻酔部門は，手術を行う際の場所・器材および介助者を診療科の医師に対して提供するとともに，当該患者の麻酔を行う部門である．

患者に手術が必要な場合は，診療部門から手術部門に手術の申込みが行われる．この申込みによって，診療部門から患者の情報，執刀医，手術名，麻酔の種類，必要な機器，所要時間などの情報が送られる．この情報を受けた手術部門では，麻酔医，執刀医に器材を手渡す直接介助看護師，不足した手術機器や材料などを準備する間接介助看護師，人工心肺を動かす場合は臨床工学技士などのスタッフ，手術に必要な機器，手術室などの調整を行い，手術日程を決定する．執刀医や麻酔医は患者に対し，手術に関する説明と同意書を用いて同意を得ることを，手術日までに行う．

(9) 中央材料部門

◆中央材料部門

中央材料部門は，手術に関連する医療材料を管理する部門である．近年は医療材料や医薬品だけではなく，診療に直接関係ない文具・日用雑貨・印刷物なども含めて管理する SPD（Supply Processing and Distribution）を採用し，人・物・情報を一元管理し，資源の適正管理を行うようになっている．

(10) 集中治療部門

◆集中治療

◆集中治療部門

集中治療とは，内科系や外科系を問わず，呼吸・循環・代謝などの重篤な急性機能不全に陥った患者を強力かつ集中的に治療や看護することである．集中治療を担う**集中治療部門**では，高度な全身管理が必要な患者を収容する．全身管理では，生体情報モニタ・人工呼吸・循環補助・血液浄化などを用いた積極的な生体機能補助が必要とされ，専門的な教育を受けた医師や看護師などを配置する必要がある．近年，集中治療部門は，治療法によって ICU，CCU，NICU などに細分化されている．**ICU（Intensive Care Unit）**は，専門的な教育を受けた医師や看護師を病院内の１ヵ所に配置し，効率的に集中治療を行う部門である．**CCU（Coronary Care Unit）**は，冠動脈疾患や心筋梗塞などの治療を専門に扱う集中治療部門である．**NICU（Neonatal Intensive Care Unit）**は，新生児を対象とした集中治療部門である．この他，**HCU（High Care Unit：高度治療室）**，**SCU（Stroke Care Unit：脳卒中治療室）**，**PICU（Pediatric Intensive Care Unit：小児集中治療室）**，**GCU（Growing Care Unit：新生児治療回復室）**などを設けている施設もある．

◆ICU（Intensive Care Unit）

◆CCU（Coronary Care Unit）

◆NICU（Neonatal Intensive Care Unit）

(11) 救急医療部門

◆救急医療部門

救急医療部門は，重症感染症，熱傷，急性中毒，急性呼吸不全，脳卒中などの患者を対象として緊急な医療を提供する部門であり，患者は救急車などで搬送されることが多い．救急車による搬送は，消防署に所属する救急隊員が中心となって行っている．医師がドクターカーやドクターヘリを用いて救急現場に直接移動し，初期診療を行うこともある．

(12) リハビリテーション部門

◆リハビリテーション部門

リハビリテーション部門は，社会復帰を目的として機能の回復訓練を行う部門である．リハビリテーション部門では，他の診療科の主治医の

依頼により，リハビリテーション部門の医師が患者の疾患や障害具合などを判断し，リハビリテーションの計画を立て，療法士にリハビリテーション指示伝票で指示を出し，療法士がリハビリテーションを行っている．回復させる機能に応じて，起き上がり・立ち上がり・歩行などの基本的な動作能力の回復を図る理学療法，食事や更衣などの日常生活・家事・仕事などに必要な作業活動の能力の回復を図る作業療法，コミュニケーション障害や摂食・嚥下障害に対する訓練を行う言語聴覚療法，両眼視機能に障害のある者に対して両眼視機能の回復を図る矯正訓練を行う視機能療法があり，それぞれの回復訓練を理学療法士，作業療法士，言語聴覚士，視能訓練士が担当している．

リハビリテーションには，患者の回復状況に応じて福祉制度や介護保険制度なども関連する．

（13）地域医療連携部門

近年，医療提供体制は1施設完結型ではなく，地域完結型へと変化しつつある．地域完結型では，診療所，病院（急性期・回復期），在宅医療をシームレスに連携し，機能を分担して効率的な医療提供体制を構築する必要がある．**地域医療連携部門**は，こうした他施設などとの連携を円滑に行うための部門である．医療ソーシャルワーカー（MSW：Medical Social Worker），看護師，事務職員などによって構成される．医療ソーシャルワーカーは，国家資格である社会福祉士や精神保健福祉士を有することが多い．

◆ 地域医療連携部門

（14）栄養管理部門

栄養管理部門は，給食を提供するだけでなく，患者の栄養管理を行い，治療効果を向上させることを目的としている部門で，管理栄養士や栄養士などによって構成される．

◆ 栄養管理部門

寝たきりの患者に多い褥瘡（じょくそう）と栄養管理は関係性が強いこともあり，近年では，管理栄養士，医師，看護師，薬剤師などで栄養サポートチーム（NST：Nutrition Support Team）を構成し，褥瘡患者や褥瘡を発症する可能性のある患者への栄養管理が行われている．バランスのよい食事を摂ることができなければ，低栄養状態となり，褥瘡が発生しやすくなる．栄養サポートの対象は，褥瘡患者だけでなく，脳卒中の後遺症で食事の摂取が困難な患者，糖尿病や腎臓疾患などの患者も含まれる．

6) チーム医療

これまでの病院は，前述したような部門において専門的な検査や治療を行い，高度な医療を提供してきた．一方，専門分野には対応できるものの，全人的なケアができない状況もあった．その対策として近年では，他部門を横断した多職種による**チーム医療**が提供されている．その代表

◆ チーム医療

的なチームとして，感染症管理チーム，抗菌薬適正使用支援チーム，栄養サポートチーム，褥創管理チーム，嚥下摂食障害・口腔ケアチーム，緩和ケアチームなどがある．

◆感染症管理チーム（ICT：Infection Control Team）

感染症管理チーム（ICT：Infection Control Team）は，医療施設内のすべての感染対策を組織横断的に行うチームである．監視業務，指導業務，感染防止，巡回，委員会への報告などを行う．監視業務では，感染源や感染経路の把握，抗菌薬の使用実態の把握などを行う．指導業務では，感染対策に対する指導，感染対策や予防処置などの評価，患者や家族，地域住民への指導などを行う．感染防止では，職員の感染症の既往歴の把握，予防接種の推進などを行う．巡回は，医療施設内の環境について院内感染の視点から，問題点の把握や改善指導などを行う．委員会への報告は，活動を通じて得た情報を共有するために院内感染対策委員会へ報告する．

抗菌薬適正使用支援チーム（AST：Antimicrobial Stewardship Team）は，患者に対して，抗菌薬の種類，量，期間などが適正に用いられているかを把握し，治療の支援を行うチームである．具体的には，①感染症治療の早期モニタリングと主治医へのフィードバック，②微生物検査・臨床検査の利用の適正化，③抗菌薬適正使用に係る評価，④抗菌薬適正使用の教育・啓発，⑤院内で使用可能な抗菌薬の見直しなどを行うことによって抗菌薬の適正な使用の推進を図っている．

◆栄養サポートチーム（NST：Nutrition Support Team）

栄養サポートチーム（NST：Nutrition Support Team）は，医療施設内の入院患者を対象に，栄養問題に関連する内容について指導する．低栄養になると褥瘡になりやすくなるため，褥瘡管理チームと合同で構成することもある．対象疾患は，腎臓疾患，糖尿病，高血圧など多岐にわたる．低栄養のみでなく，摂食困難な状況の患者も対象になる．

◆褥瘡管理チーム

褥瘡管理チームは，褥瘡の予防と早期発見に努め，適切な褥瘡管理によって改善もしくは治癒を目指す．対象患者は，寝たきりの患者，車いすで移動する患者，活動量の少ない患者，栄養状況の悪い患者などである．

◆嚥下摂食障害・口腔ケアチーム

嚥下摂食障害・口腔ケアチームは，栄養状態・食事の状態・口の中の衛生状態をチェックおよび評価し，多くの医療専門職と連携して治療や訓練を行う．食べる機能の回復や肺炎を防止し，日常生活における活動性の向上を目指している．対象患者は，咀嚼（そしゃく）困難，食べ物を飲み込めない，むせる，食欲がない，栄養状態の悪い患者などである．

◆緩和ケアチーム

緩和ケアチームは，QOL（QOL：Quality of Life，人生の質，生活の質）の改善を目的としている．治療困難な病気になることによって患者とその家族に問題が発生しているとき，早い段階からチームで介入する．問題としては，痛みや吐き気などの身体症状に関する問題，心理面の問題などがあげられる．対象患者は，がん，エイズ，ALS（筋萎縮性側索硬化症）などである．

7) 運営管理部門

　医療を提供するためには，病院の運営管理が必要である．運営管理とは，医療提供を行うために必要な「人」「物」「金」「情報」を取り扱い，診療提供機能を円滑かつ継続的に行える仕組みを作ることである．運営管理部門として，経営企画部門，医療情報部門，診療情報管理部門，医療安全管理部門，物流センター（SPD）などがある．

（1）経営企画部門

　経営企画部門は，病院の理念に基づき，より良い運営を目指して経営分析や企画立案を行い，実施状況を管理監督する病院の中枢といえる部門である．診療やケアの質と安全性を定量的に評価するために，診療実績表，病床稼働率，平均在院日数などのクリニカルインディケータ（CI：臨床指標）と呼ばれる指標を作成する． ◆経営企画部門

（2）医療情報部門

　医療情報部門は，病院内のコンピュータシステムを管理する部門である．例えば，電子カルテシステムの導入業務では，仕様策定や企画調整などに関わる．ネットワーク管理だけでなく，診療に関するあらゆるデータを取り扱う．近年では，電子カルテシステムの導入に合わせて，データウェアハウスを導入するケースが増えてきており，それらの管理運営も行っている． ◆医療情報部門

（3）診療情報管理部門

　診療情報管理部門は，診療記録に書かれている内容が正しいか，必要な伝票が貼り付けられているか，などの診療録の監査を行う部門である．主に診療情報管理士が属する．近年では電子カルテシステムの導入に伴い，電子診療情報の監査や紙媒体の電子化業務が発生している． ◆診療情報管理部門

（4）医療安全管理部門

　医療安全管理部門は，医療を安全に提供するために，インシデントレポートの収集や分析，医療安全マニュアルの整備などを行う部門である．病院長直轄の部門であることが多く，医師，看護師や薬剤師などのコメディカルスタッフ，事務職員など，多職種で構成される．インシデントレポートとは，医療現場においては，患者に傷害を及ぼすことはなかったが，日常診療の現場で「ひやり」としたり，「はっと」したりした経験（インシデント）に関する報告書のことである．このインシデントを分析することは，重大な医療事故を防止するうえで重要である． ◆医療安全管理部門

（5）物流センター

　物流センター（SPD：Supply Processing and Distribution）は，診療に関係する医療材料や医薬品などだけでなく，診療に直接関係のない文具，日用雑貨，印刷物なども管理する部門である．物流センターで管理されている材料には通常，バーコードなどの識別情報が貼り付けられてい ◆物流センター（SPD：Supply Processing and Distribution）

る. この識別情報を用いて, どこの部門で消費されているかを管理する. このように, 利用されている部署を追跡する仕組みをトレーサビリティという. 診療報酬上の請求が発生する材料が利用されると, 医事課へ利用情報が送信される. バーコードなどで情報の管理を行っているため, 物流センター内で管理されている材料数を把握でき, 在庫が少なくなると業者に発注する. 発注, 納品時の点検, 検収, 配送などに関わる人材で構成される. 近年では, SPD システムといわれる物流管理システムが普及している.

(6) ME 管理部門

◆ME 管理部門

ME 管理部門 (ME：Medical Engineering) は, 病院内にある ME 機器を管理する部門である. 医療施設の規模により管理する機器は異なるが, 代表的な機器としては, 人工呼吸器, 生体情報モニタ, 心電計, 除細動器, 輸液ポンプ, シリンジポンプなどがある. これらの機器は, 臨床工学技士が管理する. 業務内容は, 各機器の点検, 修理, 貸出などである. これらの業務に伴い, 所在情報, 修理履歴, 貸出状況なども管理する. 機器の在庫状況や機器の状態により, 機器の発注や廃棄なども行う.

近年では, 手術部門や血液浄化部門, 画像診断 (放射線) 部門で業務に従事する臨床工学技士の業務管理を ME 管理部門で行う施設が増えてきており, ME 管理部門を中央診療部門に含めることもある.

2 診療の過程

1) 患者の分類と診療の過程

　医療機関における診療は, 外来診療と入院診療とに大別できる. 多くの場合は, 外来の診療プロセスを経て, 入院の診療プロセスへと移行するが, 例外的には, 救急車などで搬送され, 救急部門を経て入院する場合がある. また, 他の医療機関から紹介されて入院する場合もある. 他の医療機関から紹介されて入院する場合は, 一般に紹介状と呼ばれる診療情報提供書を患者が持参する. 近年は機能分化が進んでいるため, 他の医療機関からの紹介で入院する患者が増加している.

(1) 病院に来院する患者の分類

　患者は, 新患, 初診, 再診という表現で分類される. 病院によって呼称が異なる場合や診療報酬請求上での呼称が異なる場合があるため, 注意が必要である.

　新患とは, 新来患者のことをいう. 今までまったく当該病院に来たことがなく, はじめて診療録を作成する患者を指す. ◆新患

　初診とは, まったく当該病院に来たことがない場合, あるいは今までに来院したことはあるが, すでに以前の病気が治癒しており, 別の病気で来院した場合を指す. 例えば, 1週間前に風邪で来院して薬を処方してもらったとしても, 転んで同じ病院で診察してもらった場合は, 保険診療上は初診となる. 患者が任意に診療を中止し, 1ヵ月以上経過した後に再び同じ病院で診察を受けた場合は, 同一病名または同一症状であったとしても, 保険診療上は, 初診として扱う. ◆初診

　再診とは, 保険診療上は, 同一病名または同一症状で継続的に受診しており, 1ヵ月の間を空けない状態で受診している場合である. ただし, 医師の指示により1ヵ月以上後に来院した場合は再診となる. ◆再診

(2) 外来診療の過程

　外来の診療プロセス (診断と治療) の一例を**図Ⅱ-2-1**に示す. ◆診断 ◆治療

(3) 入院診療の過程

　入院診療の過程の一例を**図Ⅱ-2-2**に示す.

　入院する際は, 外来からの指示で入院する場合と, 緊急搬送されてそのまま入院する場合とがある. 緊急搬送されて入院する場合は, 救急医療部門を介して入院する. 外科系の疾患, 内科系の疾患, 軽傷, 重症など

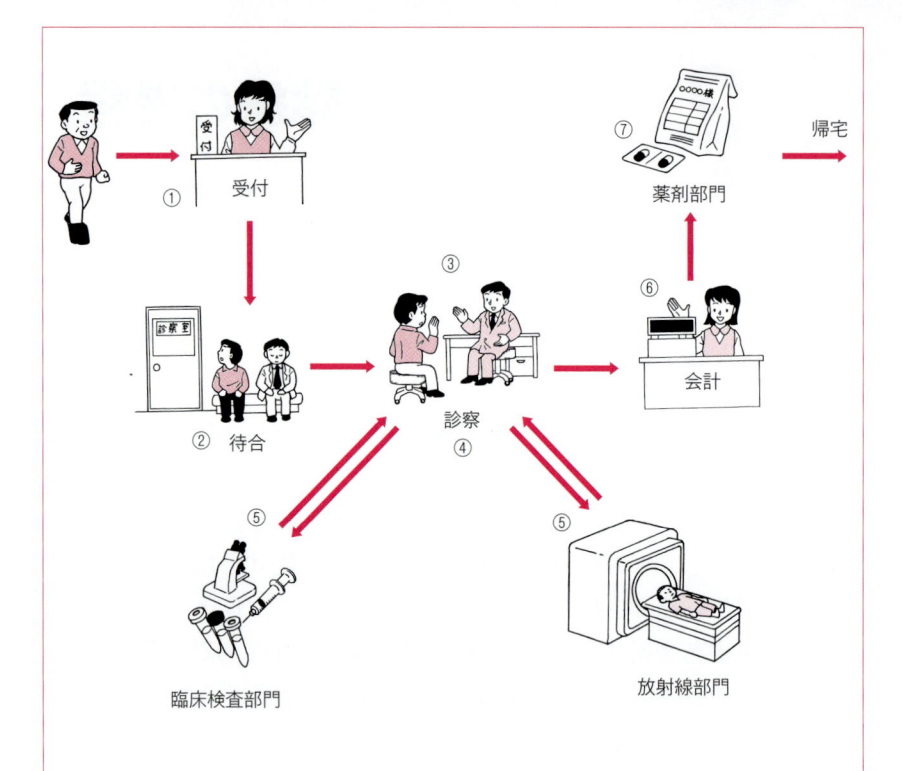

①患者が受付で診察券と診療申込書を提出する.

②患者は待合室へ移動し, 待合室で問診票を記入する.

◆ 医療面接(問診)
◆ 鑑別診断

③患者は医師による**医療面接 (問診)** のため, 診察室へ入る. 医師は問診票を確認しながら医療面接を実施し, 鑑別診断を行う. **鑑別診断**とは, 患者の状況から疾患を見極めることである. 視診, 打診, 聴診, 触診などの**理学的 (身体的) 診察**という方法も用いて, 患者の情報を得る. **視診**は, 意識状態, 栄養状態, 呼吸状態, 皮膚の色など全身を視て情報を得ることである. **打診**は, 体の部位を叩き, 体内の状況を確認することである. **聴診**は, 聴診器を用いて肺, 心臓, 腸などの音を聴取することである. **触診**は, 手指を用いて臓器や組織, 腫瘤などの大きさ, 固さ, 形状などを判断することである.

◆ 理学的 (身体的) 診察
◆ 視診
◆ 打診
◆ 聴診
◆ 触診

④医師は, 医療面接や理学的 (身体的) 診察を経て患者の疾患を想定し, 臨床検査部門や画像診断部門などに必要な検査指示を出す. 指示が出された後, 指示に関連する部門へ患者が移動する. 例えば, 医師が検体検査の指示をした場合, 患者は臨床検査部門へ移動する.

◆ 確定診断

⑤関連部門で行われた検査結果から**確定診断**を下し, 治療を行う.

⑥診察や検査などが終わった患者の診療報酬を計算する. 患者は会計窓口でその日の窓口負担分を支払い, 診療明細書, 領収書を受け取る.

⑦院内処方が出された患者の場合は, 薬剤部門で処方された医薬品を受け取って帰宅する. 内科的治療では投薬 (与薬) のみで治療が終了する場合もあるが, 外科的治療では手術を必要とする場合もある. 手術が必要な場合は, 患者, 手術部門, 病棟などと入院日時の調整を行い, 入院手続きを行う.

図Ⅱ-2-1 外来診療の過程

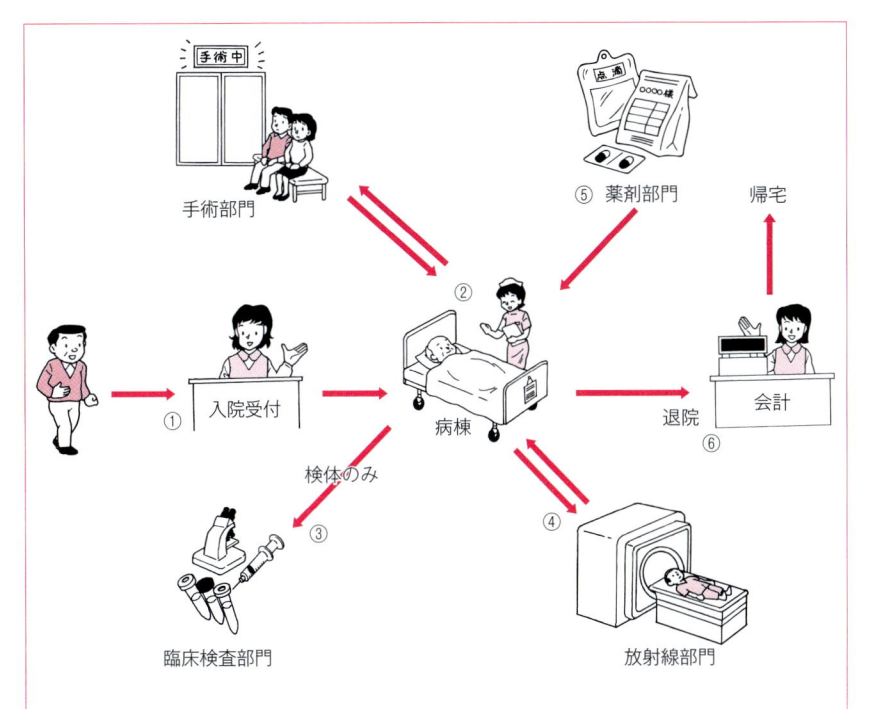

① 入院受付で入院手続きを行い，病棟へ移動し，病棟や手術後などの療養生活について説明を受ける．

② 看護師がベッドサイドで体温，呼吸，脈拍，血圧を測定し，記録する．体温，呼吸，脈拍，血圧の4徴候を一般的に**バイタルサイン**という．外来部門では，医師の指示に関連する部門へ患者が移動するが，入院部門では患者が関連部門へ移動することは少ない．医師から指示のあった部門が，ベッドサイドで指示内容を実施することが多い．

③ 検体検査はベッドサイドで検体を採取し，臨床検査部門へ搬送する．例えば，血液検査はベッドサイドで採血し，採血された血液のみを臨床検査部門へ搬送する．

④ 大型の医療機器を用いた検査や可搬不可能な検査機器を要する検査の場合は，患者の移動が必要となる．

⑤ 医師から薬剤に関する指示があった場合は，薬剤は病棟に搬送される．医師が指示することによって，患者や「物」の移動が発生する．

⑥ 最終的には，医師からの退院指示により，患者は会計を行い，退院する．

◆ バイタルサイン

図Ⅱ-2-2　入院診療の過程

対象疾患の範囲の広い救急医療において，来院する患者を予測することは難しい．軽傷であれば，簡単な処置行為や処方で対応が可能であるが，重篤な傷病の患者が救急搬送された場合は手術が必要となる．手術は全身管理の下に行われるため，麻酔部門と連携をとる必要がある．無事手術を終えたとしても命の危険性が高い場合は，術後の管理として集中治療部門で経過観察，もしくは継続的な治療を行う必要がある．したがって，緊急入院時は救急医療部門が，手術部門，麻酔部門，集中治療部門な

どの部門に複数の指示をする必要がある.

② 指示・命令系統

　外来や入院において，患者に必要な検査や治療を実施するためには，医師から各部門に指示が出される．前述したとおり，外来では，基本的に指示に伴い患者が移動する．入院では，移動が必要な検査や治療の場合は患者が移動し，移動が必要でない場合は患者がベッドで待機する.

(1) 臨床検査部門

　臨床検査部門で検査を実施する場合は，医師が臨床検査部門に指示を出す．臨床検査部門で行われる検査は，検体検査，生理機能検査，病理組織検査などである．検体検査の場合は，医師，看護師，臨床検査技師，患者自身のいずれかによって検体が採取され，臨床検査部門に届けられる．検査結果は医師に伝えられ，患者に説明される．検査を行ったという実施情報は医事会計部門に伝達され，医事会計部門では診療報酬の計算を行う．生理機能検査も，検体検査と同様に，医師が臨床検査部門に指示を出し，患者に対して機器を用いて，心電図，脳波，筋電図，呼吸機能，超音波などの検査を実施し，検査結果は医師に伝えられ，患者に説明される．実施情報は医事会計部門に伝送され，医事会計部門で診療報酬の計算を行う．病理組織検査は，医師が病理検査部門に依頼し，患者から採取された細胞や組織が病理検査部門に提出される．病理検査部門では検査を受け付け，提出された細胞や組織から標本が作製され，組織診や細胞診が行われる．検査結果は病理医が作成する病理診断報告書により依頼医師へ伝えられ，患者に説明される．検査を行ったという実施情報は医事会計部門に伝えられ，医事会計部門では診療報酬の計算を行う.

(2) 画像診断部門

　医師は必要に応じて，画像診断部門に検査を依頼する．画像診断部門では，依頼を元に検査を受け付け，患者に対しX線装置などを用いて撮影を行う．担当の医師には，検査結果が直接伝えられるか，画像を専門的に読影する放射線科医（読影医）によって読影された所見が画像診断報告書（読影レポート）として伝えられる．結果や所見を元に，担当の医師は患者に説明を行う．検査を行ったという実施情報は医事会計部門に伝えられ，医事会計部門では診療報酬の計算を行う.

(3) リハビリテーション部門

　療法士は医師からリハビリテーションの指示を受けると，訓練の予約を入れ，訓練を実施し，訓練実施記録を作成する．実施情報は医事会計部門に伝えられ，診療報酬が計算される.

(4) 手術関連部門

　医師から手術指示が出されると，手術部門に配属されている看護師は

術式に合わせて器材を用意する. 医師は手術中や手術後に予想される事態に備えて, 他部門にも指示を出す. 例えば, 大量の出血が予想される場合は輸血部門に, 病理検査が必要な場合は病理検査部門に, 手術後にICUへの入室が予想される場合にはICUに, それぞれ指示を出す. 手術部門においては患者の**予後**によって, 指示内容が異なる場合がある.

◆ 予後

　輸血を行う場合は, 輸血に伴う副作用を防止するために交差適合試験 (クロスマッチテスト) を行う必要がある. 交差適合試験では, 輸血を行う患者から時期を変えて2回以上採血し, 採血した血液の血液型が同一であることを確認する. 同一であることが確認できたら, 患者から採血した血液と血液製剤が適合するかを確認する. 適合が認められたら輸血に供する.

　手術が終わった後は, 手術中に使用した医療材料などを確認し, 医事会計部門に伝え, 診療報酬を計算する.

(5) 医事会計部門

　医事会計部門では, 診療において実施された内容をすべての部門から受け取る. 診療報酬請求を行うと, 鑑別診断や確定診断された病名に対して, 実際に行った**検査**, **投薬 (与薬)**, **注射**, **処置**, **手術**内容などが正当であるかを医療事務が必ず審査する. 指示内容が診療録に記載されているか, 指示の結果がどのようになっているかを確認して診療報酬請求を行う必要があるため, 診療の過程で各部門に出された指示を明らかにする指示票と指示内容の確認が必要である.

◆ 検査
◆ 投薬 (与薬)
◆ 注射
◆ 処置
◆ 手術

3) クリニカルパス

　近年の入院診療では, 治療の過程を共有できるようにクリニカルパスを作成する医療機関が増加している. 患者に提供する医療機関もある. **クリニカルパス (クリティカルパス)** とは, **図II-2-3**に示すように, 想定される患者の臨床経過を図表化した計画書である. クリニカルパスを導入することにより医療の標準化, チーム医療の推進, インフォームドコンセントなどが達成できる. まず, 医療の標準化については, クリニカルパス適用対象疾患の患者に対する科学的根拠に基づいた処置や治療を計画書にまとめることにより, 医療提供内容を標準化することが可能になる. 次に, チーム医療の推進については, 標準化された医療提供内容を多職種で共有できるようになり, 多職種が横断的に連携を図り, 医療サービスを円滑に提供することが可能となる. そして, 患者用のクリニカルパスを作成することにより, 患者は治療内容を確認することができ, 医療従事者は患者が理解しやすい形で説明することが可能となるため, インフォームドコンセントを効果的に行うことができる. これらのクリニカルパスの導入の効果は, 平均在院日数の短縮, 医療安全などに寄与すると考えられる. クリニカルパスは, 疾患毎にアウトカム (目標)

◆ クリニカルパス (クリティカルパス)

胃の切除術　　　　を受けられる患者様へ

患者氏名： 基礎　学　　　　　　様　　　受持医署名：広国　太郎　　　受持看護師署名：広国　花子

月日（日時）	／	／	／	／	／
経過（病日など）	手術前日	手術当日（手術前）	手術当日（手術後）	手術後1日	手術後2日
治療・薬剤 （点滴・内服） リハビリ	下剤を飲みます．	朝から点滴をします．手術室に行く前に注射をします．朝に浣腸をします．	点滴を継続的にします．	点滴をします．	点滴をします．
検査	体重測定			血液検査をします．	
活動 安静度	制限無し．	朝9時まで制限無し．	ベッドに安静にしてください．	座ってもいいです．	歩行訓練をします．
食事	夜21時以降絶食・絶飲	絶食・絶飲	絶食・絶飲	絶食・水分に制限なし	絶食・水分に制限なし
清潔	入浴・爪切り			身体を拭きます．	身体を拭きます．
排泄					
患者様および ご家族への説明 生活指導 リハビリ 栄養指導 服薬指導	麻酔科医から説明があります．同意書などのサインをお願いします．	入れ歯，金属類は外してください．	手術の説明をします．経過や結果の説明です．		

注1：病名などは，現時点で考えられるものであり，今後検査などを進めていくに従って変わることがあります．
注2：入院期間については現時点で予想される期間です．

〇〇〇〇　病院　　　　外科

図Ⅱ-2-3　クリニカルパス（クリティカルパス）の一例

と業務があらかじめ設定され，リスク対応や個別性対応（バリアンス対応）を可能とした，臨床データだけではなくコストなども効率的に収集できる管理ツールである．アウトカムとは臨床上の望ましい結果のことであり，バリアンスとはアウトカムが達成されない状態のことをいう．

◆バリアンス

4) 診療ガイドライン

　近年，インフォームドコンセント（説明に基づく同意）の概念の普及などにより，根拠に基づく医療（EBM：Evidence-Based Medicine）の考え方が広まり，科学的に根拠のある診療の指針が作成されるようになった．この指針が診療ガイドラインである．診療ガイドラインとは，「医療者と患者が特定の臨床状況で適切な判断を下せるよう支援する目的で，体系的な方法に則って作成された文書」のことであると定義され，がんなどを中心に診療ガイドラインが作成されている．

◆診療ガイドライン

　これまでに公表されている診療ガイドラインのほとんどは医療従事者向けであるが，わかりやすくまとめられた患者向けの診療ガイドラインもある（例：日本乳癌学会編集：患者さんのための乳がん診療ガイドライン2019年版）．

3 病院の運営と管理

1) 病院管理の概念

　医療機関の開設者（医療法人の理事長など）は，地域社会への貢献など何らかの経営理念を持ち，その理念を実現するために，「人」・「物」・「金」からなる経営資源を用いて，病院などの医療機関を開設し，その経営を行っている．これが，病院経営である．

　病院経営にあたり，医療機関が健全かつ安定した経営を維持するために，経営上の問題点を可視化し，そのうえで中長期的な展望に立った経営方針や経営戦略を策定する．これらを実行する一連のプロセスを**病院管理**という． ◆病院管理

　また，経営方針や経営戦略に沿って病院の組織を動かし，病院の業務を遂行していくプロセスを病院運営という．例えば，利用されていない入院病床（空床）や退院が見込まれる病床を病院全体で把握し，より多くの入院が円滑にできるように取り計らうこと（病床管理，ベッドコントロール）なども病院運営の一つである（**図Ⅱ-3-1**）．

　病院管理においては，経営上の問題を可視化するため，経営状態を示す代表的な数値を経営指標として定義し，定期的にその把握を行う．

2) 経営指標

　基本的な経営指標の一つに，診療の対象となった患者の数を示す**患者数**がある．病院の機能は，入院診療機能と外来診療機能に大きく分けられるので，患者数の把握もそれぞれで行い，合算することはない． ◆患者数

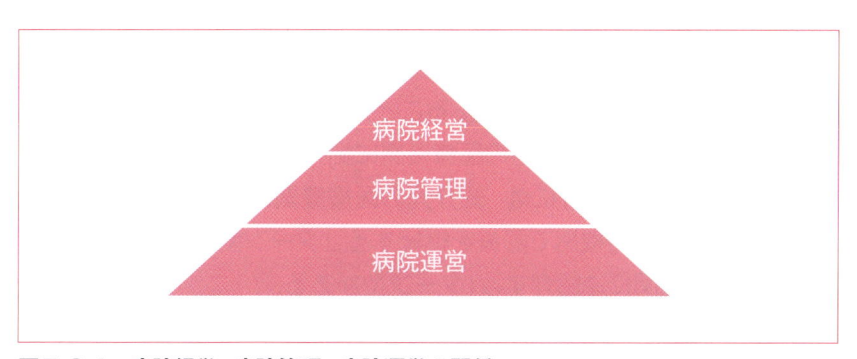

図Ⅱ-3-1　病院経営，病院管理，病院運営の関係

◆ 入院患者数
◆ 外来患者数

入院患者数とは，診療対象の患者のうち，医師が入院を要すると認め，病棟に入院させた患者の数をいう．これに対し，外来患者数とは，入院を要さず，外来診療の対象となった患者の数をいう．院内で患者数を集計するときは，標榜診療科毎に積算することが一般的である．

多くの病院では，入院診療に関わる収入が外来診療に関わる収入よりも多いため，病院管理では入院診療を示す経営指標が重視される．基本的な経営指標の一つに，在院日数がある．在院日数とは，患者が入院してから退院するまでの期間をいう．例えば，月曜日に入院した患者が翌週の月曜日に退院した場合，7泊8日になるので在院日数は「8日」となる．この在院日数を，一定期間のすべての患者数*で平均した値を平均在院日数という．この日数を元に，一つの病床を一定期間（1年間，1ヵ月間など）に何人の患者が利用したかを示す病床回転率を求めることができる．

◆ 在院日数

◆ 平均在院日数

◆ 病床回転率

*：診療報酬制度では，平均在院日数の計算から除外される患者も存在する．

診療報酬制度では，基本的に在院日数が短いほど入院診療単価が高くなるため，平均在院日数は短いほど望ましいとされる．ただし，在院日数が短くなれば，患者一人当たりの収入（＝入院診療単価×在院日数）は減少する．平均在院日数が短くても，入院待ちの患者がいなければ空床が生じ，結果的に病院全体としての収入も減少することになる．そこで，病院管理においては，病床が平均的にどのくらい利用されているかを示す病床利用率（稼働率）も重視する．病床利用率は，病床数に対する在院患者数の割合をいう．

◆ 病床利用率（稼働率）

病床利用率を高い水準で維持していくためには，入院を待っている患者が絶えずいる状態にする必要があり，他の病院や診療所から入院診療の対象となる患者を紹介してもらうことが重要である．そこで，自院を受診した初診患者のうち，他の医療機関から紹介されて来院した患者の割合を示す紹介率も，病院の機能を示す経営指標の一つとして重視されるようになった．救急患者については，紹介状を持参して受診することが困難であり，救急隊がその病院を選択したという実績も評価に値することから，救急用自動車による搬入患者数も，文書による紹介患者数に加えたうえで紹介率を計算することとされている．

◆ 紹介率

継続的に病院どうしの連携（病病連携），あるいは病院と診療所の連携（病診連携）を行うためには，紹介を受けた患者の検査や治療を行った後に，患者が紹介元の医療機関に戻ることが望ましい．この評価には，初診患者のうち，自施設から他の医療機関に紹介した患者の割合を示す逆紹介率を用いる．逆紹介には，紹介元の医療機関に戻るUターン型，紹介元とは異なる医療機関で診療を継続するJターン型，紹介元がない状態で他の医療機関に逆紹介するIターン型がある．

◆ 逆紹介率

これらの経営指標の代表的な計算式を表Ⅱ-3-1に示した．これらの経営指標の計算式は，医療法，診療報酬制度などによって，若干の差異

表Ⅱ-3-1　病院の主な経営指標

平均在院日数	$$\dfrac{\text{一定期間の延べ入院患者数}}{(\text{一定期間の新入院患者数}＋\text{同退院患者数})\times 0.5}$$ ※厚生労働省の「病院報告」の中で用いている平均在院日数
病床利用率 （病床稼働率）	$$\dfrac{\text{入院患者延べ数}}{(\text{実働病床数}\times\text{日数})}\times 100$$
病床回転率	$$\dfrac{365（\text{または}366）}{\text{平均在院日数}}$$ ※月当たりの病床回転率を求めるときは，365を，その月の歴日数に置き換える
紹介率	$$\dfrac{\text{文書による紹介患者数}＋\text{救急用自動車による搬入患者数}}{\text{初診患者数}}\times 100$$ ※診療報酬で用いる計算式（医療法上の計算式は複雑なので本書では割愛した.）
逆紹介率	$$\dfrac{\text{逆紹介患者の数}}{\text{初診患者の数}}\times 100$$

を生ずる場合があるので注意されたい.

3) 病院の財務

　日本では，医療法の規定により，営利を目的とした病院の開設が制限されているため，株式会社が設立した病院は，大企業が福利厚生を目的に開設したものなど一部に限られている．その結果，日本の民間医療機関の多くは，医療法人が開設者となっている．

　会社法等の規定により，株式会社では企業会計原則等の会計基準を用いる．しかし，同法の適用を受けない医療法人では同基準を用いる必要はない．しかし，病院ごとに異なる会計処理が行われると病院の財政状態を正確に把握できず，他院と比較することが困難になるため，厚生労働省では医療法人立の病院が用いる会計基準として，病院会計準則を定めている．病院会計準則は，病院の財政状態や運営状況を適正に把握し，病院の経営体質を強化し，改善向上に資することを目的としている．しかし，具体的な財務諸表の作成基準までは示されないため，2014（平成26）年に，厚生労働省は四病院団体協議会（一般社団法人日本病院会，公益社団法人日本精神科病院協会，一般社団法人日本医療法人協会，公益社団法人全日本病院協会）が取りまとめた「医療法人会計基準」を，医療法人は積極活用するよう求めた．2016（平成28）年には，厚生労働省は省令として「医療法人会計基準（厚生労働省令第95号）」を公布し，財務諸表の作成基準を示したうえ，一定規模以上の医療法人に対し作成を義務づけた．

◆病院会計準則

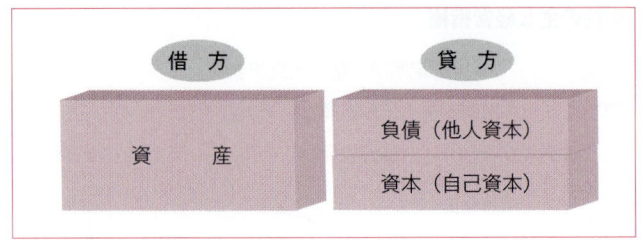

図Ⅱ-3-2　貸借対照表の構成

　病院の財政状態を知るには，財務会計と管理会計という2つの方法がある．**財務会計**は，病院の経営状況を財務の観点から利害関係者（金融機関など）に示すことを目的とし，主に財務三表を用いて取りまとめられる．**財務三表**とは，貸借対照表，損益計算書，キャッシュフロー計算書のことをいう．

◆財務会計

◆財務三表

　貸借対照表（BS：Balance Sheet）は，組織の資産・負債・資本の状態を表すために一覧表にしたものをいう．組織が持つ資産（総資産ともいう）は，創業時の拠出金や内部留保された利益のような資本（誰かに返す必要はない資産なので自己資本ともいう）と，金融機関からの借入金のような負債（誰かに返さなければいけない資産なので他人資本ともいう）に分かれる．この負債と資本のバランスを示すことによって，その組織の財務的な健全性が明らかになる．なお，資産に占める資本の割合を自己資本比率という（**図Ⅱ-3-2**）．

◆貸借対照表

　損益計算書（PL：Profit and Loss Statement）とは，一定期間の病院の収支（収益と費用）・損益を一覧表にしたものをいう．病院の収益には，診療活動から得られる医業収益のほか，駐車料金や受取利息などの医業外収益，不動産の売買などによって得られる臨時収益がある．これらの収益と，それぞれに発生した人件費などの費用を取りまとめることによって，その組織の収益性が明らかになる．

◆損益計算書

　いかに自己資本比率が高く，収益が費用を上回る組織であっても，資金繰りに失敗して賃金などの支払いが滞り，小切手・手形の不渡りなどを起こしてしまうと，その時点で経営が破綻することになる．資金繰りに失敗しないためには，BS・PLに加えて，病院に現在どれだけの現金があるのか，現金収入と支出を一覧表にした**キャッシュフロー計算書**（CF：Cash Flow Statement）を用いて把握しておく必要がある．

◆キャッシュフロー計算書

　管理会計は，病院の経営・管理・運営を担う者に対し，その意思決定に役立てるための財務的な情報を提供することを目的としている．損益計算書で示される収益性は組織全体のものであるため，その原因を明らかにするために損益分岐点分析や原価計算などが行われる．

◆管理会計

　損益分岐点とは，管理会計上の概念の一つで，売上高と総費用の額がちょうど等しくなる売上高や販売数量のことをいう．固定費，変動費，

◆損益分岐点

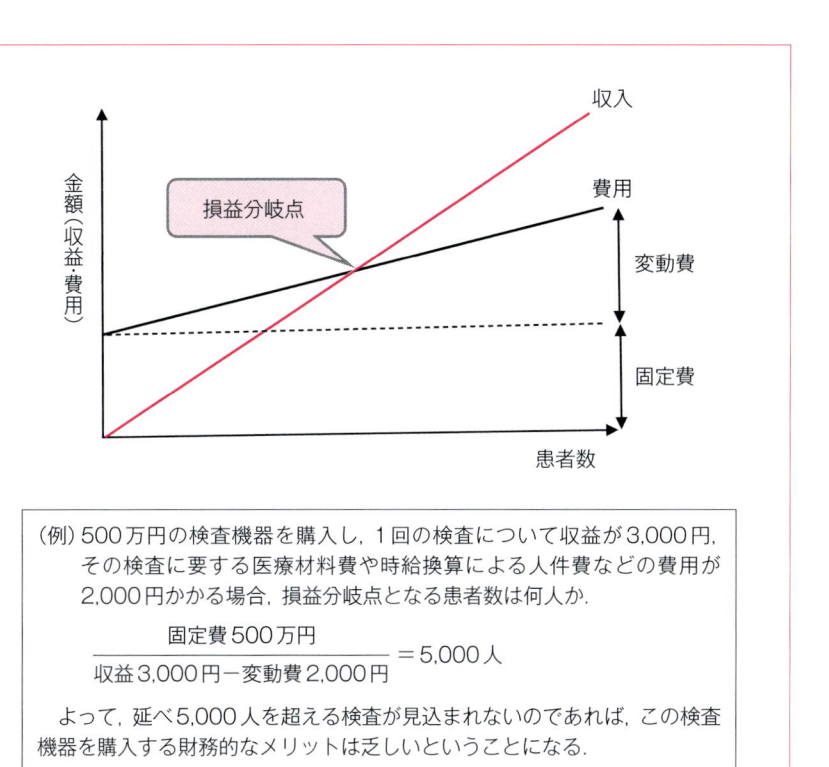

(例) 500万円の検査機器を購入し, 1回の検査について収益が3,000円, その検査に要する医療材料費や時給換算による人件費などの費用が2,000円かかる場合, 損益分岐点となる患者数は何人か.

$$\frac{\text{固定費}500万円}{\text{収益}3,000円-\text{変動費}2,000円}=5,000人$$

よって, 延べ5,000人を超える検査が見込まれないのであれば, この検査機器を購入する財務的なメリットは乏しいということになる.

図Ⅱ-3-3　損益分岐点

収益の3つの変数がわかれば, 計算式にあてはめて計算できる. **固定費**には, 売上の多寡に関係なく発生する費用, すなわち病院であれば患者数に関係なく必要となる医療機器や設備の費用, 人件費などが含まれる. **変動費**には, 売上に応じて増加する必要経費, すなわち病院であれば患者数によって増減する医薬品費, 医療材料費, 給食の外注費などが含まれる (**図Ⅱ-3-3**).

◆固定費

◆変動費

原価計算とは, 医療サービスを提供するために消費した, すべての資源を金額に換算して算出することをいう. 病院では, 診療報酬請求に用いたデータを用いて, 診療科別・部門別の収入を把握することは比較的容易である. しかし, その支出を把握することは, 必ずしも容易とはいえない. 固定費の多くは, どの診療科や部門の収入に寄与したのかを判別しにくいためである.

◆原価計算

原価は, 診療行為に直接関係する「直接原価」と, 直接的には関係しない「間接原価」とに分けられる. 例えば, 心臓カテーテル検査を行う際に使用したカテーテルの費用は, 直接原価に含めることができる. しかし, この検査を行うために要した診療放射線技師や看護師の人件費, 器材の消毒滅菌にかかる費用などは, 当該検査室を利用したすべての診療科・部門にまたがって発生するものである. そのため, 間接原価を求めるためには, 検査に要した時間などを基準として, 各科・部門に割り振る必

要がある. この割り振りを行うことを「按分（あんぶん）」という.

4) 医療の評価

医療の質は一般に，構造（ストラクチャー），過程（プロセス），成果（アウトカム）からなるといわれている. このようなモデルをドナベディアン・モデル（Donabedian's Model）という.

◆医療評価　とは，このようなモデルを念頭に置き，医療を行った過程や成果を評価するとともに，医療を行うための病院組織を評価することをいう. 医療評価には，自院が行う内部評価と，内部評価を元に第三者の客観的な視点を加えて評価する外部評価とがある. 国内を対象としている外部評価の代表的なものに病院機能評価があり，公益財団法人日本医療機能評価機構が実施している. また，近年，国際的な外部評価として国際的医療機能評価機関（JCI：Joint Commission International）の認証を取得する医療機関が増えてきている.

医療機関の性質上，単に財務的な成果が優れているだけでは足りず，患者の治療が適切に行われていることがきわめて重要である. 医療施設における疾病ごとの診療の質を評価するため，病院管理の一環として，死亡率，ICUへの再入室率，感染症発生率などをクリニカルインディケータ（臨床指標）として定義し，定期的に測定し，改善につなげていくことが重要である. 先に述べた平均在院日数などの経営指標も，疾患別に求めることにより早期回復や早期退院という診療の成果を表す指標としても用いることができる.

4 安全で適切な医療

1) 医療安全管理

医療安全とは，医療の提供にあたって安全が確保されていることをいう．医療法では，病院の管理者に，医療安全に関する指針の策定，研修の実施など「医療の安全を確保するための措置」を義務づけている． ◆医療安全

この安全の確保を組織的に行うのが医療安全管理であり，目的によって大きく3つに分けることができる．まずはセイフティマネジメントがあり，安全を確保するための管理体制や，医療事故を起こさないために指針や手順などを整備することをいう．しかし，手術などの医療行為には一定のリスクが伴い，リスクを完全になくすことはできない．そこでリスクマネジメントとして，医療に伴うリスクを測定し，その低減や回避などの対策を講ずることになる．インシデントレポートの分析も，リスクマネジメントの一環である．さらに，実際に起きてしまった事故について，被害を最小限に抑えるためのクライシスコントロールがある． ◆セイフティマネジメント

◆リスクマネジメント

2) 医療事故等の概念

医療事故とは，厚生労働省リスクマネージメントスタンダードマニュアル作成委員会による定義では，「医療に関わる場所で，医療の全過程において発生するすべての人身事故」とされている．人身事故は，実際に人身に被害が生じていることを指し，具体的には次のようなものがあげられる． ◆医療事故

- 医療行為に関連して，死亡，生命の危険，病状の悪化などの身体的被害または苦痛が生じた．
- 医療行為とは直接関係しないが，医療機関の管理下にある患者に，不慮の事象によって身体的被害が生じた（患者が廊下で転倒し負傷した場合など）．
- 医療行為に関連して，医療従事者に身体的被害が生じた（注射針の誤刺など）．

医療事故は，人身に被害が生じたかという点に着目しているので，医療従事者の過失の有無は問わない．これに対し医療過誤とは，患者に発生した被害が，医療行為や医療機関の管理上の過失に関連して発生した場合をいう．何らかの過失（病院が定めた規則や手順を守らないなども ◆医療過誤

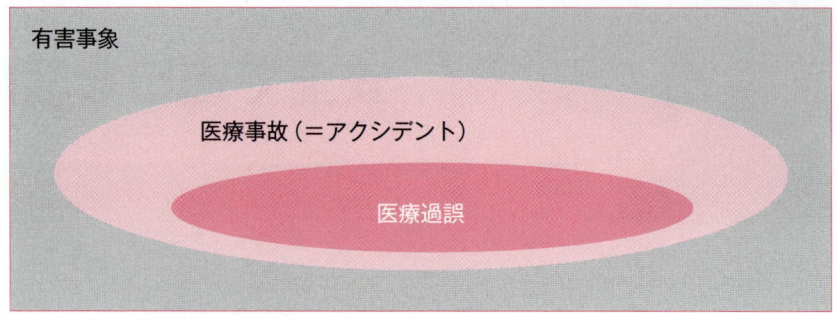

図Ⅱ-4-1　有害事象・医療事故・医療過誤の関係

含む) があることを前提としているため, マスメディアでは「医療ミス」と呼ばれることもある.

　手術後の患者が肺塞栓を発症する場合など, 直接原因となる医療行為や不慮の事象がなくても, 患者に身体的被害が生じることもある. このように患者の原疾患によるものではなく, 医療を受ける過程で生じた, 患者に望ましくない徴候, 症状, 病気を**有害事象**という.

◆**有害事象**

　よって, 医療過誤は医療事故の一部であり, 医療事故は有害事象の一部という関係が成り立つ (**図Ⅱ-4-1**).

3) ヒヤリハット事例収集の重要性

　医療過誤, 医療事故, 有害事象は, いずれも実際に患者への被害が生じたことに着目した概念である. 仮に被害が生じていなくても, 被害を生じる可能性が高かった出来事は, その原因を追究して対策を講じる必要もある.

◆**ハインリッヒの法則**

　その土台となっているのは, **ハインリッヒの法則**である. これは, ハーバート・ウィリアム・ハインリッヒが 1929 年に発表した, 1 件の大きな事故・災害の裏には, 29 件の軽微な事故・災害, そして 300 件のヒヤリハットがある, という労働災害における経験則である (**図Ⅱ-4-2**).

◆**ヒヤリハット**

　ヒヤリハットとは, その名の通り, 医療事故には至らなかったものの「ヒヤリ」とした, 「ハッと」した事例のことをいう. 例えば, 医師が手術を行う患肢を間違えたが手術直前に気づいた場合や, 患者が転倒しかかったところを看護師が体を支えて防止できた場合などがある. 患者に被害が生じていないのは偶然であって, 適切な対策をとらなければ, いずれ医療事故が発生する可能性が高い. 重大災害を防止するためには, 事故や災害の発生が予測されたヒヤリハットの段階で対処していくことが重要である.

◆**アクシデント**
◆**インシデント**

　医療以外の分野でも使用できる用語としては, アクシデントやインシデントがある. **アクシデント**とは, 事故や不慮の出来事のことで, 医療においては医療事故とほぼ同義である. **インシデント**とは, 「損害等を惹

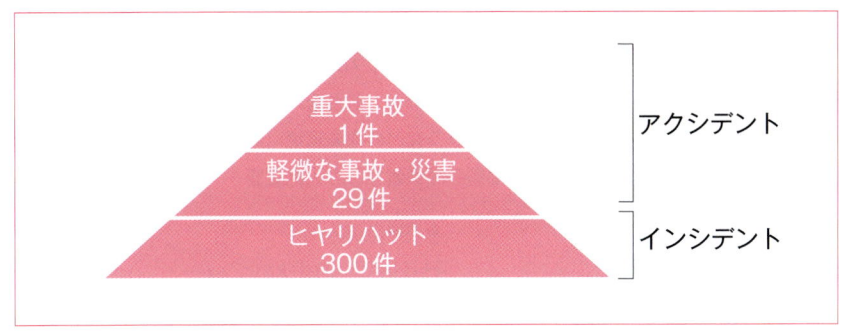

図Ⅱ-4-2　ハインリッヒの法則

き起こす可能性のあった事象」をいい，医療においてはヒヤリハットに近い概念である．

このため，ヒヤリハットの事例について事象の概要や原因などをまとめ，同様の事例が起こらないよう改善に活かすための報告書を，医療分野では「インシデントレポート」と呼んでいる．

4) 事例分析のためのモデル

医療機関は，医療事故事例や重大なヒヤリハット事例などの医療安全管理上の問題を収集し，院内の医療安全管理委員会で分析することが，医療法施行規則で義務づけられている．これらの分析は，「分析の結果を活用した医療に係る安全の確保を目的とした改善のための方策の立案及び実施並びに従業者への周知」が目的であり，その事例に関係した個人の責任を追及するためのものではない．

医療安全管理上の問題は，複数の要因が関係し合って発生するといわれている．この現象は，薄いスイスチーズに空いた穴の部位がたまたま揃ってしまうと，厚いチーズの塊であっても穴が貫通するという現象に似ていることから，スイスチーズモデルとも呼ばれる．こうした問題を改善するためには，複数の要因を洗い出し，多角的に対策を検討することが必要である．そこで事例分析にあたっては，複数の要因を洗い出しやすくするため，分析モデルが用いられる．

代表的な分析モデルの一つに，SHEL（L）モデル〔シェルモデル〕がある．SHEL（L）モデルとは，システム指向やヒューマンファクターズをわかりやすく図式化したものである．システム指向とは，個人の注意力や能力に過度に依存することなく，「人」「物」「情報」などの流れを考慮して環境整備することをいう．ヒューマンファクターズとは，「人」本来の行動や心理を踏まえ，最大限の能力を発揮できるよう技術的または学問的に体系づけられたものをいう．

SHEL（L）モデルは，**図Ⅱ-4-3**の要素より構成される．SHELモデルとも表記されるが，人が中心であることを強調する場合はLを2つ表記

◆ SHEL（L）モデル

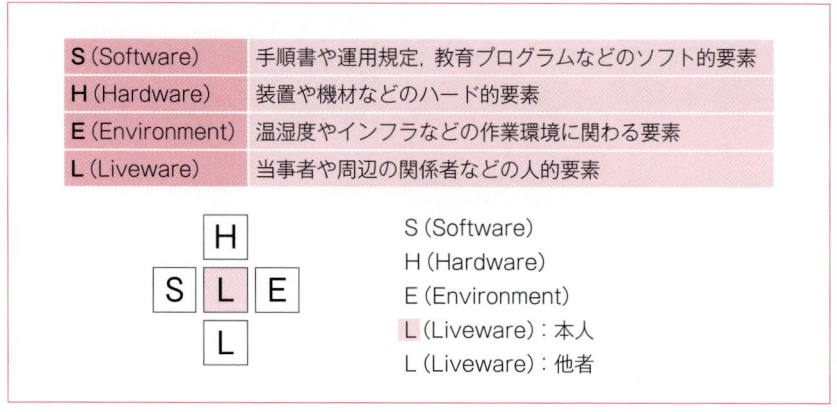

S（Software）	手順書や運用規定，教育プログラムなどのソフト的要素
H（Hardware）	装置や機材などのハード的要素
E（Environment）	温湿度やインフラなどの作業環境に関わる要素
L（Liveware）	当事者や周辺の関係者などの人的要素

S（Software）
H（Hardware）
E（Environment）
L（Liveware）：本人
L（Liveware）：他者

図Ⅱ-4-3　SHEL（L）モデルの構成要素

表Ⅱ-4-1　4M4E分析で用いる要素

4M（要因）	4E（対策）
Man（人）	Education（教育・訓練）
Machine（機器）	Engineering（技術・工学）
Media（環境）	Enforcement（強化・徹底）
Management（管理）	Example（規範・事例）

する必要があり，医療は人が中心であるという考えから，医療分野においてはSHELLと表記することが多い．

　要因分析に加え，関係した対策を整理するモデルとして，4M4E分析が用いられることもある．**4M4E分析**は，発生した医療安全管理上の問題について4つの視点から原因分析を行うとともに，4つの視点から対策を検討する手法をいう（**表Ⅱ-4-1**）．

◆4M4E分析

　医療安全管理上の問題について，さまざまな要因を洗い出し，それぞれの要因について「なぜ，なぜ」と何回も理由を遡及していくことによって，根本的な原因を明らかにしようとする根本原因分析（RCA：Root Cause Analysis）が用いられることもある．

5）代表的なヒヤリハット事例とその対策

　公益財団法人日本医療機能評価機構には，医療機関から毎年10万件を超えるヒヤリハット事例が報告されている．報告では，「薬剤」「療養上の世話」「ドレーン・チューブ」に関するものが3分の2以上を占めている．

　薬剤は，「5R」と呼ばれる「正しい患者（Right Patient）」「正しい薬剤（Right Drug）」「正しい量（Right Dose）」「正しい経路（Right Route）」「正しい時間（Right Time）」のいずれかが損なわれれば，医療事故を引き起こす可能性がある．特に，異なる患者に誤って薬剤を投与

した場合は，薬剤の内容によっては死に至る可能性も高い．このように「本来想定されている患者と異なる患者に医療行為を行おうとすること」を**患者誤認**といい，患者誤認を検出するために，バーコードなどを用いた三点認証が行われる．

◆患者誤認

　三点認証とは，患者・医療従事者・医療行為の対象物の三点に紐づけられた，識別子（患者ID，職員ID，オーダ番号やソースマーキングされたIDなどのコード）などを読み取れるようにしたバーコード・2次元コード・RFIDを用いたICタグなど（以下，「バーコード等」という）をバーコードリーダなどで読み取り，オーダエントリシステムが持つオーダ情報と照らし合わせることをいう．三点認証により，患者誤認，変更もしくは中止によって無効になったオーダに基づく医療行為などを検出し，実施しないよう医療従事者に注意喚起することが可能になる．薬剤のほか，採血や輸血などでも三点認証が行われている．

　このようなシステムを用いて患者を認証するためには，患者が常時バーコード等を着用している必要がある．そこで入院患者には，患者の手首（新生児など足首に装着する場合もある）にリング状の**リストバンド**を着用してもらうことになる．医療従事者が目視するため，氏名・血液型・患者識別番号などを印字し，リーダで読み込むためのバーコード等も印刷する．近年では，外来でリストバンドを着用する病院も増えてきた．

◆リストバンド

　薬剤に関する医療事故やヒヤリハットを減らすためには，医療従事者のエラーを減らすことが中心になる．一方，「療養上の世話」の場合は，患者は主治医が定めた行動範囲内（この範囲のことを「安静度」という）で自由に生活している以上，医療従事者の注意のみでは防ぐことができない．特に，認知機能が低下している患者や小児などは，患者が自らのリスクを十分に認識できないことから，転倒・転落事例が頻繁に発生している．

　転倒とは，他からの外力や疾患などとの因果関係がなく，不注意などにより同一面上で倒れることをいう．すなわち，歩行中に転倒する，トイレで排泄していて立ち上がる時に転倒する，などの事例である．一方，高低差のある場所から地表面または静止位置まで落下することを**転落**という．ベッドで寝ている時に身を乗り出して落下するような場合であり，特に新生児や乳児の柵つきベッドにおいて保護者や医療従事者が柵を下げたまま戻し忘れて落下するような事例が典型的なものである．

◆転倒

◆転落

　このような転倒・転落，あるいは治療上必要となる点滴ルートなどのチューブや手術創などから排液するためのドレーンを引き抜いてしまう行為は，医療従事者として適切に患者管理を行っていたかが問題となる．離床センサーなどを用いて，転倒・転落リスクの高い患者が離床したときは看護師へ通報するなど，こうした事例を未然に防いでいくことが必要である．

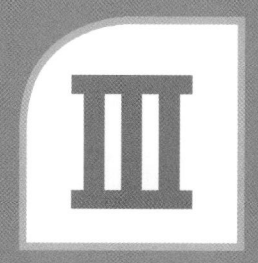

医療情報の特性と
医療の情報倫理

1) 診療録と診療記録

医療の現場において得られた情報を正確に記録し，保存しておくことは，患者の病状や治療過程などの把握のみならず，医療スタッフ同士が連携して医療を提供するうえでも重要である．

◆診療録

診療録は，一般的にカルテとも呼ばれ，医師法および医師法施行規則によって医師による作成が義務づけられている記録のことであり，**表Ⅲ-1-1**に示す４つの項目を最低限記載することが医師法施行規則第23条で定められている．

実際の医療現場においては，法的に定められた診療録の記載だけで医療内容を詳細に把握することは困難である．診療の過程では，医師だけでなく，さまざまな医療従事者が診療に関わっているが，それぞれの医療従事者が実施した医療行為や所見などの情報を正確かつ論理的に記録する必要がある．診療の過程で作成された書類や画像など，すべての記

◆診療記録

録を総称して**診療記録**という．診療記録には，診療録をはじめとして，処方箋，手術記録，看護記録，検査所見，X線画像，診療情報提供書などが含まれる．

2) 診療記録の記載法

診療記録にはさまざまな記録や情報が含まれるが，さまざまな医療従事者がそれぞれ独自の方法で記載すると，情報の関連性や相互関係が不明確となり，職種間の連携が希薄になりかねない．

これまでの診療録は，患者の症状，身体所見，検査所見，診断，治療などについて時系列的に記載するだけのものが多かったが，近年，チーム医療が推進されるようになり，患者の抱える問題に焦点をあて，症状・結果・考察を論理的に記載する方法が推奨されている．この方法に沿っ

表Ⅲ-1-1　診療録の記載事項（医師法施行規則第23条）

①診療を受けた者の住所，氏名，性別および年齢
②病名および主要症状
③治療方法（処方および処置）
④診療の年月日

表Ⅲ-1-2　問題指向型システム (POS) とは

> 　診療を行う最大の目的は，患者の心身上，健康上の問題を解決することである．
> 　診療記録には，患者の症状，所見，検査結果をはじめ，それらの情報を整理・分析・評価することによって得られた診断や治療内容を論理的かつ明確に記載し，問題解決のプロセスも同時に示されていることが望ましい．
> 　こうした問題の解決方法の一つとしてL. L. Weedによって提唱されたのが，問題指向型システム (Problem Oriented System) と呼ばれるシステムで，一般にPOSといわれている．

表Ⅲ-1-3　SOAPとは

S	主観的データ (Subjective data)	患者の主観的な情報，主訴
		「頭が痛い」「眠れない」「吐き気がある」「熱っぽい」
O	客観的データ (Objective data)	医師をはじめとした医療従事者から見た客観的な情報
		体温37.2℃，血圧○○/△△，□□検査正常
A	アセスメント (Assessment)	医師をはじめとした医療従事者の診断内容や考察
		血圧は安定している　緊張型頭痛か
P	計　画 (Plan)	治療方針や患者への指導内容
		処方　○○mg　　経過観察とする

て構成された記録を**問題指向型診療記録 (POMR：Problem Oriented Medical Record)** と呼んでいる．問題志向型診療記録と表記される場合もある．

◆問題指向型診療記録 (POMR：Problem Oriented Medical Record)

　問題指向型診療記録は，システムの基本的思考過程である問題指向型システム**POS (Problem Oriented System)** を医学医療の分野に当てはめ，「問題を持つ患者へ最大限のケアを提供することを目指して努力する一連の作業システム」を土台として発展した（**表Ⅲ-1-2**）．診療過程で得られた情報を単に並べるのではなく，患者の問題点を整理しながら，問題解決に向けた治療計画や方針を論理的に記録するため，問題に対する職種間の相互認識や理解が進みやすい．

◆POS (Problem Oriented System)

　記載する内容を**SOAP (Subjective data, Objective data, Assessment, Plan)** の形式に沿って整理することによって，患者の症状や治療方針などを簡潔にまとめられるため，特に電子カルテシステムにおいては効率的に情報を整理できる．SOAPは，診療録における経過記録の記載法の一つであり，**表Ⅲ-1-3**の4つの観点に区別して記載することが望ましい．

◆SOAP (Subjective data, Objective data, Assessment, Plan)

3) さまざまな診療記録

　診療記録の主な種別と内容は，以下のとおりである．

（1）初期記録

　初期記録は，初診時や入院直後に記載される記録のことであり，入院診療録の構成要素の一つである．初期記録に記載される事項は，患者基

◆初期記録

表Ⅲ-1-4　初期記録に記載される基本的な内容

問　診	●主　訴 ●現病歴 ●既往歴 ●家族歴 ●生活歴や生活習慣 ●家族からの情報
所　見	●血圧, 脈拍, 聴診, 触診など ●種々の検査結果
診断と治療計画	●初期診断 ●鑑別診断 ●除外診断

本情報のほか, ①主訴または入院理由, ②プロブレムリスト（問題点リスト）, ③入院時診断名（主傷病名ならびに副傷病名とそれらのICD10コード）, ④現病歴・既往歴・家族歴・生活歴・投薬歴, ⑤現症, ⑥医療目標, ⑦コミュニケーション能力, ⑧診療・看護計画, ⑨日常生活能力の目標, ⑩医療の過程と成果などである（**表Ⅲ-1-4**）.

　一般的には入院後8時間以内に記録するとされている. 問診や診察から得られる情報を整理することによって初期診断がなされるため, その後の検査や治療計画を策定するうえで支障がないように記載することが求められる.

（2）経過記録

◆経過記録

　経過記録（Progress Note）は, 患者の入院から退院にいたるまでの診療経過を時系列的に記載したものであり, 入院診療録の構成要素の一つである. 列挙された問題ごとに, 患者の身体症状や徴候, その時の状態, 診察所見, 手術・処置および検査所見, 注射, 投薬, その他の治療実施状況などを記載する. POMRにおいては, 経過記録はプロブレムごと（プロブレムリスト中の「#1」などの番号で区別）にSOAP形式で記述する（**図Ⅲ-1-1**）.

　個々の患者について観察した事項, および実施した看護の内容などを, 看護要員が記録することが多い. 病状が安定している場合は, 診療録の余白にその要点を記録する程度でも構わない. 以下に, 記載の際の要点をまとめる.

①なるべく完成された過去形の文で記載する.

②診察, 所見（症状）, 画像診断所見, 検査所見, データの分析や評価内容などを記載し, 主訴や家族によって観察された訴えなども記載する.

③診断, 検査, 治療計画などの変更や追加がある場合は, その内容を記載する.

④診療と関係のない個人的な印象などの記載は避ける.

```
経過記録
  ○月○日
#1
  S：昨日は検査などで，ほとんど運動できなかった．本日眼科を受診し，異常ないと言われた．口の乾きもない．手掌や足底部のし
     びれは変わりない．
  O：血圧124/80mmHg（右），脈拍80（整），胸腹部異常なし，四肢浮腫なし，体重70kg．
     血糖値日内変動
                  7：00   11：30   17：30   21：00
        8月5日    122 ── 268 ── 179 ── 224   mg/dL
           6日    142 ── 240 ── 122 ── 198   mg/dL
           7日    183 ── 167 ── 116 ── 269   mg/dL
  A：徐々にではあるが，血糖のコントロールは改善している．運動した日の方が血糖値が高い傾向がみられるが，運動強度が関係
     しているかも知れない．
     しびれについては，神経内科の回答にあるように，糖尿病性神経障害と診断してよいであろう．→#2糖尿病性神経障害とする．
  P：運動強度と血糖値との関係をチェック．
#2
  A：#2についてはメコバラミンの投与を考える．
  P：○月○日より
     Rp　メコバラミン（0.5mg）3錠/n3　14日分
```

図Ⅲ-1-1　経過記録の例

（医療情報サブノート，第3版，篠原出版新社，p.190, 2014）

（3）退院時要約

退院時要約（サマリ） は，患者の入院から退院までの経過，治療内容，最終診断名などを簡潔かつ適切に要約して記載したものであり，主に医師が作成する．退院時サマリとも呼ばれ，入院診療録の構成要素の一つとなっている．　◆退院時要約（サマリ）

退院時要約の内容に基づいて，外来診療への連携，地域連携パスにおける情報共有などが行われることから，特にチーム医療において重要な位置づけとなっている．種々の医学統計や診療報酬請求の元となるデータが含まれているため，すぐに利用できる状態になっていることが望ましく，通常は退院後48時間以内に作成される．

（4）プロブレムリスト

プロブレムリストは，患者が抱えている診療に関する問題点を箇条書きにしたものである．患者が今現在抱える問題点と，その解決に向けた状況がわかるように記載する必要がある．　◆プロブレムリスト

（5）入院診療計画書

入院診療計画書は，早期退院への取り組みと計画を，患者に文書で説明する目的で入院時に作成する書類である．患者およびその家族の理解と納得が得られるように，わかりやすく記載することが望ましい．　◆入院診療計画書

患者が内容に同意したうえで署名をしたのち，一部を患者に交付するとともに，もう一部を診療記録に保存する必要がある．患者基本情報の他に，入院予定期間，病名，治療計画，手術内容および日程，看護，リハビリ計画などを記載する必要がある．

（6）同意書

同意書は，医師が患者に病状を説明し，治療方針について患者が納得　◆同意書

日本語 / 日本語

患者氏名 ：
患者ID ：

【手術名：　　　　　　　】に関する同意書

1. 病名・手術名 ：
2. 現在の症状 ：
3. 手術の必要性・目的 ：
4. 術式・麻酔方法 ：
5. 手術予定日 ：　　年　　月　　日（　　）
6. その他 ：

上記の手術に関して、同意される場合には、以下の欄にご署名下さい。

私は、上記手術に関する事項について十分な説明を受け、理解しました。そのうえで、手術を受けることに同意します。（同意された場合でも、いつでも撤回することができます。）また、担当医師の判断で必要処置等を実施する場合があることにも同意いたします。

同意日 ：　　年　　月　　日
患者氏名 ：＿＿＿＿＿＿（アルファベット・ブロック体）
患者署名 ：
住所 ：
代理人等氏名 ：＿＿＿＿＿＿（アルファベット・ブロック体）
代理人等署名 ：＿＿＿＿＿＿（続柄　　）
住所 ：

上記の手術に関して、拒否される場合には、次の文章を読み理解したうえで以下の欄にご署名下さい

私は、手術の必要性について説明を受けましたが、手術を受けることを拒否します。そのことによる結果について、担当医・検査担当医・病院の責任を追及しません。

署名日 ：　　年　　月　　日
患者氏名 ：＿＿＿＿＿＿（アルファベット・ブロック体）
患者署名 ：
住所 ：
代理人等氏名 ：＿＿＿＿＿＿（アルファベット・ブロック体）
代理人等署名 ：＿＿＿＿＿＿（続柄　　）
住所 ：

上記署名者に対して手術について説明しました。

説明日 ：　　年　　月　　日＿＿＿＿科　担当医 ：＿＿＿＿印

上記患者（あるいは代理人等）が本文書において手術に同意もしくは拒否されたことを確認しました。

確認日 ：　　年　　月　　日＿＿＿＿科　担当医 ：＿＿＿＿印

※患者様本人が同意能力のない未成年の場合、または意識障害・病状等により同意・署名が出来ない場合は、上記の代理人等署名欄に保護者、親権者、もしくは未成年後見人、または親族等の方による署名をお願いいたします。

手術に関する同意書 ： 2014 年3月初版

図Ⅲ-1-2　同意書の例

（厚生労働省ホームページ　https://www.mhlw.go.jp/file/06-Seisakujouhou-10800000-Iseikyoku/0000057061.pdf, 2019 年 5 月 22 日現在）

および同意したことを文書化したものである．一般には，説明した内容をできるだけ詳細に診療録へ記載するとともに，説明の要点をまとめ，患者およびその家族などの説明を受けた者と説明した者の両者の署名が必要である（**図Ⅲ-1-2**）．

同意に使用したすべての書類とともに同意書は必ず２部作成し（複写でもよい），一部を患者に渡し，残りの一部を診療録に貼付する．

(7) 手術・麻酔記録

◆手術・麻酔記録

手術・麻酔記録は，手術時に作成する記録である．手術は医療行為の中でも医師のみが施せる絶対的医療行為であり，適法とみなされるためには，以下の要件を満たす必要がある．

①医学的適応の下に医師が治療目的を有すること
②医療行為の方法が現代医療の見地から妥当であること
③患者の同意があること

医師法施行規則では，患者名・生年月日・手術名・麻酔方法・手術医名・

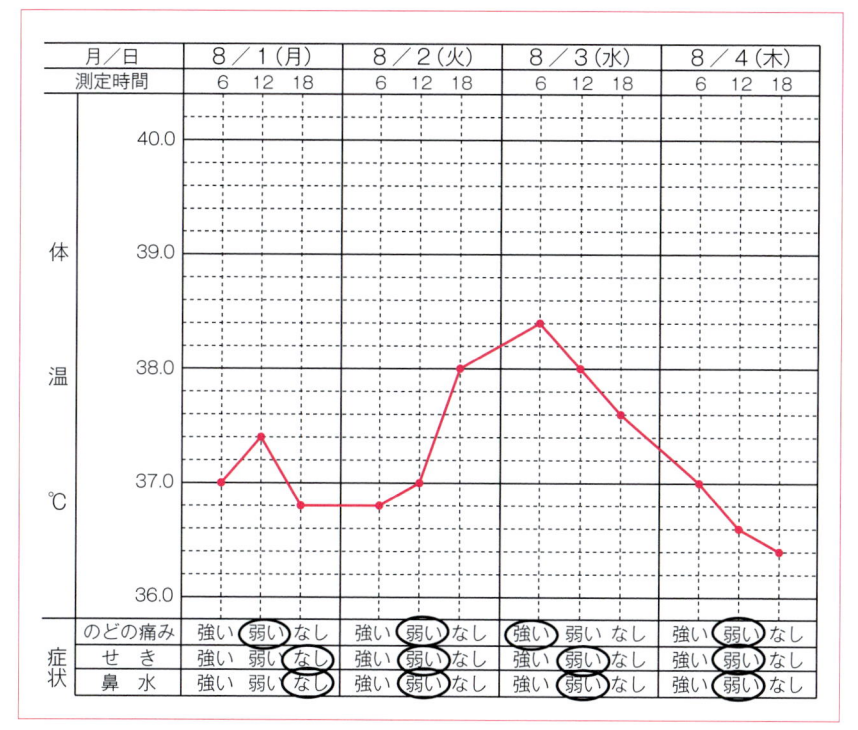

月／日	8／1(月)			8／2(火)			8／3(水)			8／4(木)		
測定時間	6	12	18	6	12	18	6	12	18	6	12	18

体温 ℃
40.0
39.0
38.0
37.0
36.0

症状	のどの痛み	強い ⦿弱い⦾ なし	強い ⦿弱い⦾ なし	⦿強い⦾ 弱い なし	強い ⦿弱い⦾ なし
	せ き	強い 弱い ⦿なし⦾	強い ⦿弱い⦾ なし	強い ⦿弱い⦾ なし	強い ⦿弱い⦾ なし
	鼻 水	強い ⦿弱い⦾ なし	強い ⦿弱い⦾ なし	強い ⦿弱い⦾ なし	強い ⦿弱い⦾ なし

図Ⅲ-1-3　熱型表の例

麻酔医名・介助看護師名・麻酔開始時刻と終了時刻・執刀開始時刻と終了時刻・退室時刻・記録日などを，医師が記載するよう定めている．

(8) 看護記録

　看護記録は，看護過程の実施を証明する書類であり，診療や治療の過程における看護ケアの内容を記録する．患者を取り巻く環境や家族の言動など，診療以外の補足的な内容が記載されることもある．看護記録には，看護診断記録，熱型表（**図Ⅲ-1-3**），看護計画表，看護サマリなどが含まれる．

◆ 看護記録

(9) 診療情報提供書と紹介状

　診療情報提供書は，医師が他の医師へ患者を紹介するために作成する書類で，患者の症状・診断・治療など，現在までの診療の総括と紹介の目的などが書かれる（**図Ⅲ-1-4**）．この提供書には，画像診断，必要な検査結果，心電図などが添付されることが多い．一般には「**紹介状**」と同義に使われる．

◆ 診療情報提供書

◆ 紹介状

　【発展】

　逆紹介（急性期病院から慢性期・回復期病院への患者の受け渡し）の際は，「紹介状」と呼ばず「診療情報提供書」と呼び，区別する場合がある．情報量の違いで「紹介状」と「診療情報提供書」を使い分ける場合もある．

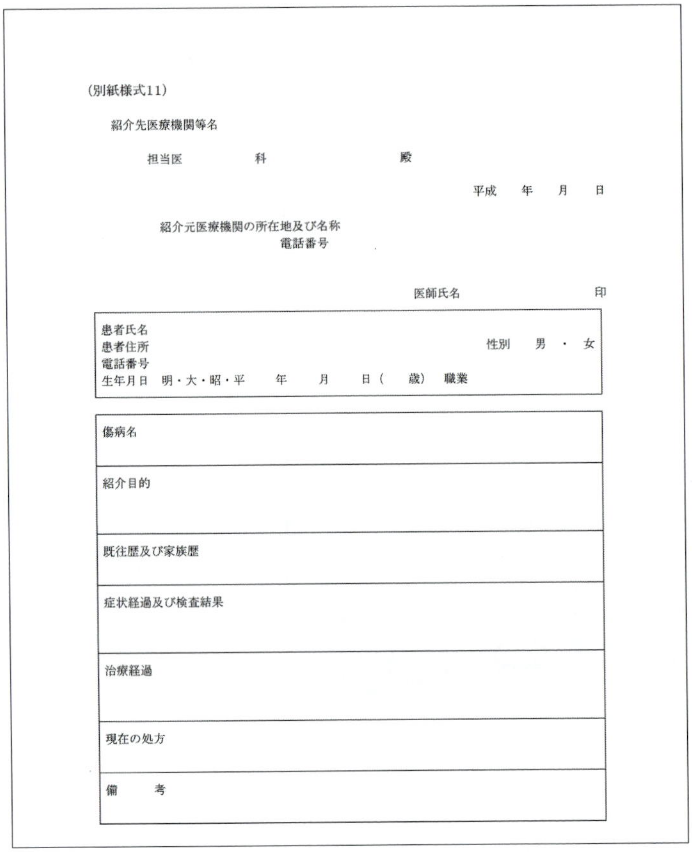

（別紙様式11）

紹介先医療機関等名

担当医　　　　科　　　　　　殿

平成　年　月　日

紹介元医療機関の所在地及び名称
電話番号

医師氏名　　　　　　　印

患者氏名
患者住所　　　　　　　　　　　　　性別　男・女
電話番号
生年月日　明・大・昭・平　　年　　月　　日（　歳）職業

傷病名
紹介目的
既往歴及び家族歴
症状経過及び検査結果
治療経過
現在の処方
備　　考

図Ⅲ-1-4　診療情報提供書の例
（厚生労働省ホームページ　https://
www.mhlw.go.jp/bunya/iryouhoken/
iryouhoken15/dl/h24_02-07-30.pdf,
2019年5月22日現在）

表Ⅲ-1-5　代表的な診療記録とその法定保存期間

種類	法定保存期間	法律や規則
診療録	5年間	医師法
（調剤済み）処方箋	3年間*¹	薬剤師法
調剤録	3年間	薬剤師法
（放射線）照射録	法律や規則での定めはないが，医師または歯科医師の署名が必要なことから，診療録同様5年間が望ましい	
診療に関する諸記録（病院日誌，各科診療日誌，処方箋，手術記録，検査所見記録，エックス線写真など）	2年間	医療法施行規則
特定生物由来製品の記録	20年間	医薬品医療機器等法

*¹：公費医療制度に関する書類は5年間の保存が必要となるものがある.

4) 診療記録の保存期間

　　すべての診療記録は，正確かつ明瞭に情報を記載し，作成する必要があるだけでなく，一定期間保存することが法的に義務づけられている．

◆法定保存期間

法律によって定められた保存期間を**法定保存期間**という．医療機関は，原則として，患者が自分の診療記録の開示を求めた場合には，それに応じる必要がある．法定保存期間が定められている代表的な診療記録を**表Ⅲ-1-5**に示す.

2 医療情報の特性と利用

1) 医療現場で扱うさまざまな情報

　医療の現場で取り扱われる診療記録をはじめとした情報は，文字，画像，図形，波形，音などさまざまな形態のものがある．情報の表現形態が多種多様であることを，情報の**マルチメディア性**という．電子カルテシステムでは，複雑で膨大なマルチメディア性のある医療情報を，一つのシステムでまとめて扱えるようになっている．医療現場で扱われる情報の表現形態には，以下のような種類がある．

◆ マルチメディア性

（1）コード情報

　コード情報は，ある情報を一定のルールに基づいて符号や記号に変換して表現したものである．コード情報には，ある名称の代わりに数値や記号で表現するコードと分類概念を数値や記号で表現するコードがあり，前者の例としては「診療科区分コード」（**表Ⅲ-2-1**）や「保険者番号」など，後者の例としては「国際疾病分類コード」（**表Ⅲ-2-2**）や「臨床検査項目コード」などがある．

◆ コード情報

表Ⅲ-2-1　診療科区分コード [DPC の E ファイル（診療明細情報）に用いられる]

診療科目	コード番号	診療科目	コード番号	診療科目	コード番号
内科	010	形成外科	130	気管食道科	250
心療内科	020	美容外科	140	リハビリテーション科	260
精神科	030	脳神経外科	150	放射線科	270
神経科	040	呼吸器外科	160	神経内科	280
呼吸器科	050	心臓血管外科	170	胃腸科	290
消化器科	060	小児外科	180	皮膚科	300
循環器科	070	皮膚泌尿器科	190	泌尿器科	310
アレルギー科	080	性病科	200	産科	320
リウマチ科	090	肛門科	210	婦人科	330
小児科	100	産婦人科	220	呼吸器内科	340
外科	110	眼科	230	循環器内科	350
整形外科	120	耳鼻咽喉科	240	歯科	360

診療科目	コード番号	診療科目	コード番号	診療科目	コード番号
歯科矯正科	370	血液内科	480	腫瘍治療科	590
小児歯科	380	麻酔科	490	総合診療科	600
歯科口腔外科	390	消化器内科	500	乳腺甲状腺外科	610
糖尿病科	400	消化器内科	510	新生児科	620
腎臓内科	410	肝胆膵外科	520	小児循環器科	630
腎移植科	420	糖尿内科	530	緩和ケア科	640
血液透析科	430	大腸肛門科	540	内分泌リウマチ科	650
代謝内科	440	眼形成眼窩外科	550	血液腫瘍内科	660
内分泌内科	450	不妊内分泌科	560	腎不全科	670
救急医学科	460	膠原病リウマチ内科	570	精神神経科	680
血液科	470	脳卒中科	580	内分泌代謝科	690

表Ⅲ-2-2 ICD10の大分類

	ICDコード	分類見出し
1	A00-B99	感染症および寄生虫症
2	C00-D48	新生物
3	D50-D89	血液および造血器の疾患ならびに免疫機構の障害
4	E00-E90	内分泌，栄養および代謝疾患
5	F00-F99	精神および行動の障害
6	G00-G99	神経系の疾患
7	H00-H59	眼および付属器の疾患
8	H60-H95	耳および乳様突起の疾患
9	I00-I99	循環器系の疾患
10	J00-J99	呼吸器系の疾患
11	K00-K93	消化器系の疾患
12	L00-L99	皮膚および皮下組織の疾患
13	M00-M99	筋骨格系および結合組織の疾患
14	N00-N99	尿路性器系の疾患
15	O00-O99	妊娠，分娩および産じょく＜褥＞
16	P00-P96	周産期に発生した病態
17	Q00-Q99	先天奇形，変形および染色体異常
18	R00-R99	症状，徴候および異常臨床所見・異常検査所見で他に分類されないもの
19	S00-T98	損傷，中毒およびその他の外因の影響
20	V00-Y98	傷病および死亡の外因
21	Z00-Z99	健康状態に影響をおよぼす要因および保健サービスの利用
22	U00-U99	特殊目的用コード

　さまざまな医療行為，患者の病態，手術法，処置名，傷病名，医学用語などで共通のコードを用いて同じ認識を持つことは，医療機関同士や国レベルで医療情報の標準化を進めるうえで大変重要である．

（2）数値情報

◆数値情報

　数値情報は，数字で表現され，その数値自体に意味がある情報のことである．患者の病態や医療行為の結果について，定量的に示せる情報を表現するときに用いられる．数値情報の例としては，身長，体重，年齢，体温，脈拍，生化学検査結果の数値，医薬品の処方量，診療費などがある．

（3）音情報

◆音情報

　音情報は，音として聞くことができる情報のことである．音情報の例としては，聴診器で聴取される心音，血管音，肺呼吸音，患者の話し言葉や発する声などがある．

（4）文字情報

◆文字情報

　文字情報は，文字や文章で叙述された情報のことである．文字情報の例としては，患者の主訴や徴候，身体所見，医師の診察による所見などがある．

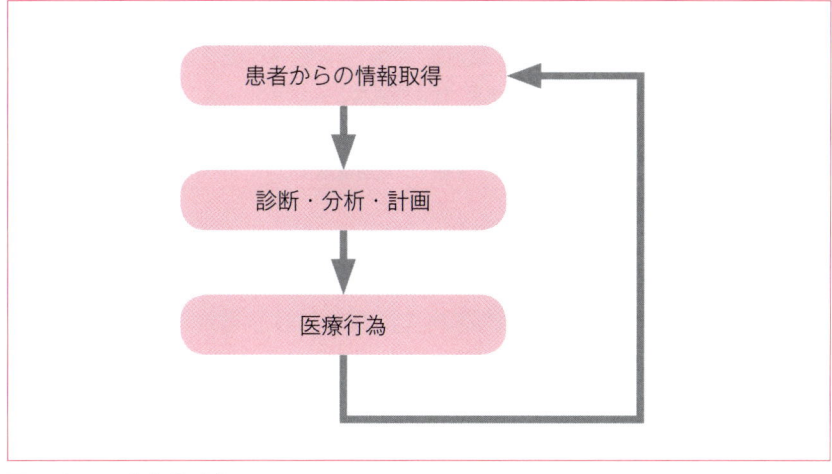

図Ⅲ-2-1　診療サイクル

（5）図形情報

　図形情報は，図や絵で記述された情報のことである．図形情報の例としては，カルテを記載するときに患部の位置を示すために用いられるシェーマ，患者への説明や治療計画の流れを示す際に用いられるスキーマ（図式・模式），手術所見のスケッチ図などがある． ◆**図形情報**

（6）波形情報

　波形情報は，時間的に推移する数値情報をグラフ化し，波形で表現した情報のことである．波形情報の例としては，心電図，筋電図，脳波，脈波などがある． ◆**波形情報**

（7）画像情報

　画像情報は，写真撮影や光学的なスキャンなどによって得られた情報を指す．画像情報の例としては，X線写真，CT画像，MRI画像，超音波画像，内視鏡画像，顕微鏡写真，サーモグラフィなどのカラー画像，眼底写真，冠動脈造影画像などがある． ◆**画像情報**

2) 医療情報の特性

　医療現場は，さまざまな医療情報を複合的に取り扱うため，医療従事者は医療情報の特性を理解し，適切な利活用をする必要がある．医療情報の特徴的な性質を以下に述べる．

（1）多層性

　医療情報の内容は広く多彩であり，多層的に情報が蓄積される．この性質を**多層性**という．例えば，患者の主訴や病状を基本とした診療録においては，検査の画像情報，数値データなどの生体情報，生活・環境・心理状況の情報など，あらゆる情報が**図Ⅲ-2-1**に示すような診療サイクルのなかで，次々と積み重なって出現してくる．この過程で生じる診断内容や治療計画は，意思決定や思考を伴う高次情報でもある．これら ◆**多層性**

表Ⅲ-2-3　入院過程で生じる情報

入院時	患者基本情報, 既往歴, 主訴, 家族歴, 問診所見など
検査時	検査名, 検査結果, 検査所見など
診察過程	診察で得られた所見, 傷病名や病院など
治療過程	薬剤名, 投与量, 手術名, 治療経過など

の情報が集約され, 地域や国の疾病情報として総括され, 体系化されて医学知識となれば, より総合的な高次情報となりうる.

(2) 連続性

◆連続性

医療の現場で扱われる情報は, 診断や治療などのサイクルのなかで連続的に繰り返して発生する性質を持つ. この性質を**連続性**という. 診療過程のどの場面においても, 一人の患者に対する医師の所見や評価, および看護師・薬剤師・理学療法士など他の医療従事者の業務に伴い, 同時多発的に多くの情報が発生しうる.

(3) 時系列性

◆時系列性

すべての医療情報は, 時間経過に沿って情報が記録もしくは管理される. この性質を**時系列性**という. 例えば, 急性疾患を主訴として入院した場合, 搬送・検査・診断・治療・評価・退院という時間の経過のなかで, さまざまな情報がその時々に発生する (**表Ⅲ-2-3**).

(4) 機微性

◆機微性

患者の診療情報は, 患者本人にとってきわめてプライベートな他人に知られたくない性質を持つものであり, 慎重に取り扱うべき機微 (センシティブ) な情報である. このような取扱いに配慮が必要な性質を**機微性**という. 個人情報保護法においても, 診療情報 (病歴) はその機微性を考慮し, 取扱いに特別に配慮が必要とされる「要配慮個人情報」に該当するとされている.

(5) 守秘性 (プライバシー性)

◆守秘性 (プライバシー性)

医療情報は, 許可された者だけがその情報を見る・知る・利用できるように保護および管理されるべきである. この性質を**守秘性 (プライバシー性)** という. 患者の診療情報を扱う際は, 守秘性の観点から, 部外者に情報を知られない (知らせない) ように注意すべきである.

(6) スパース性 (Sparse)

スパースとはもともと, 「まだらな」「希薄な」という意味がある. 医療情報は全体の情報量をみるととても膨大であるが, 個々の患者ごとの記録はその病状などによって多種多様であり, すべてのデータ項目においてすべての患者の記録が保管されているわけではなく, 特にデータ処理を行う際に欠損値がみられることもある. これをスパース性という.

表Ⅲ-2-4　一次利用と二次利用

一次利用	二次利用
患者への診断や治療および分析・評価	病院経営管理のための利用
他職種との情報共有	保健所への報告
インフォームドコンセント	司法や警察への提供
他の医療機関への紹介状の作成	民間疾病保険の請求
診療情報提供書の作成	医療政策立案への利用
診療報酬明細書の作成	医学研究への利用

3) 医療情報の利用

　医療情報には，患者の個人情報など個人情報保護法を適用すべき繊細な情報と，医療に関する情報として広く活用すべき情報とがある．医療情報の取り扱いは，利用目的によって一次利用または二次利用に大別される（**表Ⅲ-2-4**）．

　一次利用とは，収集した診療情報を，その患者の診断や治療を目的として利用することを指す．具体的には，医療機関を受診した患者について，実施された種々の検査結果の情報から診断を下すことや，経過観察から見た分析および評価の患者への説明，診療記録に記載された内容から必要な情報を取り出して行われる診療情報提供書の作成，提供された医療行為の内容を元に行われる診療報酬明細書の作成などがある．　◆一次利用

　二次利用とは，収集したさまざまな医療情報を，その患者の診断や治療以外の目的で利用することを指す．この場合，必要に応じて個人を特定できないように匿名化するなど，十分注意しながら利用する必要がある．具体的には，患者データから疾患別患者数や割合などの統計データの作成，疫学研究のための利用，医療施設経営のための利用，民間疾病保険の請求における利用，公共および社会の健康安全と危機管理対策としての利用，医療政策の立案への利用などがある．　◆二次利用

医の倫理

1) 基本的な医の倫理と患者の権利

医療は，病気や障害を持つ患者と，その患者に対して治療や看護を提供する医師をはじめとする医療従事者との間で行われるものである．治療や看護を提供する医療従事者は強い立場にある者（強者）とみなされ，患者は弱い立場にある者（弱者）とみなされるため，強者である医療従事者には，強い倫理性が求められる．

◆ ヒポクラテスの誓い

この医療における倫理の重要性は，古代ギリシャの時代から唱えられており，ヒポクラテスの誓いのなかに見ることができる．ヒポクラテスは当時の名医で，西洋医学の始祖ともいわれている．ヒポクラテスの誓いには，患者の利益を優先すること，危害を与えるような治療は行わないこと，患者の秘密は守ることなど，医の倫理に関する内容が盛り込まれている．

◆ ジュネーブ宣言

医の倫理に関する精神は，1948年にスイスのジュネーブで開催された第2回世界医師会総会において，ジュネーブ宣言としてまとめられた．ジュネーブ宣言は，医の倫理を謳ったヒポクラテスの誓いを現代にあわせて改変したもので，1948年以降，何回かの改訂を行って現在も使われている．ジュネーブ宣言には**表Ⅲ-3-1**のような内容が盛り込まれている．

◆ リスボン宣言

ヒポクラテスの誓いやジュネーブ宣言は，医師や医療従事者側の倫理規範であるが，20世紀の後半になると，患者の側から自らの権利を主張する動きが出てきた．具体的には，1973年に患者の権利章典が米国病院協会によって公表され，1981年にポルトガルのリスボンで開催された第34回世界医師会総会においてリスボン宣言が定められた．リスボン宣言は正式名称を「患者の権利に関するリスボン宣言」といい，良

表Ⅲ-3-1　ジュネーブ宣言の内容

① 全生涯を人道のために捧げる．
② 人道的立場にのっとり，医を実践する．
③ 人命を最大限に尊重する．
④ 患者の健康を第一に考慮する．
⑤ 患者の秘密を厳守する．
⑥ 患者を差別しない，患者に偏見をもたない．

質の医療を受ける権利，選択の自由の権利，自己決定の権利，情報に関する権利，秘密保持に関する権利，健康教育を受ける権利，尊厳に関する権利，宗教的支援に関する権利など，患者の権利について述べている． ◆患者の権利

2) 医学研究の倫理

第二次世界大戦中，ナチス・ドイツが毒ガスや生物兵器を開発するために人体実験を行い，多くの人々が犠牲になった．大戦後，この戦争を裁く裁判がドイツのニュルンベルクで行われ，この非人道的な人体実験に関する判決が出された．この判決を元に1947年，ニュルンベルク綱領という，医学研究を行うにあたって遵守すべき10項目の倫理規範が示された．

ニュルンベルク綱領を踏まえ，1954年に開催された第8回世界医師会総会において，「研究と実験の実施者のための原則（Principles for Those in Research and Experimentation）」が採択された．この原則は，その後10年をかけて改訂され，1964年にフィンランドのヘルシンキで開かれた第18回世界医師会総会において，医学研究の倫理原則を謳ったヘルシンキ宣言として採択された．ヘルシンキ宣言では，人体実験は医学の進歩のために必要なものではあるが，実験に際しては被験者（実験の対象者）の人権を守る必要があるとしている．具体的には，実験の目的，方法，予想される利益，起こりうる危険性や苦痛などについて被験者に十分説明し，被験者の自由な意思に基づく同意が必要であると述べている． ◆ヘルシンキ宣言

1973年，米国のアラバマ州で梅毒患者の人体実験を行っていたことが明らかとなり，研究審査委員会による審査，インフォームドコンセントの取得という人を対象とする研究における倫理の原則が定められた．この原則を元にして1979年，研究における被験者保護のための倫理原則とガイドラインを定めたベルモントレポートが出された．

日本では，臨床研究における倫理は諸外国ほど早くからは問題にならなかったが，1982年に起きた製薬会社のデータ捏造事件が契機となり，1989年に「医薬品の臨床試験の実施に関する基準（旧GCP：Good Clinical Practice）」が公表され，翌年から実施された．この旧GCPにより，日本でも治験審査委員会の設置や，文書または口頭での同意が必要とされるようになった．この旧GCPは，薬害エイズ事件やソリブジン事件が起こった結果，1996年に旧薬事法の改正とともに，「医薬品の臨床試験の実施の基準に関する省令（新GCP）」に改められた．

2000年を過ぎると，研究の倫理に対する世の中の関心が高まり，「遺伝子解析研究に付随する倫理問題等に対応するための指針（2000年）」を手始めとして，研究に関する倫理指針が次々に定められた．具体的には，2002年に「遺伝子治療臨床研究に関する指針」と「疫学研究に関す

る指針」, 2003年に「臨床研究に関する指針」, 2015年に「疫学研究に関する倫理指針」と「臨床研究に関する倫理指針」を統合した「人を対象とする医学系研究に関する倫理指針」が定められた. その後, 2017年5月に個人情報保護法が改正されると, それに伴って各種の「倫理指針」も改訂された.

これらの倫理指針には罰則規定がなく, 倫理指針を遵守しない事件が生じたことから, 国民の臨床研究に対する信頼の確保を目的として, 2017年4月に「臨床研究法」が制定され, 2018年4月より施行されている. 臨床研究法では, 臨床研究の実施の手続き, 認定臨床研究審査委員会による審査意見業務の適切な実施のための措置, 臨床研究に関する資金などの提供に関する情報の公表の制度などが定められている.

3) 医師-患者関係とインフォームドコンセント

ひと昔前は, 患者にとって最善と思われる医療を医師が決めて行い, 患者は医師にお任せしておけば最善の医療が受けられると考えられて医

師と患者の関係は成り立っていた. このような考え方は, パターナリズム (父権主義) と呼ばれている. パターナリズムに基づく医療は, リスボン宣言などによって患者の権利が強調されるのに伴って, 否定されるようになった. すなわち, 患者自身の選択の自由や, 自己決定権の行使が重視されるようになった. 今日の医療は, このような考え方で提供されているが, 患者が正しい判断を行って自己決定できるためには, 十分な情報を患者に提供し, 患者がそれを十分に理解して自由意志により同意する必要がある. 十分な説明を受けたうえでの患者の自発的な同意のこと

をインフォームドコンセント (IC：Informed Consent) という. 今日の医療では, インフォームドコンセントは患者にとって必須の権利であるといえる.

医師から患者に説明される内容は, 患者の症状, 診断名 (病名), 検査や治療の目的や内容, 治療成績, 検査や治療に伴う危険性, 他の治療法などである.

4) セカンドオピニオン

患者が, 最初に診察を受けた医師 (主治医) から十分な説明を受けたとしても, 説明された内容に疑問が生じて不安を持つことは少なくない. このような場合は, 些細なことであっても再度主治医に説明を求め, 疑問や不安を解消する必要がある. しかし, 主治医には再度聞きにくいことが多く, 別の医師の意見を聞く場合がある. 別の医師に意見を聞く

こと, あるいは別の医師に聞いた意見のことをセカンドオピニオンという. セカンドオピニオンは, 患者が納得せずに主治医に求める場合と, 患者により深く納得してもらうために主治医が勧める場合とがある.

表Ⅲ-3-2　安楽死が容認されるための要件

① 患者に耐え難い肉体的苦痛がある.
② 死が避けられず, 目前に死が迫っている.
③ 肉体的苦痛を緩和・除去するための方法を尽くし, 他の代替手段がない.
④ 生命の短縮を切望する患者の明瞭な意思表示がある.

セカンドオピニオンを求めるときには通常, 主治医に診療情報提供書(紹介状)を作成してもらう必要がある. 必要に応じて, 検査記録やX線フィルムなどを, セカンドオピニオンを提供する医師や病院に持参する.

5) リビングウィル

治る見込みがない病気にかかったときや, 回復の見込みがなく意識不明の状態になったとき, 延命措置や蘇生措置の中止を求める意思表示を生きているうちにしておきたいと考える場合がある. このような生前の意思表示をリビングウィル(Living Will)という. すなわち, 自らの終末期をどのように迎えたいかの意思表示である. この意思表示は口頭または文書で行うことになるが, 法的に効力を持たせるためには, 書面に記載しておくほうがよい. このような書面の代表的なものは遺言書であるが, 心肺蘇生の拒否を宣言するDNR(Do Not Resuscitate)シートもある.

ただし, 日本には終末期にリビングウィルを尊重するという法制度がなく, 高齢者の財産管理の代理について規定した成年後見法では, 医療上の決定の代理権には言及していない. リビングウィルを含む終末期の意思決定の支援には, さらなる法制度の整備, 倫理的判断の指針, 倫理コンサルテーションが必要になる.

◆ リビングウィル

◆ DNR (Do Not Resuscitate)

6) ターミナルケア

ターミナルケアは「終末期医療」や「末期医療」などと翻訳される. 欧米では, 人が死に向かっていく過程を理解し, その過程における精神的・心理的援助に焦点をあてたケアを指すことが多い. 日本では, がんなどの疾患の死亡までの比較的短期間(終末期)に提供されるケアを指すことが多い. がんなどの疾患のターミナルケアを提供する施設としてホスピスがあり, ホスピスでは緩和ケアが提供される. 緩和ケアはターミナルケアの一つであるが, 緩和ケア=ターミナルケアではない.

ターミナルケアの対象となる疾患は, がんやエイズなどが多いこと,「ターミナル」という言葉は「先がない」という否定的な意味にもとれることなどから, 意識的に「ターミナル」という言葉を使わず,「エンドオブライフ・ケア」という言葉を使おうとする動きもある.

◆ ターミナルケア

7) 安楽死と尊厳死

◆安楽死

　安楽死は，死期が切迫している患者の耐え難い肉体的苦痛を緩和または除去して，患者に安らかな死を迎えてもらおうとする行為である．日本では，法律上是認されない場合が多い．過去の判例から安楽死が容認されるためには，**表Ⅲ-3-2**のような要件が必要である．

◆尊厳死

　尊厳死は，病気や意識の回復の見込みがない患者の生命維持医療を断念または中止し，患者に人間としての品位（尊厳）を保たせながら死を迎えてもらう行為である．尊厳死が正当化されるためには，生命維持医療を拒否するという患者自身のリビングウィルの存在が不可欠で，患者の家族など近親者のみの意思表示では尊厳死は正当化されない．

4 医療の情報倫理

1) 医療における情報倫理

　情報倫理とは，人々が情報を取り扱ううえで遵守すべきマナーやモラル（道徳）のことである．情報を取り扱う際には，他人を不快にさせない，他人を傷つけない，他人に迷惑をかけない，他人の権利を侵害しない，といったことに常に注意する必要がある．◆情報倫理

　今日ではインターネットが普及し，人々は多くの利便性を享受している．しかし，その利便性を快適に享受するためには，マナー（情報倫理）を心得ている必要がある．マナーを心得ていないと，自分の知られたくない情報が一瞬で日本国中の人に知られたり，他人の情報を明らかにしたために名誉毀損で訴えられたりすることがある．インターネット上にある他人の文章をそのまま自分のレポートや論文に使えば，盗作として訴えられる．したがって，情報を取り扱うときには，他人の知的財産権やプライバシー権などに十分配慮する必要がある．

　特に医療においては，患者との信頼関係の下で医療従事者は数多くの個人情報を取り扱っているが，これらの個人情報はプライバシー性（守秘性）がきわめて高い．医療従事者は情報の取り扱いに細心の注意を払い，患者のプライバシーを侵害しないようにする必要がある．

2) 医療におけるプライバシー保護

　医師が患者を診察する場合は，病歴を聴取し，身体所見をとって診断に必要な情報を収集する．診断をより確実なものとするために，血液検査，尿検査，心電図検査，レントゲン検査，超音波検査，内視鏡検査なども行って検査データを収集する．看護師が患者に看護を行う場合も，患者やその家族から話を聞いたり，患者の観察やバイタルサインの測定を行ったりして情報を収集する．収集した情報を分析および統合して看護診断をつけ，看護診断に基づいて看護ケアを行う．このように，患者から情報を収集することは，医療や看護を行ううえで最も基本的かつ重要なことであるが，収集された情報は多くの場合，患者にとって最もセンシティブ（Sensitive）なものである．

　ここでいうセンシティブとは，「微妙な」あるいは「取り扱いに慎重を

要する」といった意味である. 患者は, 医師や看護師などの医療従事者に対し, 他の人には明かさないようなことを明かしている場合や, 行った検査の結果や診察の結果つけられた病名などを他人に知られたくないと思っている場合がある. 医療に関する情報は, 患者が他人に知られたくないと思っている情報の一つであり, 機微性あるいはプライバシー性が高い情報といえる. 医師や看護師をはじめとする医療従事者は, 患者のプライバシーに細心の注意を払う必要がある.

プライバシーとは何か. ある国語辞典では, プライバシーを「私事が内密であること. 私人の秘密.」と説明している. プライバシーという言葉は, このような意味で使われていることが多い. しかし最近では, プライバシーはより広範な概念で捉えられている.

◆自己情報コントロール権

プライバシーの権利 (プライバシー権) は, 古くは消極的・受動的な「一人にしておいてもらう権利」と考えられていたが, 最近では積極的・能動的な「自己に関する情報の流れをコントロールする権利 (自己情報コントロール権)」と考えられている. 前者を伝統的プライバシー権, 後者を現代的プライバシー権と称している. この伝統的プライバシー権と現代的プライバシー権の両者を保護することをプライバシー保護という.

◆プライバシー保護

3) 医療におけるプライバシー保護のための法制度

現在の日本におけるプライバシー保護のための法制度として, よく知られているのは刑法134条の秘密漏示罪である. この法律は, 「私生活をみだりに公開されないという法的保障ないし権利」である伝統的プライバシー権を保護しようとしたものであり, 医師や弁護士などの職業に従事する人々が業務上知り得た他人の秘密を漏洩した場合の罰を規定している. 刑法で守秘義務が課せられている医療に関係した職種は, 医師, 歯科医師, 薬剤師, 助産師である. これらの職種以外の医療従事者に対しては, 医療関係職種の資格を定めた法律によって守秘義務が課せられている. また, 感染症法 (感染症の予防及び感染症の患者に対する医療に関する法律), 母体保護法, 精神保健福祉法 (精神保健及び精神障害者福祉に関する法律) などの特別法においては, 医療従事者の職種によらず, 各法が規定する業務に関わる者に守秘義務が課せられている. 国家公務員または地方公務員である医療従事者については, 国家公務員法や地方公務員法によっても守秘義務が課せられている.

◆守秘義務

現代的プライバシー権を保護する法律は, 日本では長い間整備されなかったが, OECD (経済協力開発機構) の「プライバシー保護と個人データの国際流通についてのガイドラインに関する理事会勧告」や欧米諸国における個人情報保護法制定の影響を受けて, 1988年に「行政機関の保有する電子計算機処理に係る個人情報の保護に関する法律」が制定された. しかし, この法律で対象とする個人情報は名称のとおり, 行政機

関が保有し，かつ電子計算機処理に係るものに限られていた．医療に関する個人情報については，保護の対象は国立病院など日本のごく一部の病院の，しかもコンピュータ処理を行っているものに限られ，私的医療機関でコンピュータ処理しているものや，紙の診療録に記載されたものなどは対象ではなかった．すなわち，この法律では医療における個人情報のうち，ごく一部にしか法律の縛りがかかっていなかった．

しかし，国，地方公共団体，民間事業者を対象にした新たな「**個人情報の保護に関する法律（個人情報保護法）**」が2003年5月に制定され，2005年より全面施行された．この個人情報保護法は，OECDプライバシーガイドラインに盛り込まれた内容を網羅して作られており，真の意味での個人情報保護法といえる．ただし，個人情報保護法は基本法であり，個人情報保護のための義務等は民間事業者のみを対象としていた．国の行政機関や独立行政法人は別の法律（行政機関の保有する個人情報の保護に関する法律，独立行政法人等の保有する個人情報の保護に関する法律），地方公共団体は自らが公布する条例によって個人情報保護の制度を定めている．この個人情報保護法も制定から約10年が経過し，個人情報に該当するかどうかの判断が困難ないわゆる「グレイゾーン」が拡大したこと，個人データを含むビッグデータの適正な利活用ができる環境の整備が必要なこと，事業活動がグローバル化し国境を越えて多くのデータが流通するようになってきたことなどの背景から見直しが行われ，2015年9月に改正個人情報保護法が成立した．この改正個人情報保護法では，個人識別符号・要配慮個人情報・匿名加工情報などが新設され，2017年5月30日より全面施行された．

◆ 個人情報の保護に関する法律（個人情報保護法）

4) OECDプライバシーガイドライン

先に述べたOECDの理事会勧告は，OECDがプライバシー保護と個人データの国際流通の調和を図る目的で作成したものである．情報の利用を拡大すればプライバシーは保護されにくくなり，強固にプライバシーを保護しようとすれば情報は利用しにくくなる．すなわち，プライバシー保護と情報の利活用は二律背反の関係にあるが，どうすれば調和が図れるかを考えて作成されたのがOECDの理事会勧告である．OECDの理事会勧告には，「プライバシー保護と個人データの国際流通についてのガイドライン（**OECDプライバシーガイドライン**）」という付属文書がつけられた．このOECDプライバシーガイドラインには，8つの原則が盛り込まれており，これをOECD8原則と称している．**OECD8原則**の内容は，**表Ⅲ-4-1**のとおりである．

◆ OECDプライバシーガイドライン

◆ OECD 8原則

表Ⅲ-4-1　OECD 8 原則の内容

収集制限の原則	いかなる個人データも，適法かつ公正な手段によって，かつ必要な場合には，データ主体に通知し，または同意を得て収集されるべきである．
データ内容の原則	個人データは，その利用目的に沿ったものであるべきであり，かつ利用目的に必要な範囲内で正確・完全であり，最新のものに保たれなければならない．
目的明確化の原則	個人データの収集目的は明確化されなければならず，データ利用は収集の目的に限定されるべきである．
利用制限の原則	データ主体の同意がある場合，法律の規定による場合以外は，目的以外の目的に利用してはならない．
安全保護の原則	データは，安全保護措置を講じて，紛失，不当なアクセス，破壊，使用，修正，開示の危険から保護しなければならない．
公開の原則	個人データに係る開発，運用，および政策は，公開されなければならない．また，個人データの存在，性質およびその主要な利用目的とともに，データ管理者の所在，住所などをはっきりさせるための手段が容易に利用できなければならない．
個人参加の原則	自分に関するデータの所在やその内容を確認させる権利を保障し，また自分に関するデータに対する異議申し立てを保障しなければならない．
責任の原則	データ管理者は，上記の諸原則を実施するための責任を有する．

5) 個人情報保護法

◆個人情報

　2015年に制定された改正個人情報保護法において，**個人情報**とは「生存する個人に関する情報であって，氏名，生年月日，その他の記述等により特定の個人を識別することができるもの（他の情報と容易に照合することができ，それにより特定の個人を識別することができることとなるものも含む），ならびに個人識別符号が含まれるもの」と定義されている．個人に関する情報は，氏名，生年月日，顔画像などに限られず，個人の身体，財産などを表す全ての情報であり，匿名化されているか否かは問わない．医療機関等における個人情報の例としては，診療録，処方箋，手術記録，看護記録，X線写真，紹介状などがある．

　個人識別符号とは，その情報単体で特定の個人を識別できるものである．細胞から採取されたDNAの塩基配列，指紋認識データ，顔認識データのように，特定の個人の身体の一部の特徴をコンピュータ処理ができるようにデジタル化（データ化）した文字・番号・記号などの符号，あるいは運転免許証番号やマイナンバーなどのように，個人がサービスを利用したり，商品を購入したりするときに割り当てられ，または個人に発行される書類に記載される文字・番号・記号などの符号である．また，健康保険の被保険者証や高齢受給者証の記号・番号・保険者番号のいずれもが含まれる情報，パスポートの旅券番号も個人識別符号である．個

人識別符号のみでも個人情報となる．

　個人情報保護法では，死者に関する情報は個人情報にはあたらない．しかし，厚生労働省と個人情報保護委員会により公表された「医療・介護関係事業者における個人情報の適切な取り扱いのためのガイダンス」（以下，ガイダンス）では，死者の情報も，漏えい，滅失等の防止のため，生存する個人の個人情報と同等の安全管理措置を講ずるものとされている．したがって，病院や診療所などの医療機関においては，死者の情報も生存する個人の情報と同様に取り扱うことが望ましい．

　改正個人情報保護法では，「**要配慮個人情報**」という新たな個人情報のカテゴリーが追加された．要配慮個人情報とは，第三者に知られることにより，本人が差別などの不利益を被る可能性があり，特別に配慮が必要な個人情報のことで，具体的には本人の人種，信条，社会的身分，病歴，犯罪の経歴，犯罪により害を被った事実，その他本人に対する不当な差別，偏見その他の不利益が生じないようにその取扱いに特に配慮を要するものとして政令で定める記述等が含まれる個人情報と定義されている．医療機関・介護関係事業者においては，病歴，身体状況，病状，健康診断の結果，保健指導の内容，障害の事実などがあげられる．また，改正個人情報保護法では，事業者が要配慮個人情報を取得する場合は，あらかじめ本人に同意を得ることを求めており，暗黙のうちに要配慮個人情報を収集することを禁じている．医療機関においては，受診した患者本人から問診等で要配慮個人情報を書面や口頭で直接取得する場合は，患者の当該行為をもって本人の同意があったものと解されると，ガイダンスに示されている．

　改正個人情報保護法では，「**匿名加工情報**」というカテゴリーも追加された．匿名加工情報とは，個人情報を加工し，元の状態に復元できないようにした情報のことである．匿名加工情報は，個人を特定できないように加工されているので，個人情報として取り扱う必要がない．そのため，第三者に提供する際に，本人の同意を得る必要がなく，自由度の高い情報活用が可能となる．

　改正個人情報保護法では，「個人情報」と「個人データ」は区別されており，「個人データ」は，個人情報データベース（コンピュータ上で特定の個人情報を検索することができるようにまとめた情報の集まりのこと，あるいはコンピュータを用いなくとも，特定の個人情報を容易に検索することができるようにしたもの）等を構成する個人情報とされている．具体的には，紙のカルテに書かれた個人情報も，電子カルテシステムに蓄積された個人情報もすべて個人データということになる．また，検査のために採取した血液，病理標本などは個人情報であるが，これらの検体を用いて行った検査の結果は，個人データということになる．

表Ⅲ-4-2　個人データを本人の同意を得ずに第三者に提供できる場合

	（例）
法令に基づく場合	医療法に基づく立入検査における診療記録等の閲覧，児童虐待防止法（児童虐待の防止等に関する法律）に基づく児童虐待に関する通告，感染症法（感染症の予防及び感染症の患者に対する医療に関する法律）等に基づく保健所への届出
人の生命，身体，または財産の保護のために必要がある場合で，本人の同意を得ることが困難であるとき	意識不明で身元不明の患者が搬入されたときの関係機関や家族からの問い合わせ，大地震・大災害発生時の関係機関や家族からの問い合わせ
公衆衛生の向上，または児童の健全な育成の推進のために特に必要がある場合であって，本人の同意を得ることが困難であるとき	がん検診の精度管理のため，市が委託した検診機関への精密検査の結果の提供，児童虐待事例についての関係機関との情報交換
国の機関，もしくは地方公共団体，またはその委託を受けた者が法令の定める事務を遂行することに対して協力する必要がある場合であって，本人の同意を得ることにより当該事務の遂行に支障を及ぼすおそれがあるとき	統計法に定められている一般統計調査への協力

　現行の改正個人情報保護法には，個人情報を取り扱う民間事業者（これを「個人情報取扱事業者」という）の責務が定められている．病院や診療所などの医療機関も個人情報取扱事業者ということになり，個人情報を適切に扱うための義務が課され，違反すると罰則が与えられる．個人情報保護法では，個人情報取扱事業者は，原則として本人の同意を得ずに個人データを第三者に提供してはならないと規定されている．したがって，医療機関・介護関係事業者でも，第三者から情報提供の依頼があっても，これに応えてはならない．具体的には，患者が民間の生命保険に加入しようとする場合，生命保険会社から患者の健康状態等について照会があっても，患者の同意を得ずに患者の現在の健康状態や既往症等を回答してはならない．職場や学校からの同様な照会にも，患者の同意を得ずに回答してはならない．しかしながら，**表Ⅲ-4-2**のような場合には，本人の同意を得なくても第三者に情報を提供してもよいとされている．

6) 診療情報（診療録）の開示

◆カルテ開示

　日本では，1990年代に，人々の知る権利の意識の高まりとともに，診療情報（診療録）の開示，いわゆるカルテ開示の要求が高まった．このような状況のなかで，日本医師会は，1999年に「診療情報提供に関する指針」を発表した．この指針は，単に患者の知る権利に応えるのではなく，患者に診療情報を提供することにより，患者が疾病と診療の内

容を十分に理解し，医師と共同して疾病を克服し，医師・患者間のより良い信頼関係を築くことを目的としていた．この日本医師会の指針と2003年5月に成立した個人情報保護法を受けて，2003年9月に，厚生労働省は「診療情報の提供等に関する指針」を発表した．この指針には，「診療情報の提供は，①口頭による説明，②説明文書の交付，③診療記録等の開示等具体的な状況に即した適切な方法により行わなければならない．」と記載されている．また，「医療従事者等は，患者等にとって理解を得やすいように，懇切丁寧に診療情報を提供するよう努めなければならない．」とされている．この指針と個人情報保護法とによって，日本の医療機関は診療情報（診療録）の開示を行うこととなった．

7) 個人情報の利用

個人情報を利用するには，すでに述べたように，本人の同意を得ることが原則である．しかし，情報を利用する目的によっては，個人を識別する情報は不要な場合がある．また，数多くの個人の情報を利用しようとするとき，一人ひとりから同意を得ることは物理的に困難な場合もある．そのような場合，個人情報に含まれる氏名，生年月日，住所等の個人を識別することができる情報の全部または一部を取り除き，代わりに当該個人と関わりのない符号または番号を付すことによって，特定の個人を識別できないようにすることがある．これを**匿名化**という．匿名化には，必要な場合に特定の個人を識別することができるように当該個人と新たに付された符合または番号との対応表を残す場合と，特定の個人を識別できないように当該個人と新たに付された符号または番号との対応表を残さない場合とがある．

◆匿名化

すでに述べたように，改正個人情報保護法では，「匿名加工情報」というカテゴリーが新設された（**表Ⅲ-4-3**）．匿名加工情報は，個人情報を加工し，元の状態に復元できないようにした情報のことであり，匿名化された情報の一種ではあるが，匿名化された情報がすべて匿名加工情報になる訳ではない．

表Ⅲ-4-3　「個人情報」「匿名加工情報」等の分類

種類		定義	具体例
個人情報		生存する個人に関する情報であって, 特定の個人を識別することができる(※1)もの	
		①情報単体で特定の個人を識別することができるもの	氏名, 顔画像 等
		②他の情報と照合すること(※2)によって特定の個人を識別することができるもの	「対応表」によって特定の個人を識別することができる他の情報と照合できるもの
		③個人識別符号が含まれるもの	ゲノムデータ等
	要配慮個人情報	個人情報のうち, その取扱いに特に配慮を要する記述が含まれるもの	診療録, レセプト, 健診の結果, ゲノム情報等
匿名加工情報・非識別加工情報		個人情報保護法等に定める匿名加工基準を満たすように, 個人情報を加工したもの	
匿名化されているもの		特定の個人を識別することができる記述等の全部又は一部を削除(置換含む)したもの(注:特定の個人を識別することができるものとできないものの両者が含まれる)	氏名を研究用IDに置き換えたもの 等
匿名化されているもの(特定の個人を識別することができないものに限る.)		匿名化されているもののうち, 特定の個人を識別することができないもの(上記「個人情報」の定義中の①〜③が含まれないもの)	
匿名化されているもの(どの研究対象者の試料・情報であるかが直ちに判別できないよう, 加工又は管理されたものに限る.)		匿名化されているもののうち, その記述単体で特定の研究対象者を直ちに判別できる記述等を全部取り除くような加工がなされているもの(対応表を保有する場合は対応表の適切な管理がなされている場合に限る)(注:特定の個人を識別することができるものとできないものの両者が含まれる)	

出典：人を対象とする医学系研究に関する倫理指針 ガイダンス(https://www.mhlw.go.jp/file/06-Seisakujouhou-10600000-Daijinkanboukouseikagakuka/0000166072.pdf)(2019年5月23日参照)

コンピュータの基礎

主要な学習ポイント

　私たちの日常生活において，コンピュータやネットワークは必要不可欠なものとなっている．医療分野においても電子カルテにおける診療情報の管理をはじめとして，さまざまな検査装置，CT 装置，MRI 装置などの実現はコンピュータなしには不可能であった．コンピュータを有効に活用するためには，その基礎知識を学び使い慣れることが必要である．この章では，日々進歩する技術のなかで核となる基礎的な内容を解説する．

1. 情報（情報量）の表現
- 情報（情報量）の単位を理解しよう．
- 医療で使われる代表的な文字コードを理解しよう．
- 医療で使われる代表的なデータ形式を理解しよう．
- デジタルデータの作成や扱いに使用される用語を理解しよう．

2. ハードウェアの種類と機能
- ハードウェアの種類とその基本機能を理解しよう．
- 周辺装置と，周辺装置を接続するためのコネクタの種類を理解しよう．
- サーバとクライアントの役割を理解しよう．
- コンピュータの信頼性を確保するための技術を理解しよう．

3. ソフトウェアの種類と機能
- よく使われているソフトウェアの種類とその機能を理解しよう．
- ソフトウェアの操作説明で使用される用語を理解しよう．

　コンピュータで取り扱う文字・数値・画像などは，すべて0と1の組み合わせで表現されている．コンピュータ自身も，0と1を基本とした論理回路で構成されている．本項では，情報（情報量）の単位，2進数と16進数，伝送速度の単位や解像度の単位などについて説明する．

1)　情報（情報量）の単位

◆情報（情報量）の単位
シャノンの情報量は
　　I＝－log₂P
であり，P＝1/2のとき
　　I＝－log₂1/2＝log₂2
　　　　　　　　＝1
　　　　　　　［1bit］
と定義されている

◆ビット (bit)
◆バイト (Byte)
◆K（キロ）
◆M（メガ）
◆G（ギガ）
◆T（テラ）
◆P（ペタ）
◆KB
◆MB
◆GB
◆TB
◆PB

　コンピュータで扱う情報は，0と1の2つの状態を組み合わせて表現する．これを2進法といい，扱う数値を2進数という．情報（情報量）の単位のうち最小の単位をビット（bit：binary digit）といい，2進数の1桁を1ビット，2進数の8桁（8bit）をバイト（Byte）という（図IV-1-1）．データの容量は一般的にバイト単位で表現する．例えば，コンピュータのメモリの容量は4GB，USBメモリの容量は16GB，ハードディスクの容量は2TBのように使われる．1バイトで表現できる数は$2^8＝256$であり，Nビットで表現できる数は2^N（2のN乗）である．データ量の単位は$2^{10}＝1,024$倍ごとに呼び方が変わる．容量で用いられるK（キロ），M（メガ），G（ギガ），T（テラ），P（ペタ）などがあり，1KBは1,024B，1MBは1,024KB，1GBは1,024MB，1TBは1,024GB，1PBは1,024TBとなる．単位の一覧を表IV-1-1に示す．

　コンピュータ内部の信号や記憶は，電圧の高低，電荷の有無，磁気の向きなどで表現されるため，2進数が使われる．プログラミングでは，10進数や16進数が使われている．16進数は桁数が一定の幅に収まるため，Webページのスタイルを設定する言語であるCSS（Cascading

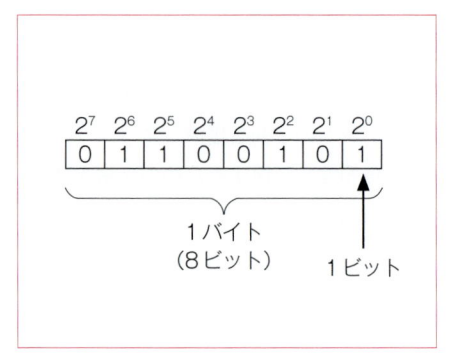

図IV-1-1　ビットとバイト

表IV-1-1　容量の単位

接頭辞	読み方	10進表記	容量の例	関　係
bit	ビット	1 bit	—	—
B	バイト	8 bit	1 B	—
K	キロ	10^3	1 KB	1,024 B
M	メガ	10^6	1 MB	1,024 KB
G	ギガ	10^9	1 GB	1,024 MB
T	テラ	10^{12}	1 TB	1,024 GB
P	ペタ	10^{15}	1 PB	1,024 TB
E	エクサ	10^{18}	1 EB	1,024 PB

表IV-1-2　10進数, 16進数, 2進数の対応表

10進数	16進数	2進数
0	0	00000
1	1	00001
2	2	00010
3	3	00011
4	4	00100
5	5	00101
6	6	00110
7	7	00111
8	8	01000
9	9	01001
10	A	01010
11	B	01011
12	C	01100
13	D	01101
14	E	01110
15	F	01111
16	10	10000
17	11	10001
18	12	10010
19	13	10011
20	14	10100

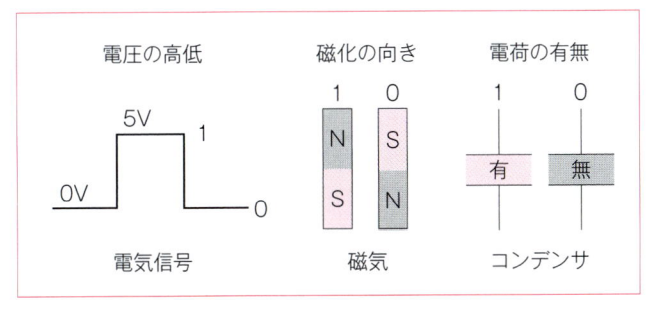

図IV-1-2　電圧, 磁気, 電荷と2進数

Style Sheets) における色の指定「COLOR：#FFCCAA」やMACアドレス「88-51-FB-4C-13-9A」などの表記に使われている. 電圧, 電荷, 磁気と2進数との関係を**図IV-1-2**に, 2進数, 10進数, 16進数の対応表を**表IV-1-2**に示す.

　ネットワークを利用してデータファイルをダウンロードやアップロードする場合, 伝送速度がわかれば読み書きに要する時間が推定できる. 伝送速度の単位は, 1秒間に何ビット伝送できるかを示す**bps (bits per second)** が使われる. 例えば, $10\,MB = 10 \times 10^6 \times 8$ (bit) のデータファイルを $10\,Mbps = 10 \times 10^6$ (bit/sec) で伝送した場合, 8秒「$(10 \times 10^6 \times 8) \div (10 \times 10^6) = 8$」で伝送できることがわかる.

◆ bps (bits per second)

　ディスプレイ, プリンタ, スキャナなどの**解像度**を表す単位には, **dpi (dots per inch)** が使われる. dpiは, 1インチ (= 25.4 mm) 当たりのドット数 (点の数) で表す. 画像の場合は1画素を**ピクセル (pixel)** といい, ppi (pixels per inch) が使われている. ppiは1インチ当たりの画素数を表しており, この値が大きい画像ほど精細で綺麗な画像になる. 現在使われているディスプレイの解像度は「1,920 × 1,080ドット」や「1,360 × 765ドット」で, 地上デジタル放送と同じアスペクト比 (縦横比) 16：9が多い. 従来のアスペクト比は4：3である. ディスプレイとスキャナは通常, 1ピクセルを1ドットで表現しているた

◆解像度

◆dpi (dots per inch)

◆ピクセル(pixel)

表IV-1-3　ASCII コードと JIS コード

		ASCII コード 上位3ビット							上位4ビット							
	0	1	2	3	4	5	6	7	8	9	A	B	C	D	E	F
0	NUL	DLE	SP	0	@	P	`	p			ー	タ	ミ			
1	SOH	DC1	!	1	A	Q	a	q			。	ア	チ	ム		
2	STX	DC2	"	2	B	R	b	r			「	イ	ツ	メ		
3	ETX	DC3	#	3	C	S	c	s			」	ウ	テ	モ		
4	EOT	DC4	$	4	D	T	d	t			、	エ	ト	ヤ		
5	ENQ	NAK	%	5	E	U	e	u			・	オ	ナ	ユ		
6	ACK	SYN	&	6	F	V	f	v			ヲ	カ	ニ	ヨ		
7	BEL	ETB	'	7	G	W	g	w			ァ	キ	ヌ	ラ		
8	BS	CAN	(	8	H	X	h	x			ィ	ク	ネ	リ		
9	HT	EM	)	9	I	Y	i	y			ゥ	ケ	ノ	ル		
A	LF	SUB	*	:	J	Z	j	z			ェ	コ	ハ	レ		
B	VT	ESC	+	;	K	[	k	{			ォ	サ	ヒ	ロ		
C	NP	FS	,	<	L	¥	l	|			ャ	シ	フ	ワ		
D	CR	GS	-	=	M	]	m	}			ュ	ス	ヘ	ン		
E	SO	RS	.	>	N	^	n	~			ョ	セ	ホ	゛		
F	SI	US	/	?	O	_	o	DEL			ッ	ソ	マ	゜		

（左端の列見出し：下位4ビット）

め，dpiとppiは同じ値になる．解像度が1,200 dpiのレーザプリンタやインクジェットプリンタで画像を印刷する場合，1ピクセルが16（4×4）ドットで構成されていると，印刷される画像の解像度は300 ppi（1,200÷4＝300）となる．

2) 文字コード

◆文字コード

　文字や記号を2進数や16進数に対応させたものを文字コードという．1バイトで表現する文字コードには，ASCII（American Standard Code for Information Interchange）コード，JIS（Japanese Industrial Standards）コード，EUC（Extended Unix Code）がある．ASCIIコードとJISコードを表IV-1-3に示す．

◆ASCII

◆EUC

　ASCIIコードは，英数字や記号を定めた，7ビットで表現できる最も基本的な文字コードである．EUCは，UNIX系OSで利用されている文字コードで，最初の1ビット目が0のときはASCIIコード，1のときは漢字コードを表している．

　JISコードは"半角英数字，半角カタカナ，半角記号"を7ビットで，シフトJISコードは8ビットでコード化したものである．JISコードは半角カタカナと半角英数記号のコードが重複しているのに対し，シフトJISコードは表IV-1-3に示すようにASCIIコードと下位7ビットは共通である．漢字やひらがなは，文字数が多いため2バイト（0〜65535）以上で表す必要があり，半角文字の2倍の幅で文字を表現する場合は，全角文字ともいう．2バイトコードにはJIS漢字コード，

◆JIS漢字

Shift-JIS漢字コード，EUC-JPなどがある．JISコードで半角英数記号と半角カナを1つの文に併記する場合には，エスケープシーケンスと呼ばれる文字列を使用して，文字集合を切り替える必要がある．例えば，

◆Shift-JIS

◆EUC-JP

表IV-1-4　EBCDIC コード

	0	1	2	3	4	5	6	7	8	9	A	B	C	D	E	F
0	NUL	DLE	DS	(予約)	SP	&	ー	コ	テ	ハ	ム	リ	{	}	¥	0
1	SOH	DC1	SOS	(予約)		ゥ	/	サ	a	j	~	ル	A	J		1
2	STX	DC2	FS	SYN	。	ェ	イ	シ	b	k	s	レ	B	K	S	2
3	ETX	DC3	WUS	IR	「	ォ	ウ	ス	c	l	t	ロ	C	L	T	3
4	PF	RES/ENP	BYP/INP	PP	」	ャ	エ	セ	d	m	u	ワ	D	M	U	4
5	HT	NL	LF	TRN	、	ュ	オ	ソ	e	n	v	ン	E	N	V	5
6	LC	BS	ETB	NBS	・	ョ	カ	タ	f	o	w	゜	F	O	W	6
7	DEL	IL	ESC	EOT	ヲ	ッ	キ	チ	g	p	x	゜	G	P	X	7
8	GE	CAN	SA	SBS	ァ	ー	ク	ツ	h	q	y		H	Q	Y	8
9	SPS	EM	SFE	IT	ィ	ア	ケ	`	i	r	z		I	R	Z	9
A	RPT	CC	SM/SW	RFF	¢	!	|	:	ト	ヒ	メ					
B	VT	CU1	CSP	CU3	.	$	,	#	ナ	フ	モ					
C	FF	IFS	MFA	DC4	<	*	%	@	ニ	ヘ	ヤ					
D	CR	IGS	ENQ	NAK	(	)	_	'	ヌ	ホ	ユ					
E	SO/LSI	IRS	ACK	(予約)	+	;	>	=	ネ	マ	ヨ					
F	SI/LSO	IUS/ITB	BEL	SUB	|	¬	?	"	ノ	ミ	ラ					E0

表IV-1-5　JIS 漢字コードとシフト JIS 漢字コード

下位バイト（16進数）

下位バイト（16進数）	00	10	20	30	40	50	60	70	80	90	A0	B0	C0	D0	E0	F0
00																
10			21						7E							
20		21	かな・英数字など													
30			第一水準漢字													
40									JIS 漢字コード							
50																
60			第二水準漢字													
70		7E														
80				40											FC	
90				81	かな・英数字など											
A0				9F	第一水準漢字											
B0																
C0					シフト JIS 漢字コード											
D0																
E0				E0	第二水準漢字											
F0				EF												

「japanニッポンjapan」は「japan**ESC (I**ニッポン**ESC (J**japan」のようになる．ESC (I が半角カタカナの開始，ESC (J が JIS ローマ字の開始，ESC (B が ASCII 文字の開始をそれぞれ示す．

EBCDIC (Extended BCD Interchange Code)（**表 IV-1-4**）は，IBM 社が策定した 8 ビットの文字コードである．主に IBM 系の大型コンピュータで使用されている．日本語文字と EBCDIC 文字が混在するときは，日本語文字の前後を「SI (shift-in) /SO (shift-out)」コードで挟む必要がある．本文とは無関係なエスケープシーケンスや SI/SO コードを使用する問題を解決するため，Microsoft 社は JIS 漢字コードを移動させることによってコードの重なりをなくし，余分なエスケープシーケンスや SI/SO を使わなくてよい Shift-JIS 漢字コードを考案し，現在デファクトスタンダード（事実上の標準）コードになっている（**表IV-1-5**）．

Unicodeは，Apple社，IBM社，Microsoft社など米国のIT企業が共同で開発した文字コードで，世界中で使われているすべての文字を1つの体系で表現するための文字コード体系である．表現する文字が多いため，複数のバイトでコードを定義している．**UTF-8**(UCS Transformation Format 8, UCS：Universal Multi-octet Coded Character Set)は**Unicode**を実装するための文字符号化方式で，可変長(1〜4バイト)を使って一つの文字を表現している．UTF-8は，ネットワーク経由でファイル転送する場合や，HTML(HyperText Markup Language)コードをファイルに保存する場合などに使われている．

◆ UTF-8

◆ Unicode

3) アナログとデジタル

◆ アナログ

アナログ(Analog)とは，医療で使われている電子機器(心電計や脳波計など)では，電圧や電流のように連続した物理量で表現するものであり，身の回りでは，時計・温度計・身長計・体重計・物差し・レコード・カセットテープなどのように連続量で表現するものである．アナログは情報の欠落はないが，伝送やコピーの過程で劣化やノイズの影響を受けやすく，一般的なコンピュータでは直接取り扱えない．

◆ デジタル

デジタル(Digital)とは，物理量や測定値を飛び離れた(離散的な)量で表現する方法であり，伝送やコピーの過程で情報の劣化やノイズの影響を受けにくい．

◆ 標本化(サンプリング)

心電図波形や脳波のように，電圧が時間的に変化する連続量(波形)をデジタルに変換する場合はまず，データの値を一定の時間間隔で読む必要がある．この処理を**標本化(サンプリング，Sampling)**といい，元の波形を復元するためにはその電圧に含まれる最大周波数の2倍以上の周波数で標本化を行う必要がある．次に，各周期での電圧の値をデジタル値に変換する．この処理を**量子化**(Quantization)という．量子化の際に，アナログ値とデジタル値との間に差が生じる．これを量子化誤差(Quantization Error)という．例えば，最大7.0Vの値を3ビットで量子化する場合，3ビットで表現できる最大値は10進数で7となることから，1単位当たりの電圧は「7.0V/7 = 1.0V」となり，小数点以下の電圧は切り捨てまたは切り上げになる．量子化誤差は，量子化ビット数を増やすことで小さくできる．量子化された値に対し，量子化ビット数で表現できる最大値までの序列を，0から順番に割り当てる処理を**符号化**(Encoding)という．このように，アナログをデジタルに変換することをA/D(Analog/Digital)変換といい，逆にデジタルをアナログに変換することをD/A変換という．符号化された値を元の波形に戻す処理は復号という．標本化，量子化，量子化誤差の関係を**図IV-1-3**に示す．

◆ 量子化

◆ 符号化

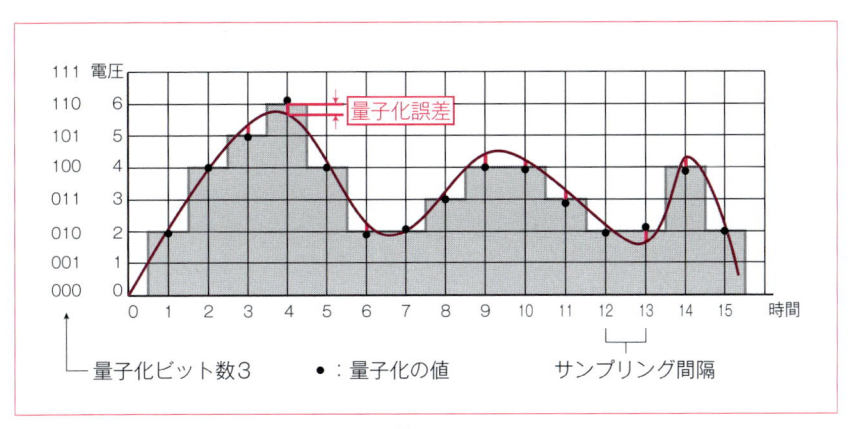

図Ⅳ-1-3　標本化・量子化と量子化誤差

表Ⅳ-1-6　データの種類と拡張子の例

データの種類	拡張子
動画	MPEG, AVI, WMV
静止画，図	JPEG, JPG, PNG, GIF, BMP, TIFF
音	WAV, MP3
数字，文字，テキスト	CSV, TXT
その他	DOC, DOCX, XLS, XLSX, PDF, PPT, PPTX, PDF

4) データ形式

　医療現場では，画像，動画，音，時系列データ，図，文字，数字など，さまざまな種類のデータが利用されるため，マルチメディア性があるといわれる．データの種類別にデータの表現形式（**データ形式**）があり，表現形式をデータファイルの**拡張子**で区別している．データ形式と拡張子の例を**表Ⅳ-1-6**に示す．

◆データ形式
◆拡張子

　JPEG（Joint Photographic Experts Group）は，静止画のデジタルデータを圧縮する方式の1つで，MRI・CT・デジタルカメラなどの画像保存に広く利用されている．**GIF**（Graphics Interchange Format）は，256色の画像を扱うことができ，Webページのロゴやイラストの画像・透過画像・アニメーション画像などに使用される．**PNG**（Portable Network Graphics）は，256色とフルカラー（赤256色×緑256色×青256色＝16,777,216色）の両方の画像を扱えるようにした，Webページ用に作成された形式である．アニメーション画像は作成できないが，GIFよりもデータの圧縮率が高い可逆圧縮方式を採用している．**BMP**（Microsoft Windows Bitmap Image）は，Windowsが標準でサポートしている画像形式で，保存に際しJPEG・GIF・PNG・TIFFなどの形式を選ぶことができる．**TIFF**（Tagged

◆JPEG
◆GIF
◆PNG
◆BMP
◆TIFF

Image File Format）は，Aldus 社と Microsoft 社によって開発された画像形式であり，タグを使って画像に関する情報項目を１つのファイル内に含めることができる．情報項目は，解像度，色数，符号化方式などの情報である．高い解像度が必要な場合に用いられることが多く，ファイルの拡張子は tif または tiff である．

◆PDF

　よく用いられる文書のファイル形式に PDF（Portable Document Format）がある．PDF は Adobe Systems 社が開発したもので，さまざまなデータ形式を埋め込むことができる．印刷イメージで保存されており，誤操作による編集がされにくいため，インターネット上で公開される論文，カタログ，取扱説明書，仕様書などに広く利用されている．PDF は，作成に用いたソフトウェアによらず，異なる環境でも元通りに表示できる利点もある．

　事務処理用のアプリケーションソフトウェアで最も利用されているのは Microsoft 社の Office である．Office には，「Word，Excel，PowerPoint，Access」などが含まれている．これらのアプリケーションソフトウェアが取り扱うファイル形式の拡張子は，Office 2003 まで

◆doc
◆xls
◆XML
◆docx
◆xlsx

で「doc，xls，ppt，mdb」が使われていた．Office 2007 以降は，標準で保存される形式を XML（Extensible Markup Language）形式に変更したため，変更されたことを表すために "x" の文字を拡張子に付加し，「docx，xlsx，pptx，mdbx」となっている．

◆CSV

　CSV（Comma Separated Values）は，データとデータの間をカンマやスペースなどで区切った，データ形式ファイルの一般的な拡張子である．Excel や Access では，CSV 形式のファイルを読み書きできる．CSV 形式のファイルはテキストファイルの分類に入り，テキストエディタなどでも編集できる．HTML ファイルもテキストファイルである．

◆TXT

TXT はテキスト形式ファイルの拡張子であり，ファイルの内容は一般的に，文字コードと制御コード（改行やタブなど）で構成されている．

◆AVI
◆WMV

　動画ファイルの形式として，AVI，WMV，MPEG，MP4 などがある．AVI（Audio Video Interleave）と WMV（Windows Media Video）は，Microsoft 社が開発した Windows で動画を扱うためのファイル形式であり，WMV は Windows 標準の「Windows Media Player」がサポートしている．AVI と WMV の違いは動画の圧縮方法であり，AVI はストリーミング配信に対応しておらず 2GB 以上のファイルも扱えない，などの違いがある．ファイルの拡張子は，それぞれ avi と wmv である．

◆MPEG

MPEG（Moving Picture Experts Group）は，動画圧縮方式の一つであり，圧縮方式を開発したグループの名称がこの方式の名称になっている．このファイルの拡張子は，mpeg または mpg である．

◆WAV

　音声ファイルの形式として，WAV，MP3，M4A などがある．WAV（Waveform Audio Format）は，Microsoft 社と IBM 社が開発した

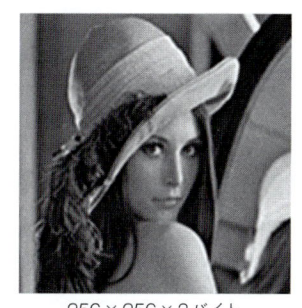

ファイル形式	サイズ
PNG	194 KB
BMP	193 KB
TIF	176 KB
GIF	34 KB
JPG	28 KB

256 × 256 × 3バイト
（24 bit カラー画像データ）

※ペイントブラシを用いてファイル形式を指定して保存したファイルサイズ

図Ⅳ-1-4　画像ファイル形式とサイズ

Windows標準のデータ形式で，圧縮はしていない．ファイルの拡張子はwavである．**MP3**（MPEG-1 Audio Layer-3）は，映像データの圧縮方式であるMPEG-1で利用されている音声圧縮方式の一つであり，音質の劣化を最小限に抑えつつファイルサイズを1/10程度に小さくできる．ファイルの拡張子はmp3である．iTunesなどで見かけるM4Aは，MPEG-4規格で定められたMP4ファイルを，音声用にApple社が独自拡張したものである．

◆MP3

5) データの圧縮

　メール添付など，画像やデータファイルを転送するときは，データサイズが小さければ短時間に転送でき保存領域の節約につながるため，**圧縮**技術が使われる．データ圧縮には，**可逆圧縮**と**非可逆圧縮（不可逆圧縮）**がある．文章やデータファイルには，完全に元の文章に戻せる**可逆圧縮**が用いられ，画像のように情報が欠落しても問題になることが少ないデータには，非可逆圧縮を用いることができる．可逆圧縮は，ファイルにはLZHやZIPなど，静止画にはPNGやGIFなど，音声にはWAVなどが用いられている．非可逆圧縮は，静止画にはJPEG，動画にはMPEG，音声にはMP3などが用いられている．非可逆圧縮に対応したソフトウェアは一般的に，ファイルを保存する際に圧縮率を変えることができる．圧縮したデータを元に戻すことを，**解凍**・展開・伸張という．**図Ⅳ-1-4**は，Windowsのペイントソフトを使って，左側の画像をさまざまなファイル形式に保存したときのファイルサイズの例を示している．

◆圧縮
◆可逆圧縮
◆非可逆圧縮（不可逆圧縮）

◆解凍

2 ハードウェアの種類と機能

コンピュータは，さまざまなハードウェア（周辺装置を含めた）と，ハードウェアを制御するさまざまなソフトウェアで構成される．ハードウェアは，コンピュータを構成する物理的な機械（装置）を指す．

1) 五大装置

コンピュータは，「**制御装置，演算装置，記憶装置，入力装置，出力装置**」の五つの装置（**五大装置**）で構成されている（**図Ⅳ-2-1**）．各装置は処理速度が異なるため，有機的に連携して動作させるためには，タイミングを合わせて処理を行う必要がある．タイミングを合わせるためにクロック信号が使われる．**クロック周波数**は，記憶装置では100 MHzや133 MHz［133×10^6 **Hz（ヘルツ）**］などが使われ，CPUではクロック周波数を整数倍した2GHzや2.66GHzなどの動作周波数が使われている．主記憶装置と周辺装置間のデータ転送には，DMA（Direct Memory Access）という方法が使われている．低速な**周辺装置**（キーボードやマウスなど）からCPUへ処理を要求する場合は，割り込みという機能を使っている．

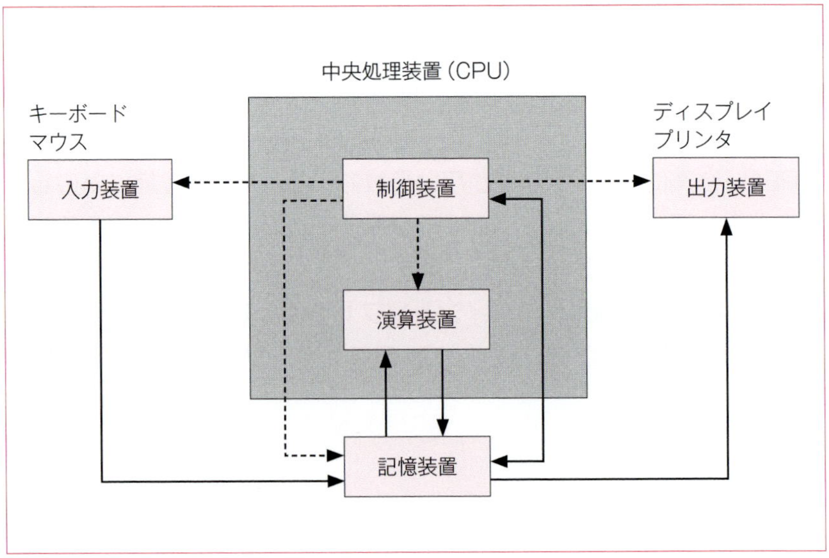

- ◆五大装置
- ◆制御装置
- ◆演算装置
- ◆記憶装置
- ◆入力装置
- ◆出力装置
- ◆クロック周波数
- ◆Hz（ヘルツ）
- ◆周辺装置

図Ⅳ-2-1　五大装置の情報の流れと制御信号の関係

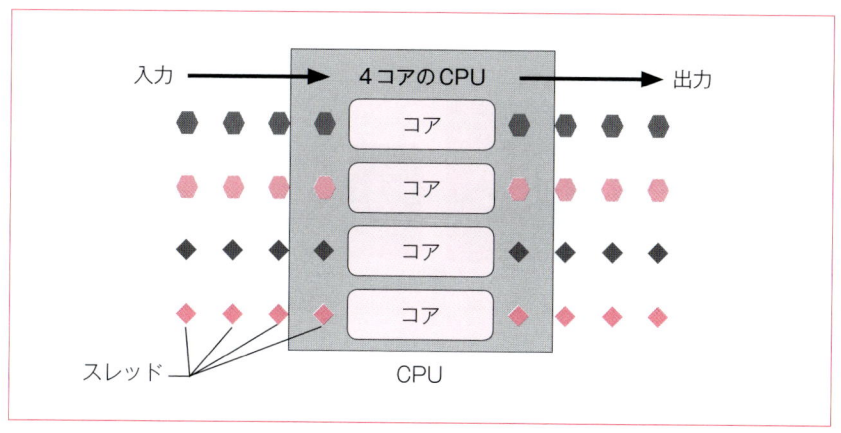

図IV-2-2　4コアのCPUの例

2) 制御装置と演算装置

制御装置と演算装置は，中央処理装置（CPU：Central Processing Unit）内にある．CPUはコンピュータシステムの頭脳であり，計算や演算処理・記憶処理・入力や出力処理など，それぞれのタイミングに合わせて処理を進める働きをする．一般に，クロック周波数（動作周波数）が高くコア数が多いほど，CPUの処理能力は高い．コアはCPUの中心部分で実際の処理を行う頭脳の部分にあたり，CPUの中にあるCPUといえる．複数のアプリケーションを同時に動かすときは，CPU内の複数のコアで処理を分担し，作業効率を上げている．プログラムの最小の実行単位はスレッドという．**図IV -2-2**に，複数のスレッドを同時に実行する様子を示す．

◆制御装置
◆演算装置
◆中央処理装置（CPU）

3) 記憶装置

記憶装置には，主記憶装置と補助記憶装置がある．コンピュータに電源を入れると，マザーボード上にあるBIOS（Basic Input Output System）が補助記憶装置からブートローダ（OSを読み込んで起動するためのプログラム）を主記憶装置に読み込み，ブートローダが補助記憶装置からOS（Operating System）を主記憶装置に読み込み，OSに制御を渡す．以後はOSがコンピュータの資源を制御および管理する．以前のBIOSは，ROM（Read Only Memory）に格納されていたが，最近のBIOSは，電気的にメモリの内容を消去して再書き換えできるフラッシュメモリに格納されている．主記憶装置には，RAM（Random Access Memory）が用いられる．

◆記憶装置

◆RAM

RAMに記録されたプログラムやデータなどは電源が切れると消えてしまうが，ROM（Read Only Memory）に記録された内容は消えない．RAMには，リフレッシュ操作が必要なDRAM（Dynamic RAM）

◆ROM

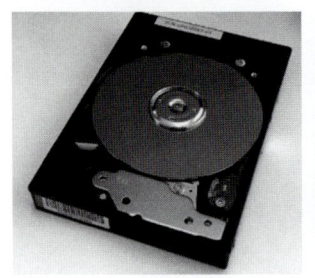

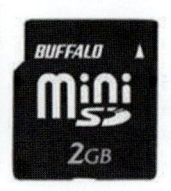

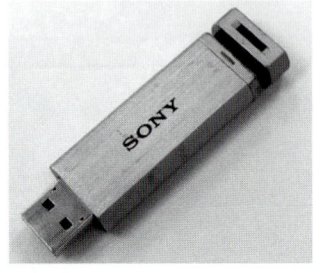

図Ⅳ-2-3 ハードディスクド
ライブ

図Ⅳ-2-4 SDメモリカード

図Ⅳ-2-5 USB（フラッシュ）
メモリ

と, リフレッシュ操作が不要なSRAM (Static RAM) がある. リフレッシュ操作とは, メモリの内容が消える前に内容を読み出し, 再書き込みを行う操作のことをいう. DRAMは主記憶装置に使われ, SRAMはアクセス (読み書き) がDRAMに比べて速いためキャッシュメモリに用いられる. キャッシュメモリとは, CPUと記憶装置間の性能差を緩和するためのメモリである.

◆補助記憶装置

◆ハードディスクドライブ (HDD)

◆SSD

補助記憶装置は, ハードディスクドライブ (HDD : Hard Disc Drive) や SSD (Solid State Drive) のようなデバイスを指す. これらの装置は, プログラムやデータを記録しておくデバイスであり, 電源が切れても内容は消えない. HDDは記録用の円盤を高速回転させてデータの読み書きをするため, 衝撃に弱いが大容量である (図Ⅳ-2-3). SSDは電源が切れてもデータが消えないフラシュメモリで構成されているため, HDDに比べて高価であるが, アクセス速度が速くて故障率も低く, サイズが小さくて軽い. これらの利点から, ノートPCなどに広く利用されている.

上記以外の補助記憶装置には, 光学ドライブ, SDメモリカード, USBメモリなどがある. 光学ドライブとは, 記録メディアに光ディスクを用いる記録装置を指し, データの読み書きにはレーザ光を用いる. 光学ドライブにはCDドライブ・DVDドライブ・BDドライブなどの種類がある.

◆CD

◆CD-R
◆CD-RW
◆DVD

CD (Compact Disc) の記録メディアには微細な凹凸があり, レーザ光を当てて反射した光の量で0か1を判断する. 記録メディアには, 書き換え不可のCD-ROM, 一度だけ書き込みができるCD-R, 何度でも書き換えが可能なCD-RW, などの種類がある. DVD (Digital Versatile Disc) は, 原理や記録メディアの大きさはCDと同一であるが, 使用するレーザ光の波長が短く, 記録面積が広いため, CDより記録容量が大きい. 記録メディアには, 書き換え不可のDVD-ROM, 一

◆DVD-R
◆DVD-RW
◆Blu-ray

度だけ書き込みができるDVD-R/DVD+R, 何度でも書き換えが可能なDVD-RW/DVD+RW/DVD-RAM, などの種類がある. BD (Blu-ray Disc) は, 原理や記録メディアの大きさはDVDと同じであるが, DVDより波長が短い青紫色の半導体レーザを使っているため, DVDの5倍

表Ⅳ-2-1　光メディアの種類と記録容量

メディア	書き込み不可	1回のみ書き込み可能	何度でも書き換え可能	直径12cmディスク容量
CD	CD-ROM	CD-R	CD-RW	650MB/700MB
DVD	DVD-ROM	DVD-R DVD+R	DVD-RW DVD+RW DVD-RAM	1層片面4.9GB 1層両面9.4GB 2層片面8.54GB 2層両面17.08GB
BD	BD-ROM	BD-R	BD-RE	1層25GB, 2層50GB 3層100GB, 4層128GB

※＋と－は規格を策定した組織が異なる.

以上の記録容量を実現している. なお, 最近のBDドライブは, 1台でCDやDVDメディアの読み書きに対応していることが多い. 光ディスクのメディア別諸元の一覧を**表Ⅳ-2-1**に示す.

SDメモリカードとUSBメモリ（USBフラッシュメモリともいう）は, どちらもフラッシュメモリである. 記憶容量は1GB～512GBとさまざまである. SDメモリカードは, デジタルカメラや携帯電話などに用いられ, mini SDやmicro SDがある（**図Ⅳ-2-4**）. USBメモリは, PCのデータ記録用として広く用いられている（**図Ⅳ-2-5**）. USBメモリのコネクタは, ミニUSBやマイクロUSBがある.

◆SDメモリカード
◆USBメモリ
◆USBフラッシュメモリ
◆ミニUSB
◆マイクロUSB

また, USBメモリの規格によって転送速度が異なり, 現在の主流はUSB2.0やUSB3.0である. 転送速度は開示義務がないため, 表示がないものが多い. USBの接続端子（コネクタ）は, Type-AやType-Cが主流であり, スマートフォン用にはLightning, Micro USB, USB-Cなどが使われている. なお, USB Type-Cは上下左右の向きを気にせずに利用できる.

4) 入力装置

入力装置は, キーボード・マウス・タッチパッドのように, コンピュータに指示を与える装置である. キーボードは, 文字を入力するための装置で, マウスと同様に最も代表的な入力装置である. キーを押すと, 押されたキーコードがコンピュータに送られる. 接続方法には, PS/2接続, USB接続, Bluetoothによる無線接続などがある.

◆入力装置
◆キーボード

マウスには有線式と無線式があり, 有線式には機械式と光学式がある. 機械式は, ボールの回転でXY方向の移動量を検出する方法である. 光学式は, LEDもしくはレーザとイメージセンサを使って移動量を検出する方法である. 無線式は, 移動量の検出に光学式を用いて, マウスとコンピュータ間の通信に電波を用いる方式である. 無線式は, 接続コードは不要であるが, コンピュータ側に受信装置, マウス側に送信装置と電池が必要になる. マウスにはボタンとホイールがあり, ボタンの

◆マウス

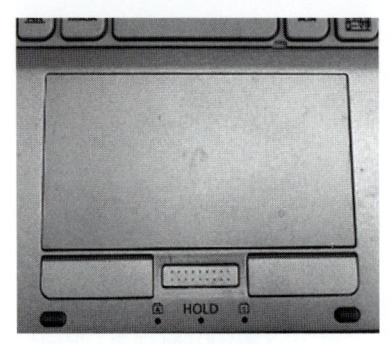

図Ⅳ-2-6　タッチパッド

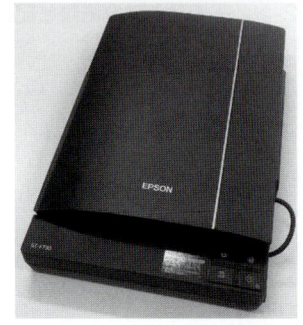

図Ⅳ-2-7　フラットベッドスキャナ

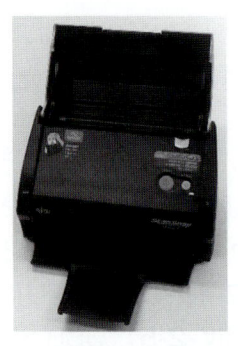

図Ⅳ-2-8　ドキュメントスキャナ

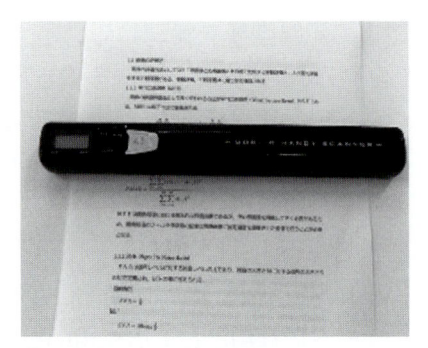

図Ⅳ-2-9　ハンディスキャナ

クリック・ダブルクリック・ドラッグ・ドラッグ＆ドロップ，ホイールの回転などにそれぞれ機能を持たせている．OSの違いにより，2ボタンまたは1ボタンのマウスが使われている．クリックはボタンを1回押す操作，**ダブルクリック**は連続して2回ボタンを押す操作，ドラッグはボタンを押しながらマウスを移動させる操作を指す．**ドラッグ＆ドロップ**は，移動したいファイルやフォルダの上にマウスポインタを置き，ドラッグして，目的の場所まで移動させたらボタンを離す，という一連の操作をいう．

　タッチパッドは，多くのノートPCに標準装備されており，マウスの移動やボタンの両操作をタッチやタップなどの操作で実現している．パッドの周囲にあるボタンは，マウスボタンと同じ使い方をする（**図Ⅳ-2-6**）．

　その他の入力装置として，画像を入力するためのイメージスキャナ，光学的に文字を読み取るOCR（Optical Character Reader），マークを読み取るOMR（Optical Mark Reader），バーコードを読み取るバーコードリーダ，タッチパネルなどがある．

　イメージスキャナは，写真・絵・文章など電子化したい資料をコンピュータに取り込む装置である．平らなガラス台に取り込みたい資料をのせて下方からセンサーで読み取るフラットベッドスキャナ（**図Ⅳ-2-**

◆ ダブルクリック

◆ ドラッグ＆ドロップ

◆ イメージスキャナ

図IV-2-10　バーコードの例
（JAN-8/EAN-8形式）

7），大量の紙資料を高速に取り込んで電子化するドキュメントスキャナ（シートフィードスキャナ）（**図IV-2-8**），手軽に持ち歩くことができるハンディスキャナ（**図IV-2-9**），などがある．

OCRは，手書き文字や印刷文字を光学的に読み取り，文字コードに変換してコンピュータに取り込む装置である．例えば，郵便番号の自動読み取り装置がある． ◆OCR

OMRは，紙などに書かれたマークを読み取り，マークの位置をコンピュータに入力する装置である．例えば，自動車免許の学科試験や医療情報基礎知識検定試験の採点処理に用いられている． ◆OMR

バーコードは，スーパーマーケットの価格表示，医療現場の薬剤ラベル・検体ラベル・リストバンドなどに採用されている．読み取るには，一般的には専用のバーコードリーダが使われる．バーコードの例を**図IV-2-10**に示す． ◆バーコードリーダ

QR（Quick Response）コードは，二次元コードであり，バーコードに比べ多くの情報を含めることができるため，世界中で活用されている（**図VII-1-2**参照）

タッチパネルは，ディスプレイの表面を指や専用のペンで触れることで，画面の座標を入力する装置である．ATM（Automated/Automatic Teller Machine），タブレット端末，スマートフォンなどに広く利用されている．タッチした座標を読み取る方法には，静電容量方式，抵抗膜方式，光学方式など多数ある． ◆タッチパネル

5) 出力装置

出力装置は，ディスプレイ（CRT，液晶），プリンタ，プロジェクタのように，コンピュータの処理結果や資料を表示もしくは出力する装置である． ◆出力装置

液晶ディスプレイは，薄型で大画面，省電力，省スペースのため現在の主流である．液晶ディスプレイは，2枚のガラス板の間に液晶物質が挟まれている．ガラスの内側には勾配膜があり，ガラスの外側には偏向膜がある．勾配膜間に電圧を掛けると光が遮断され，電圧を掛けないと光が通過する，という原理で文字や画像を表示する．ディスプレイの解像度は，1,280×1,024（横×縦）などピクセル（pixel）の数で表現し， ◆液晶ディスプレイ

表IV-2-2　ディスプレイの総画素数（画面解像度）

解像度の通称	横×縦の画素数	総画素数
VGA	640 × 480	307,200
SVGA	800 × 600	480,000
XGA	1,024 × 768	786,432
SXGA	1,280 × 1,024	1,310,720
Full-HD	1,920 × 1,080	2,073,600
Quad Full-HD（4K）	3,840 × 2,160	8,294,400

◆CRTディスプレイ

値が大きいほど精細になる．CRT（Cathode Ray Tube）ディスプレイは，ブラウン管を使用した表示装置であるが，現在は使用されていない．

◆プロジェクタ

プロジェクタは，プレゼンテーションなどで資料をスクリーンに表示する装置であり，書画カメラからの映像やPCの画面を投影する．

プリンタには，レーザプリンタ，インクジェットプリンタ，ドットインパクトプリンタなどがある．プリンタの解像度は，インチ当たりのドット数（dpi：dots per inch）で表現する．

◆レーザプリンタ

レーザプリンタはコピー機と同じ原理であり，マイナスに帯電したドラムにレーザ光で印刷イメージ（潜像）を描き，ドラムにトナーを付着させてから印刷紙に転写し，印刷紙を熱圧着して定着させる．印刷ページ単位で処理するためページプリンタとも呼ばれる．カラーの場合，シアン（C:Cyan）・マゼンタ（M:Magenta）・イエロー（Y:Yellow）・ブラック（K：Key Plate）などのトナーが使われる．

◆インクジェットプリンタ

インクジェットプリンタは，左右に移動する印字ヘッドの小さな穴（ノズル）からインクを噴射させて紙に付着させる方法で印刷する．ヘッドのノズル数が多いほど印刷速度が速くなり，1インチ当たりのドット数が多いほど鮮明な画像を印刷できる．カラーインクは，シアン（C）・マゼンタ（M）・イエロー（Y）・ブラック（K）などであり，さまざまな色を表現するため，ドットをずらして別の色を噴出し，目的の色を表現している．水溶性のインクを使うため水で滲んでしまうが，色滲みが少ない写真用の用紙を使うことで鮮明な印刷ができる．

◆ドットインパクトプリンタ

ドットインパクトプリンタは，インクリボンの上から印字ヘッドのピンを打ちつけて印字するプリンタであり，銀行の通帳印刷や複数の写しが必要な伝票印字などに用いられている．

6) 解像度

解像度は，ディスプレイやイメージスキャナなどの機器の細かさの尺度であり，単位幅内を何点で表現できるかを示す．ディスプレイでは，総画素数（画面解像度）を解像度と表現することも多く，この場合はピクセル（pixel, 画素）が単位として用いられる．ディスプレイの代表的な総画素数を**表IV-2-2**に示す．

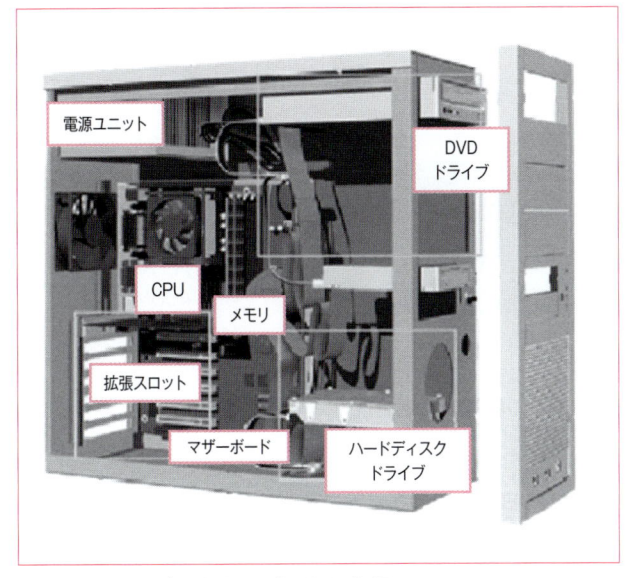

図Ⅳ-2-11　デスクトップPCの内部

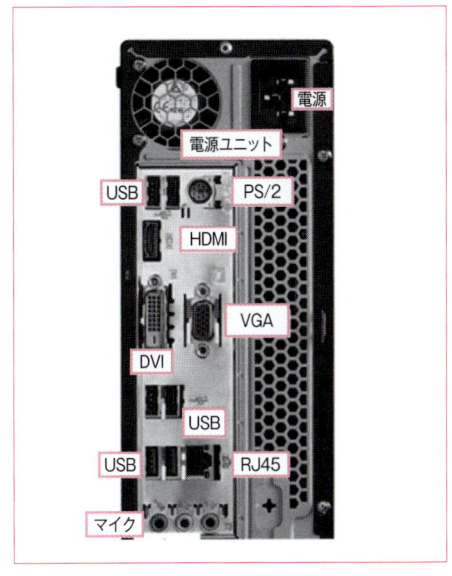

図Ⅳ-2-12　デスクトップPCの外部端子

7) デスクトップPCの内部とインタフェース

　デスクトップPCやノートPCは**図Ⅳ-2-11**に示すように，電源ユニット，マザーボード，CPU，メモリ，拡張スロット，ハードディスク，DVDドライブなどから構成される.

　デスクトップPCには，PS/2端子，有線LAN端子（**RJ45**），**USB**端子，VGA端子，**DVI**端子，**HDMI**端子，マイク・スピーカ端子などが標準で装備されている製品が多い. ノートPCの場合はSDメモリ端子も追加され，カメラやマイクなどを内蔵している製品が多い.

◆RJ45
◆USB
◆DVI
◆HDMI

　PS/2端子は，以前はキーボードやマウスを接続するために使われていたが，使用途中の抜き差しができないため，現在ではUSB端子が用いられることが多い. アナログ専用のディスプレイはVGA端子に接続する. HDMI端子はデジタル専用で，一本のケーブルで映像と音声を転送できる. DVI端子には，デジタル専用のDVI-Dと，アナログとデジタルの両方に対応しているDVI-I端子がある. デスクトップPCの外部端子の例を**図Ⅳ-2-12**に示す.

　端子のことを**インタフェース**と呼ぶこともある. インタフェースには境界面や接点などの意味があり，コンピュータと周辺機器などの接続部分や接続部分の規格を指す. インタフェースは通信方式によって，シリアルインタフェースとパラレルインタフェースに大別される.

◆インタフェース

　シリアルインタフェースには，**RS-232C**（Recommended Standard 232 version C），**IEEE1394**，USBなどがある. RS-232Cは，ネットワーク機器の設定，UPSの制御，検査装置とPC間のデータ転送な

◆RS-232C
◆IEEE1394

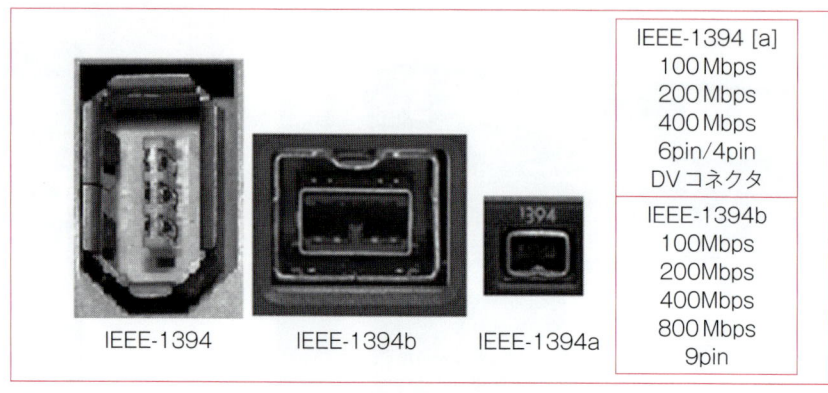

| | IEEE-1394 [a] 100 Mbps 200 Mbps 400 Mbps 6pin/4pin DV コネクタ |
| IEEE-1394 IEEE-1394b IEEE-1394a | IEEE-1394b 100Mbps 200Mbps 400Mbps 800 Mbps 9pin |

図Ⅳ-2-13　IEEE-1394端子の種類と転送速度

表Ⅳ-2-3　USBケーブルとUSB端子の種類と転送速度

	USB 1.1（12Mbps）/ 2.0（480Mbps）	USB 3.0（5Gbps）/ 3.1（10GB）
USB_A USB Type-A		
USB_B USB Type-B		
USB_C USB Type-C		
microUSB_B		

◆D-Sub

どに使われる通信規格の一つであり，**D-Sub** 9ピンのコネクタが使われる．IEEE 1394は，FireWire，i・Link，DV端子とも呼ばれ，複数の周辺装置（デジタルカメラ，ビデオカメラ，スキャナ，HDD，DVDなど）を数珠繋ぎで接続して利用する端子である（**図Ⅳ-2-13**）．転送速度は100Mbps 〜 400 Mbpsとさまざまである．コネクタ形状には6ピンと4ピンタイプがあり，6ピンタイプには給電能力がある．近年はUSBに押され，あまり利用されなくなった．

　USBは，コンピュータにさまざまな周辺装置を接続できるようにした規格であり，コンピュータが稼動中に抜き差し（ホットプラ

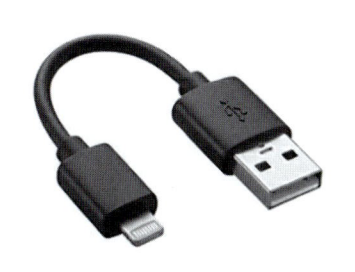

図IV-2-14　Lightning コネクタ

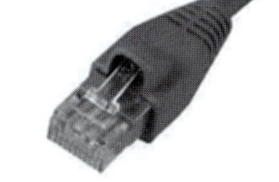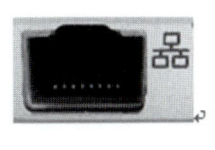

図IV-2-15　RJ45 コネクタ（プラグとジャック）

グ, HotPlug）できる. USBの転送速度は, USB 1.1 が 12 Mbps, USB 2.0 が 480Mbps, USB 3.0 が 5 Gbps, USB 3.1 が 10 Gbps である. USB 3.0 と USB 1.1/2.2 を区別するため, コネクタのソケット部分に青色が採用されている. USB Type-Cは, USB3.1 で制定されたコネクタ規格で, 上下左右対称なデザインを採用しているため, どの向きでも挿し込んで利用できる. USBコネクタの一覧を**表IV-2-3**に示す.

　Lightningは, アップル独自のコンピュータバスと電源コネクタで, デジタル信号を伝送する8ピンコネクタである. **図IV-2-14**に Lightning コネクタを示す.

　パラレルインタフェースには, IEEE1284, IDE, SCSIなどがあるが, 代替可能で高速なシリアルインタフェースがあるため, 現在ではあまり使用されない. プリンタ接続用のIEEE1284ケーブルは, パラレルケーブルと呼ばれていた.

　有線LANのUTP・STPケーブルとRJ45プラグおよびRJ45ジャックを**図IV-2-15**に示す.

8) 携帯端末

　携帯できて音声通話が可能な電話は, 形状からフューチャーフォン（ガラケーや携帯電話とも呼ばれる）とスマートフォン, 使用する回線から携帯電話とPHSに大別できる.

　スマートフォンは多機能携帯電話機のことであり, PDAに通信や通話機能を持たせたものである. 一般的にタッチパネルで操作する. 3G回線やLTE（Long Term Evolution）回線などの携帯電話回線, もしくは無線LANを使用して, インターネットなどのネットワークに接続する. スマートフォンはフューチャーフォンの画面に比べて大きいため, Webページが見やすく, 必要に応じてキー入力画面を使い, タッチ操作で文字を入力できる.

　PHSは簡易型携帯電話の規格もしくは端末のことであり, 携帯電話に比べて使用電力が 10 mW と低く, 他の装置への影響が低いため, 院内　◆PHS

での連絡用として利用されている．セル（1台の基地局がカバーする範囲）が小さいため，高速で移動中の通信や通話には向かない．

通信は，通信方式や通信速度によって1G〜4G（Generation）に分類することができる．次世代モバイル通信の5Gでは，低電力で通信速度10Gbpsを実現する．

タブレット端末（タブレットとも呼ばれる）は，スマートフォンから電話機能を外して画面を大きくしたものである．代表的なタブレット端末はiPadである．3G回線やLTE回線などの無線を使ってインターネットに接続できる．

PDA（Personal Digital Assistant）は，スマートフォンやタブレット端末にその役割を取って代わられ，現在ではPDAという名称を製品に用いることは少ない．

ICカードとは，ICチップが埋め込まれたカードのことである．ICチップは，CPUとメモリで構成され，接触型と非接触型がある．磁気カードと比べてメモリ容量が大きいため，写真や指紋などの生体情報を記録できる．偽造や改ざんが困難なため，電子マネー（Suica，PASMO，ICOCA，WAON，Edyなど），免許証，パスポート，ETCカードなど多方面で利用されている．

RFID（Radio Frequency Identifier）とは，ID情報を埋め込んだRFタグ（無線タグ）から，電波をつかってID情報を読み書きするシステムのことである．RFタグと読み取りシステムの総称をRFIDといい，RFタグをICタグと呼ぶこともある．

9) サーバ，クライアント，クラウドコンピューティング

サーバ（Server）は，アプリケーション，データ，ストレージ，プリンタなどの情報資源を集中管理し，クライアントからの要求に応じてサービスを提供するシステムである．サーバは，その目的に応じて，Webサーバ，FTPサーバ，ファイルサーバ，メールサーバ，アプリケーションサーバ，プリントサーバなどがある．サーバとクライアントの概念図を**図Ⅳ-2-16**に示す．

クライアント（Client）は，ネットワーク（LANやインターネット）を介してサーバのサービスを受ける側をいう．シンクライアント（Thin Client）とは，クライアント端末側は必要な機能に限定し，主な処理をサーバ側で行わせる構成法をいう．そのため，端末の省スペース，省電力，起動の高速化，セキュリティの強化や管理コストの削減などのメリットがある．その実現方法には，ネットブート型，ブートPC型，サーバベース型，仮想PC型などがあり，それぞれにメリット・デメリットがあるため，導入するユーザの環境によって選択する．

クライアントの処理を迅速に行うために複数のサーバで負荷分散する．その際に利用されるのがブレードサーバである．ブレードサーバと

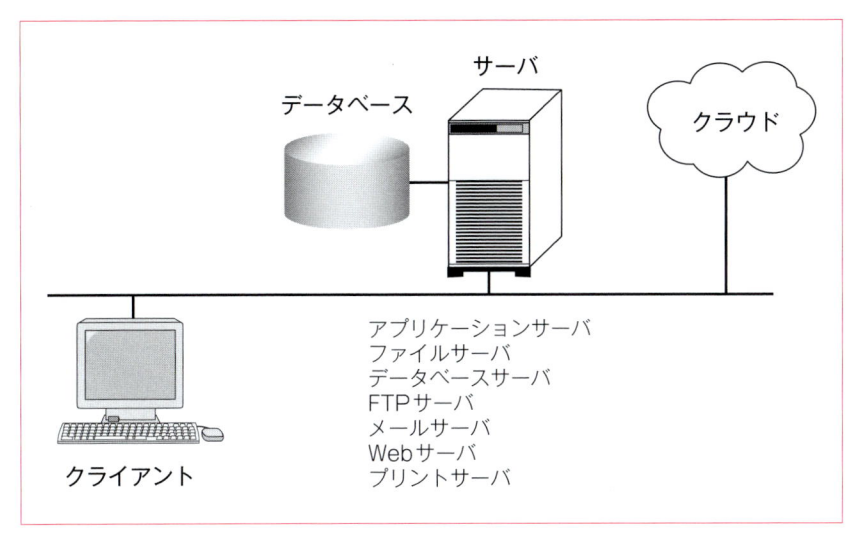

図IV-2-16　サーバとクライアント概念図

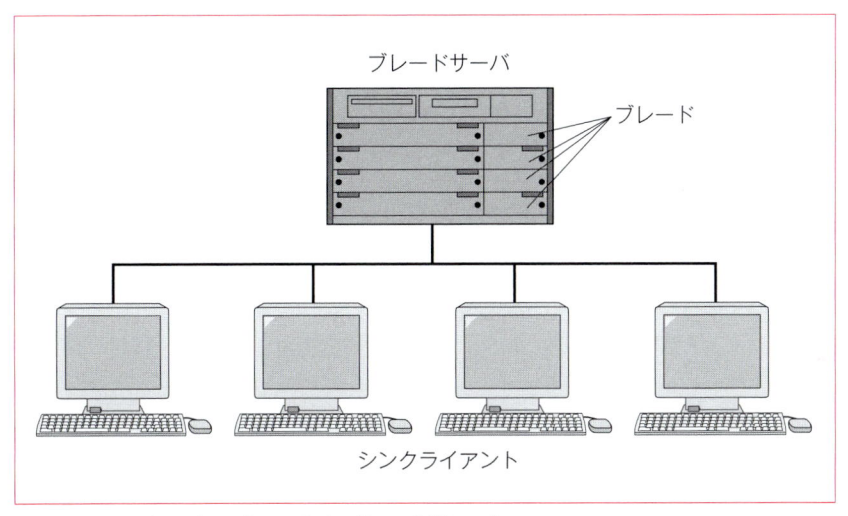

図IV-2-17　シンクライアントとブレードサーバ
4つのブレードで構成されている.

は，シャーシ（筐体）に，サーバブレードという薄いサーバを多数差し込んで使うサーバの集まりである．多数のサーバを1つの筐体に入れることによって，供給電源や放熱ファンなどを共有できるため，故障の発生しやすい部品の点数を減らすことができ，また多数のサーバを用意できるためシステム全体の信頼性を向上させることができる．シンクライアントとブレードサーバの概念を**図IV-2-17**に示す．

　クラウドコンピューティングとは，インターネットを介したサービスの利用形態をいう．ソフトウェアやハードウェアの資源をクラウド（雲）（インターネット）と捉え，クライアント側は資源の場所を意識しないでサービスを利用できる．サービス形態として，SaaS（Software as a Service）やASP（Application Service Provider）がある．SaaSは，

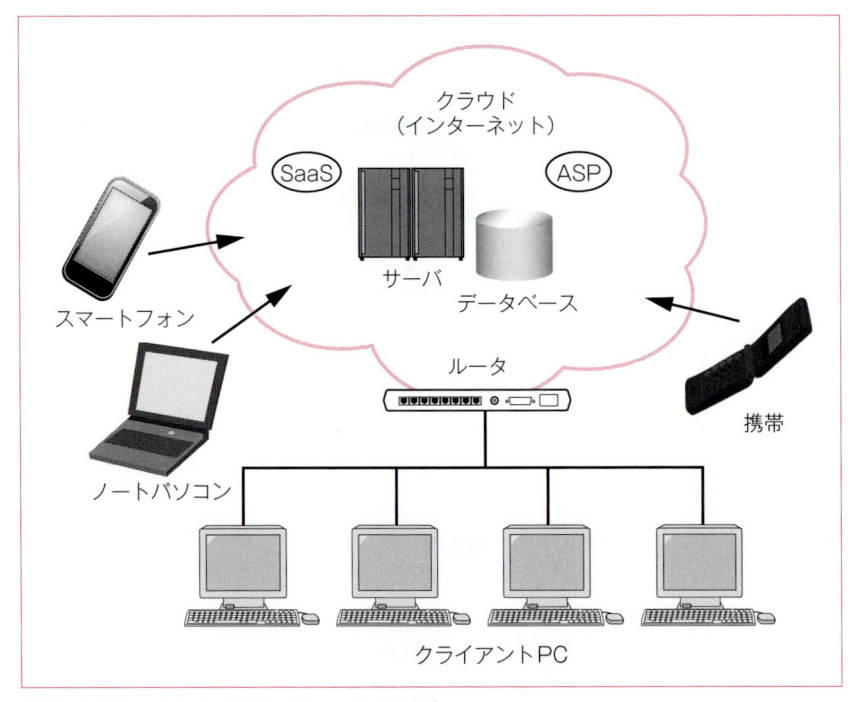

図Ⅳ-2-18　クラウドコンピューティング

「ベンダーが所有するソフトウェアをユーザがネットワーク経由で利用するサービス」の提供形態の総称であり，ASPはアプリケーションサービス提供事業者を示すが，現在ではSaaSと同じ意味として使われることもある．クラウドコンピューティングの概念図を**図Ⅳ-2-18**に示す．

10) NAS と RAID

　NAS（Network Attached Storage）［ナス］は，LANのスイッチなどのポートに直接接続して利用する補助記憶装置のことであり，記録メディアはHDDが用いられることが多い．バックアップサーバやファイル共有サーバとして利用する．NAS本体内には専用のCPUが内蔵されており，CPUが制御管理しているため単独で動作する．初期設定が済んでいれば，LANに接続するだけでファイルサーバとして利用できる．

　ファイルサーバは，使いたいときに使えること，システムダウンしないこと，信頼性が高いことが重要である．NASはこれらの要求に応えるため，**RAID**（Redundant Arrays of Independent Disks/Redundant Arrays of Inexpensive Disks）［レイド］の技術を一般的に使っている．

◆RAID

　RAIDは，複数台のHDDを組み合わせて1つの仮想的なHDDとして運用する技術である．RAIDは機能の違いによってレベル0〜6があり，代表的なものは0，1，5，6である．RAID0はストライピングと呼ばれ，データを分割して複数のHDDに分散して書き込む方法で，読み

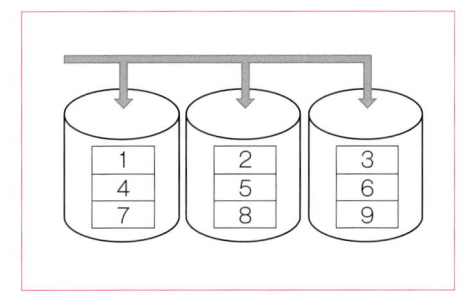
図Ⅳ-2-19　RAID0（ストライピング）

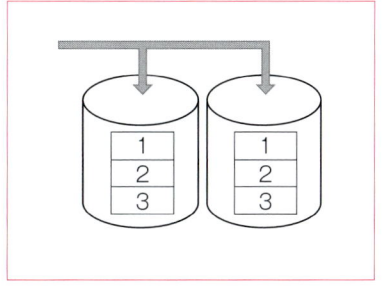
図Ⅳ-2-20　RAID1（ミラーリング）

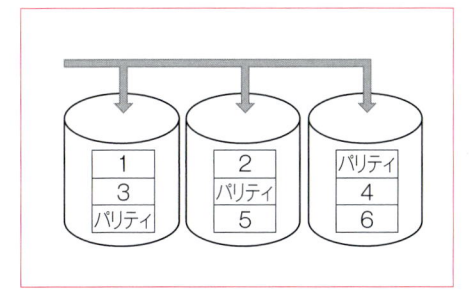
図Ⅳ-2-21　RAID5

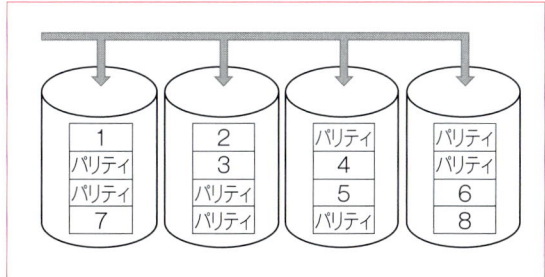
図Ⅳ-2-22　RAID6

書き速度を上げることができるが，信頼性を高めることはできない（**図Ⅳ-2-19**）．RAID1はミラーリングと呼ばれ，同一のデータを複数のHDDに記録することで，データの信頼性を高めている（**図Ⅳ-2-20**）．RAID0とRAID1を組み合わせた，RAID0＋1も使用される．RAID5は，分割したデータとパリティを複数のHDDに分散して記録することで，読み書き速度とデータの信頼性を向上させる．パリティを使用することで，1台のHDDが故障しても元のデータを回復できる（**図Ⅳ-2-21**）．RAID6は，パリティを二重にし，2台までのHDDが故障しても元のデータを回復できる（**図Ⅳ-2-22**）．図中の番号は書き込みデータの順を示している．

　RAIDを使用したとしてもHDDの故障台数が多い場合やコントローラの故障などによってデータの回復ができない場合があるため，データのバックアップは必須である．

11) 無停電電源装置

　正常に電源を切る手続きをシャットダウン（Shutdown）という．いきなり電源を切ると，OSやアプリケーションなどの作業途中の内容が失われたり，書き込み途中のファイルが破損したりするため，システムを適切に終了させる必要がある． ◆シャットダウン

　無停電電源装置（UPS：Uninterruptible Power Supply）は，「停電，外 ◆無停電電源装置（UPS）

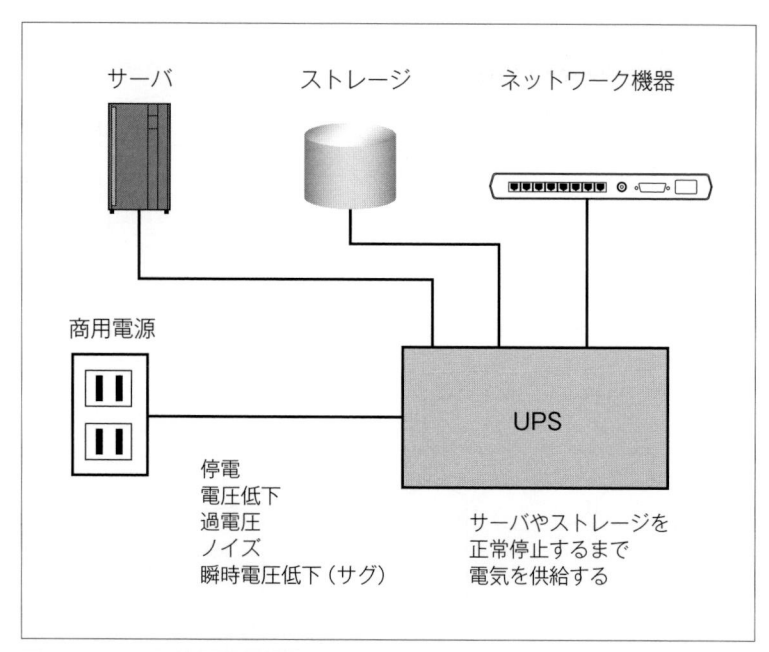

図IV-2-23　無停電電源装置の配置

部電源の電圧低下，瞬断」などの電源障害が発生した場合，瞬時にバッテリーに切り替えて給電するための装置である．電源障害が発生すると，作業途中のデータ消失や書き込み途中のファイルの破壊が起こる可能性が高いため，サーバやネットワーク機器は，稼働中に電源が落ちないことが重要である．UPS装置が電力を供給できる時間は，バッテリの容量と消費電力によって決まるため，データの退避やシステムの正常なシャットダウン処理が行えるだけの時間を確保できる容量が必要である．雷サージやノイズが混入しても，安定した電圧および周波数を供給できるUPS装置は安定化電源装置（CVCF：Constant Voltage Constant Frequency）とも呼ばれる．**図IV-2-23**にUPSと装置の接続例を示す．

ソフトウェアの種類と機能

　ソフトウェアは，ハードウェアを円滑に動かし処理するものであり，オペレーティングシステムとアプリケーションソフトウェアに大別できる.

1) オペレーティングシステム

　オペレーティングシステム（OS）は基本ソフトウェアとも呼ばれ，コンピュータの資源を管理し，ユーザのコマンドやアプリケーションの要求に対して適切なサービスを提供する. OSの基本的な役割は，メモリ管理，ディスク管理，入出力管理，周辺装置の管理，ネットワーク管理，ユーザ管理，セキュリティ管理，タスク管理，などのコンピュータシステムを構成する要素の管理である. このようなOSの中核となる機能を担う部分をカーネル（Kernel）と呼ぶ. カーネルはデバイスドライバを介してハードウェアを直接制御する. **図Ⅳ-3-1**にOS内のカーネルの位置を示す.

　以下，代表的なOSについて説明する.

　Windowsは，Microsoft社が開発し提供しているOSであり，最新バージョンはWindows10である. Microsoft社は当初，MS-DOSを

◆ オペレーティングシステム（OS）

◆ Windows

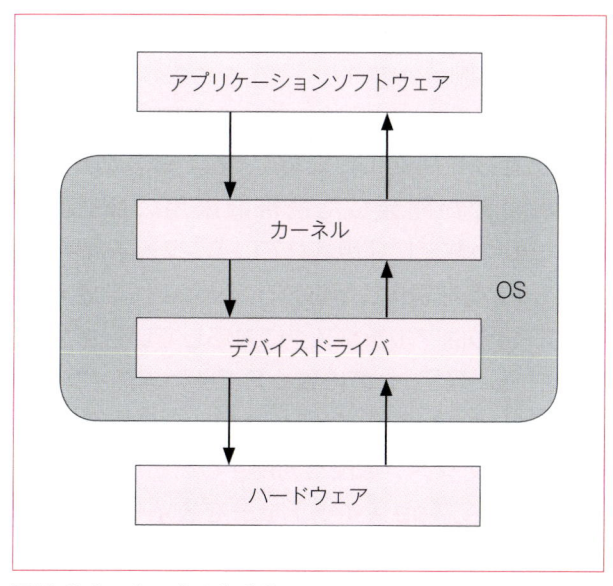

図Ⅳ-3-1　カーネルとOS

提供していた．MS-DOSは，シングルユーザかつシングルタスクで，PC（Personal Computer, パソコン）の操作はキーボードからコマンドを入力する必要があるCUI（Character User Interface）のOSであったため，使い勝手が悪かった．新しいデバイスを追加する場合は，

◆デバイスドライバ

デバイスドライバを手動でインストールする必要もあった．Windows

◆ログイン・ログアウト
（ログオン・ログオフ）

では，複数のユーザを管理ができ，ユーザ別にIDとパスワードでログイン・ログアウト（ログオン・ログオフ）できるマルチユーザOSとなり．複数のアプリケーションを同時に起動して利用できるマルチタスクOSとなった．なお，サインイン（sign in）はログイン，サインアウト（sign out）はログアウトと同じ意味で使われる．デバイスドライバなどのインストールも自動化され（プラグ＆プレイ），ユーザインタフェースはGUI（Graphical User Interface）となり，マウスでPCを操作できるようになった．

◆UNIX

UNIXは，AT&Tベル研究所がワークステーション用に開発したOSである．開発当初から，マルチユーザかつマルチタスク機能を持ち，1台のコンピュータを複数のユーザで同時に利用できる．現在では，AT&TのSystem V，バークレイ校のBSDなど，UNIX系OSは多数利用されている．

◆Linux

Linuxは，ヘルシンキ大学の学生リーナス・トーバルス（Linus Torvalds）が開発したUNIX系のOSであり，ソースコードが公開（オープンソース）されているため，誰でも自由に改変して配布できる．ネットワーク機能とセキュリティ機能に優れているため，サーバ用OSとしても広く普及している．

◆OS X

Mac OSは，Apple社が開発したMacintosh用のOSである．OS X（テン）になってからOSの基礎にUNIX（MachカーネルとFreeBSDの環境）を採用したため，動作が安定し，マルチタスク機能が強化され，Macという名称も外された．プルダウンメニュー，ごみ箱，マウスを用いたドラッグ＆ドロップなどのGUI環境における操作方法は，Windowsに先駆けてMac OSで導入されたものである．

◆iOS

iOSは，Apple社が開発した携帯端末用のOSであり，iPhone, iPad, iPod touchなどに採用されている．タッチパネルを持つ携帯端末向けに「OS X」を最適化したもので，GUIは「OS X」とは異なっている．iOSのカーネルはマルチタスクに対応しているが，バッテリやメモリ容量の節約から，当初，一度に動くアプリケーション（Appと略）は1つに制限されていたが，iOSバージョン11以降から，2つのAppを同時に操作するマルチタスク機能を利用することができるようになった．ジェスチャを使ってAppスイッチャーを表示してAppを切り替えたり，Dockを使って複数のAppを同時に操作することもできる．インストールされていないアプリケーションを使う場合は，「App Store」か

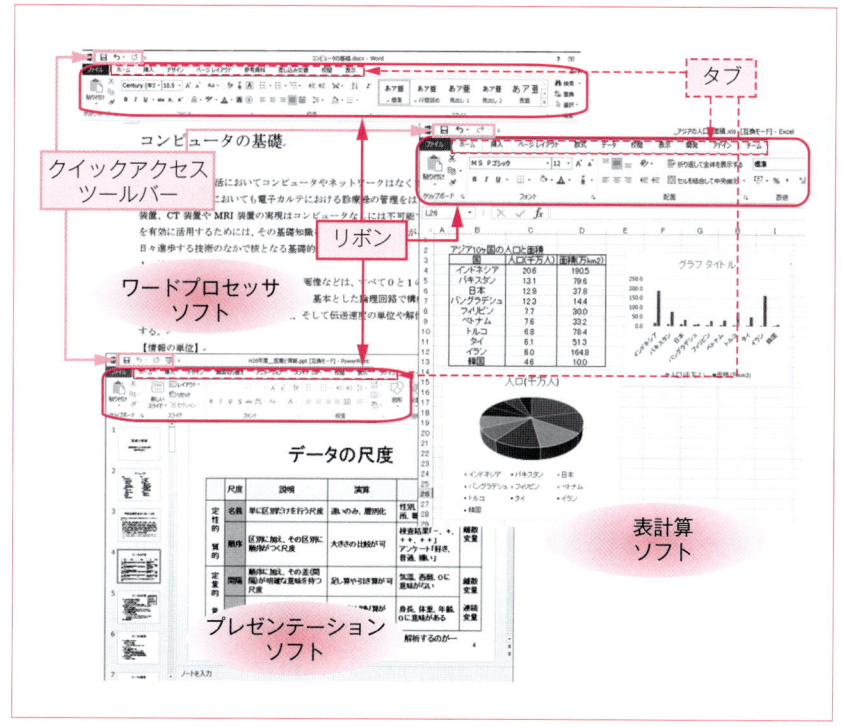

図Ⅳ-3-2　汎用的に使われるアプリケーションソフトウェアの例

らダウンロードして利用する.

　Android は，Google 社が開発した携帯端末用 OS である．オープンソースとして提供されているため，全世界の携帯端末に採用され，2016 年現在では携帯端末用 OS の全世界におけるシェア 1 位となっている.

◆Android

2) アプリケーションソフトウェア

　ハードウェアや OS が良くても有用なアプリケーションソフトウェアがなければ，コンピュータは性能を発揮できない．**アプリケーションソフトウェア**（応用ソフトウェア）とは，OS 上で目的の仕事をするためのプログラムのことである．OS とデバイス間のインタフェースおよび OS 上で動作するアプリケーションソフトウェアのプログラムは，OS によって異なるため OS に対応したアプリケーションソフトウェアを導入する必要がある.

◆ アプリケーションソフトウェア

　汎用的に使われる代表的なアプリケーションソフトウェアは，文書を作成する**文書処理ソフトウェア**（ワードプロセッサ），データの集計やグラフを作成するための**表計算ソフトウェア**，スライドを作成する**プレゼンテーションソフトウェア**，データを管理検索するための**データベース管理ソフトウェア**などである．汎用的に使われるアプリケーションの例を**図Ⅳ-3-2**に示す.

◆文書処理ソフトウェア

◆表計算ソフトウェア

◆プレゼンテーションソフトウェア

◆データベース管理ソフトウェア

3) アプリケーションソフトウェアの入手方法

　アプリケーションソフトウェアは，OSに付属しているソフトウェア，ネットからダウンロードして無料で利用できるフリーウェア，一定期間試用してから気に入ったら購入するシェアウェア，有償のソフトウェアなどさまざまな入手方法がある．

4) マークアップ言語

◆ ブラウザ

◆ HTML

◆ マークアップ言語

　ブラウザはインターネット閲覧ソフトウェアとも呼ばれ，Webページを表示するためのアプリケーションである．代表的なブラウザには，Microsoft Edge, IE（Internet Explorer）, Safari, Google Chromeなどがある．Webページは，HTML（Hypertext Markup Language）というマークアップ言語やJava Scriptなどで記載されたテキストファイルであり，タグを使って，文章，画像ファイル，動画ファイル，音楽ファイル，などをページ内に配置している．Webページの装飾には，CSS（Cascading Style Sheets）が用いられる．Webページの特徴は，ページ内に他のページへのハイパーリンク（Hyperlink）を埋め込めることである．HTML5以降は，Canvas機能，ドラッグ＆ドロップ機能，マルチメディア機能などさまざまな機能が追加された．これまでFlashなどのプラグイン（Plug-in）を使う必要のあった音声や動画がHTMLで簡単に扱えるようになった．近年のHTML・CSSコードは，PC, タブレット，スマートフォンなどのデバイスに依存せず，画面の大きさに応じて表示を変えるレスポンシブデザインが主流になっている．

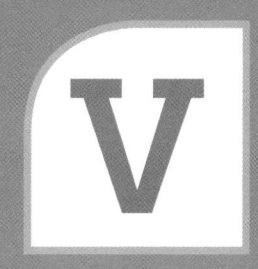

情報システムの基盤技術

1. ネットワークの利用
- ネットワークの説明に使用される用語を理解しよう.
- コンピュータをネットワークに接続する際に使用される用語を理解しよう.
- ホームページに使用される用語を理解しよう.
- インターネットでよく利用されるサービスを理解しよう.

2. データベースの利用
- データベースの説明に使用される用語を理解しよう.
- データベースを利用する際に使用される用語を理解しよう.

3. 情報セキュリティの脅威と対策
- 情報システムの代表的な脅威を理解しよう.
- 情報システムの代表的なリスクを理解しよう.
- 情報システムの基本的なセキュリティ対策を理解しよう.
- 情報セキュリティを確保するための代表的な仕組みを理解しよう.
- 公開鍵基盤に関する基本的な用語を理解しよう.

4. ユーザ管理
- 情報システムの利用者識別に利用される用語を理解しよう.
- 情報システムの教育に関わる用語を理解しよう.

1 ネットワークの利用

1) コンピュータネットワーク

　情報分野ではネットワークとは，複数のコンピュータやコンピュータシステムが接続されることによって構成される，コンピュータネットワークを指すことが多い．コンピュータネットワークは，その規模によってLANとWANに分類される（**図V-1-1**）．

◆LAN

　LAN（Local Area Network）とは，病院・会社・学校内など，同じ建物・敷地内のコンピュータや通信機器を接続したネットワークを指す．構内通信網とも呼ばれ，有線や無線でネットワークが構成されている．

◆WAN

　WAN（Wide Area Network）とは，国内外に分散しているLANやコンピュータシステム間など，地理的に離れた地点を結ぶネットワークで，広域通信網とも呼ばれ，LANなどを専用回線や公衆回線で結んだネットワークを指す．世界中にある膨大な数のネットワークを相互に接

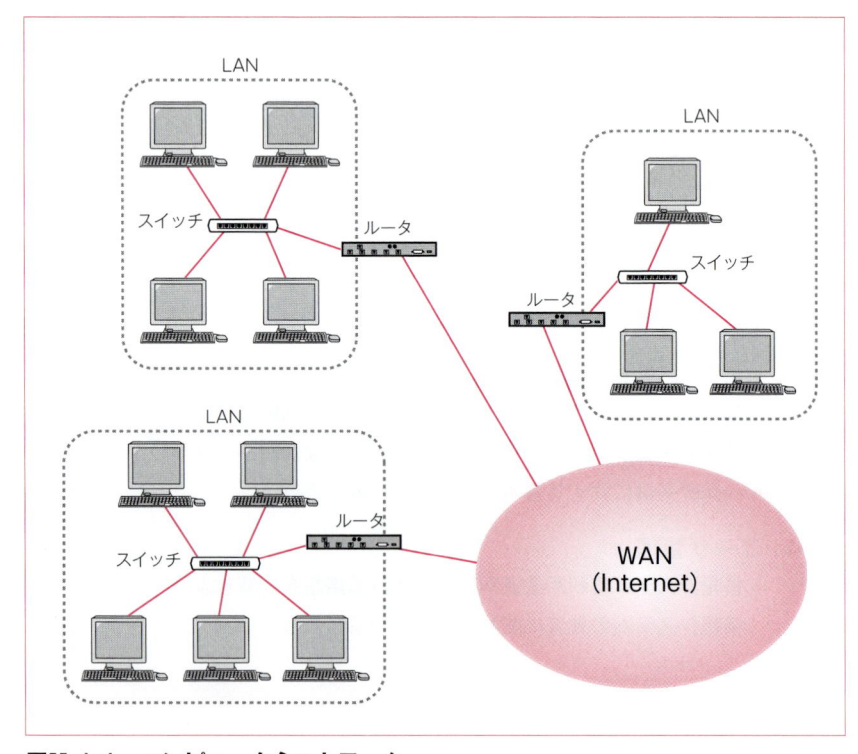

図V-1-1　コンピュータネットワーク

表V-1-1　OSI参照モデルとTCP/IPプロトコル群の対応

OSI参照モデル	TCP/IPプロトコル群
第7層 アプリケーション層	第4層 アプリケーション層 HTTP, SMTP, POP3など
第6層 プレゼンテーション層	
第5層 セッション層	
第4層 トランスポート層	第3層 トランスポート層 TCP, UDPなど
第3層 ネットワーク層	第2層 インターネット層 IP, ICMP, ARP, RARPなど
第2層 データリンク層	第1層 ネットワークインタフェース層 Ethernet, PPPなど
第1層 物理層	

続して構成された地球規模のWANを**インターネット (Internet)** と呼ぶ. インターネットは特定の団体が運営しているわけではないが, IPアドレス, ドメイン名, プロトコル, ポート番号などはICANN (the Internet Corporation for Assigned Names and Numbers)が管理している.

◆インターネット (Internet)

(1) 通信プロトコル

通信**プロトコル**とは, 通信を行うための決め事 (ルール) のことである. 例えば, 電話番号で電話回線を管理したり, 郵便や宅配便で荷物を送るときは送り状に宛先や差出人を記入したりするように, ネットワークで情報通信を行う場合にも決め事が必要となる. 通信プロトコルは, ネットワークの機能を7階層でモデル化したOSI (Open Systems Interconnection) 参照モデルを用いて説明されることが多い. 各階層のことをレイヤとも呼ぶ. 接続ケーブルの形状 (物理層) からコンピュータ上のアプリケーションソフトの種類毎の通信手順 (アプリケーション層) まで, 多岐にわたる通信プロトコルが制定されている. 近年普及しているインターネット通信では, **TCP/IP** (Transmission Control Protocol/ Internet Protocol) プロトコル群が主に使用されている. OSI参照モデルとTCP/IPプロトコル群の対応を**表V-1-1**に示す. トランスポート層では, 確実な情報伝送が必要とされる場合は誤り検出や再送の機能があるTCP (Transmission Control Protocol) を使用するが, 確実性よりも即時性 (リアルタイム) を重要視するようなネットラジオなどの配信ではUDP (User Datagram Protocol) を使用する場合がある.

◆プロトコル

◆TCP/IP

表V-1-2　IPアドレスの構成例（210.149.188.66の場合）

	第1オクテット	第2オクテット	第3オクテット	第4オクテット
IPアドレス10進	210	149	188	66
IPアドレス2進	11010010	10010101	10111100	01000010

(2) アドレス

◆IPアドレス

　IPアドレスとは，情報機器に付けられるアドレスのことであり，IP（Internet Protocol）で定められている．例えば，電話回線が電話番号で管理されているように，ネットワーク上のコンピュータなどの情報機器はIPアドレスと呼ばれる番号で管理されている．IPアドレスはこれまでIPv4と呼ばれる32bit長のアドレスで指定されてきたが，情報機器の増加に伴いIPアドレスの枯渇が問題となり，IPv6と呼ばれる128bit長のアドレス指定法も使われるようになった．IPv4ではIPアドレスを表現する方法として，32bitの2進数を並べるのではなく8bitずつ（オクテッドという）四つに分け，それぞれの8bitの2進数を10進数に変換（0 ～ 255）し，その10進数を「.」で区切り四つ並べて表現する方法が一般的である（**表V-1-2**）．このIPアドレスは，それぞれのネットワーク機器にあらかじめ設定しておく方法と，ネットワークへ接続する時に自動で付与する方法がある．この自動で付与する方法は

◆DHCP

DHCP（Dynamic Host Configuration Protocol）と呼ばれるプロトコルで定められている．DHCPでは，ネットワークに接続しようとする端末はその都度DHCPサーバから設定情報を受け取り，ネットワーク通信に必要なパラメータなどの設定を行う．DHCPを用いると，端末ごとにIPアドレスなどを設定する作業が不要となるほか，動的にIPアドレスを付与できるため，そのネットワークに登録できる端末数を管理することが可能となり，ノートPCなど可搬型の機器を複数のネットワーク環境に移動して使用する場合は移動のたびに設定しなおす必要がなくなる，などのメリットがある．

◆グローバルIPアドレス

◆プライベートIPアドレス

　IPアドレスには，グローバルIPアドレスとプライベートIPアドレスがある．グローバルIPアドレスは，インターネット上で唯一その機器に割り当てられるIPアドレスである．プライベートIPアドレスは電話の内線番号のようなもので，インターネットとは切り離されたLAN内において自由に指定できるIPアドレスである．

　インターネットやWANなどの外部ネットワークとLANなどの内部ネットワークを接続する場合は，その出入口となる機器（ゲートウェイと呼び，一般的にはルータが該当する）を介して接続することになる．この機器には，外部ネットワークと内部ネットワークのそれぞれの接続ポートにIPアドレスを割り当てることができ，内部ネットワーク側の

◆デフォルトゲートウェイアドレス

IPアドレスをデフォルトゲートウェイアドレスと呼ぶ（**図V-1-2**）．

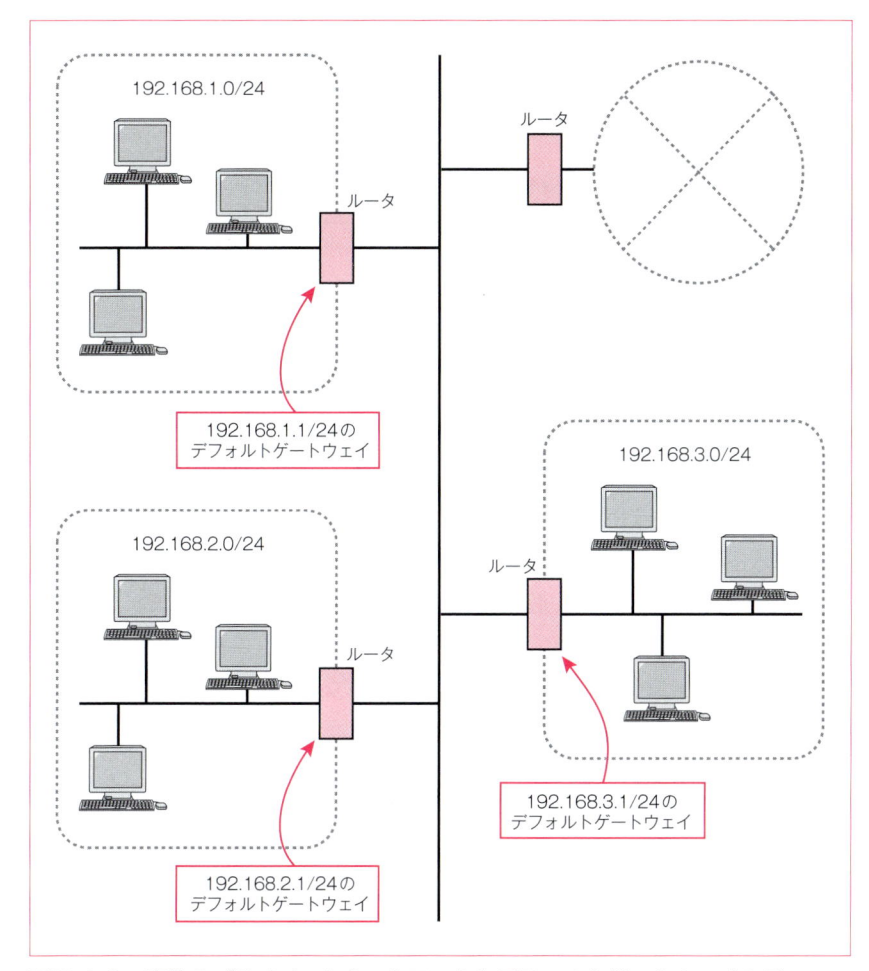

図V-1-2 複数のプライベートネットワークとデフォルトゲートウェイの例

IPアドレスは，ネットワークを表す上位ビットのネットワーク部（**ネットワークアドレス**）と，そのネットワーク内の機器を表す下位ビットのホスト部（**ホストアドレス**）に分けられる．このネットワーク部とホスト部の境目は，32bitの中で自由に設定できる．この境目がわからないと混乱するので，一般的にはサブネットマスクを使用する．**サブネットマスク**とは，32bitのIPアドレスのうち，ネットワーク部に1を並べ，ホスト部には0を並べたアドレスである．例えば，24bit目までがネットワーク部の場合は

$\quad$ 11111111　11111111　11111111　00000000
$\qquad$（10進数表記では255 255 255 0）

と表現する（**表V-1-3**）．先頭から24bitまでがネットワーク部である場合は，IPアドレスに続けて「192.168.0.3/24」のように表現することもある．これをプレフィックス表記という．

ネットワーク機器は，送信先IPアドレスが送信元IPアドレスと同じLAN（内部ネットワーク）か外部ネットワークかを判別する際，送信先

◆ネットワークアドレス

◆ホストアドレス

◆サブネットマスク

表V-1-3 ネットワーク部が24bit（/24）の場合のサブネットマスクの構成例

IPアドレス	10進	192	168	0	3
	2進	11000000	10101000	00000000	00000011
サブネットマスク	10進	255	255	255	0
	2進	11111111	11111111	11111111	00000000

ネットワーク部　　　　　　　　　　　ホスト部

IPアドレスとサブネットマスクの論理積を計算して，ネットワークアドレスを求め，外部ネットワークのときはデフォルトゲートウェイにパケットを送信する.

◆MACアドレス

ネットワークインタフェース層のイーサーネット（Ethernet）では，**MACアドレス**と呼ばれる番号が通信相手の特定に使用される. MACアドレスはネットワーク機器の製造時に指定される固有の番号であり，48ビット長のアドレスである. 8bit（オクテット）を16進数2桁で表現し，6組並べて表記するのが一般的である. MACアドレスは最初の3オクテットがベンダー固有の番号であり，次の1オクテットを機種の識別番号とし，残りの2オクテットを製造番号とすることが多い. MACアドレスは機器固有の番号となり，フレーム転送のアドレスとして使われる.

② ネットワークを利用したサービス

◆WWW

現在，ネットワークを利用したさまざまなサービスが提供されている. これらのサービスもプロトコルにより手順などが決められている. ネットワーク上のコンテンツを相互参照できる仕組みである**WWW**（World Wide Web）を使用したコンテンツの閲覧は，ネットワークでよく使われるサービスの一つである. WWWで提供されるコンテンツはWebコンテンツと呼ばれ，Webコンテンツの集合体はWebサイトと呼ばれる. Webサイトのトップページや最初のページをホームページと呼ぶが，Webサイトを**ホームページ**と呼ぶことも多い. WWWでは，**HTTP**（HyperText Transfer Protocol）というプロトコルを利用し，端末上のブラウザアプリケーションを介して，**URL**（Uniform Resource Locator）で表現されるアドレスに存在するコンテンツの閲覧などを行う. URLは，スキーム（プロトコル名），ホスト名（サーバ名），パス，ファイル名などで構成される. ホスト名には組織を表すドメイン名が通常用いられる. **図V-1-3**のようにドメイン名はピリオド（.）で区切られた4つの部分（ラベル）に分かれており（一部省略される部分もある），それぞれ組織名や，組織の種類，国名などを示している.

◆ホームページ
◆HTTP
◆URL

◆電子メール

ネットワークでよく使われるサービスとして，**電子メール**もある. 電子メールを送る場合は，送り手側が送信端末から送信サーバへメール

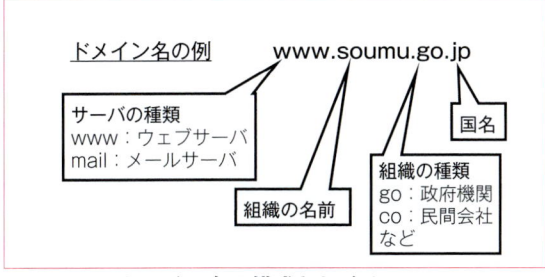

図V-1-3　ドメイン名の構成としくみ

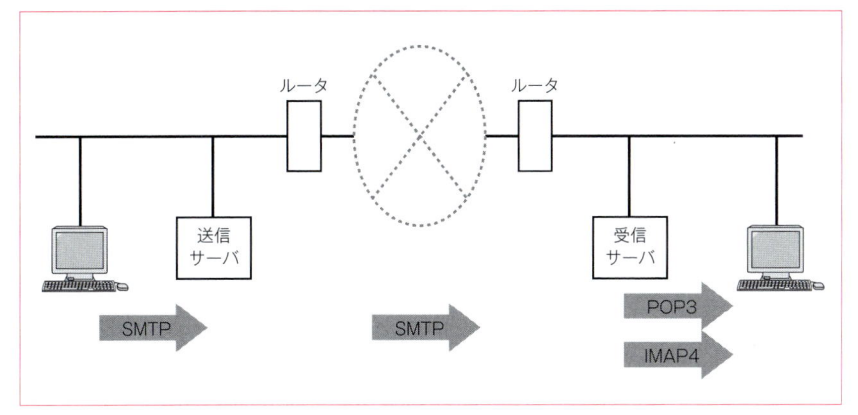

図V-1-4　電子メールの伝達システムとプロトコル

データを送り，送信サーバから受信サーバへメールデータの転送を行った後，受信サーバから受信端末にメールデータを送ることになる．送信端末と送信サーバ，および送信サーバと受信サーバの接続プロトコルとして代表的なものに **SMTP**（Simple Mail Transfer Protocol）がある．受け手側は受信端末と受信サーバとの間で常時通信していないので，受信端末側の問い合わせで受信サーバの内容を確認するプロトコルが必要である．受信サーバと受信端末間の接続転送プロトコルとして代表的なものに，**POP3**（Post Office Protocol version 3）や **IMAP4**（Internet Message Access Protocol version 4）がある．IMAP4は，メールサーバ上でメッセージの保存や管理などが可能である（**図V-1-4**）．

◆SMTP

◆POP3

◆IMAP4

　Webコンテンツなどを管理するWebサーバやメールなどを管理するメールサーバへは，本来IPアドレスを使用して接続するが，ドメイン名を使用して接続することもできる．ドメイン名を使用できるのは，**DNS**（Domain Name System）がサーバのドメイン名とIPアドレスとの変換を行うためである．DNSは，一つのDNSサーバだけで成立しているのではなく，ドメイン名に対応するIPアドレスが不明な場合は，接続されている上位のDNSサーバに確認することで成立している．URLやメールアドレスを指定する際にDNSを利用することにより，人間にわかりにくい数字の並びであるIPアドレスの代わりにドメイン名を使用することが可能になる．

◆DNS

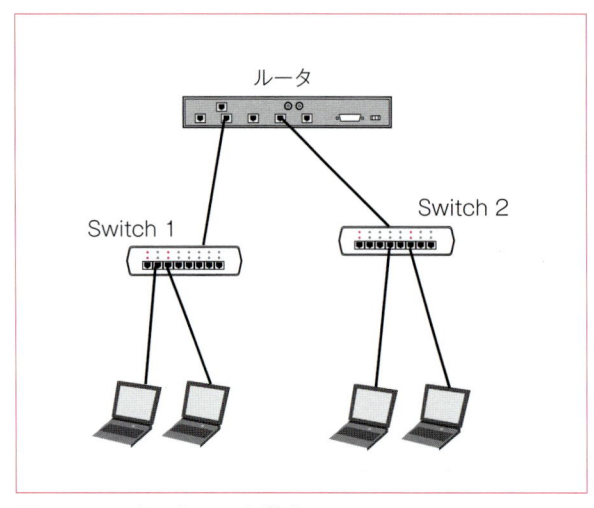

図V-1-5　ネットワーク構成

図V-1-6　ハブの例

　　　ネットワークで使用される他のサービスには，**FTP**（File Transfer Protocol）と呼ばれるファイル転送のプロトコルなどがある．手もとにあるファイルをネットワークに接続された離れたサーバなどに送る手続きを**アップロード**，離れたサーバなどのファイルを手もとの端末に送る手続きを**ダウンロード**という．

3) ネットワーク機器

　　　コンピュータネットワークでは，ハブ，スイッチングハブ，ルータなどの**ネットワーク機器**（Network Device）を用いて，コンピュータを相互に接続する（**図V-1-5**）．

　　　ハブ（Hub）は，スター型ネットワークを構成する装置の一つである（**図V-1-6**）．一つのポートから入力されたフレーム（OSI参照モデルのレイヤ2におけるデータの単位）は，入力されたポート以外のすべてのポートに出力される．単にハブといった場合は，リピータハブを指す．

　　　アクセスポイント（Access Point）は，無線LANを使用する場合に端末と電波のやり取りを行う無線装置である．複数の端末が接続できると便利なため，一般的にはハブ機能を兼ね備えている．

　　　スイッチングハブ（**スイッチ**，Switching Hub）は，スイッチング機能を持ったスター型ネットワークを構成する装置の一つであり，一つのポートから入力されたフレームは，フレームの宛先MACアドレスを用いて，そのアドレスを持つノードが接続されたポートにのみ転送される．OSI参照モデルのレイヤ2のMACアドレスを用いて出力ポートを切り替えるため，L2スイッチとも呼ばれる．

　　　ルータ（Router）は，異なるネットワーク間でIPパケットを中継する装置であり，パケットの宛先IPアドレス用いて経路制御を行う．経路

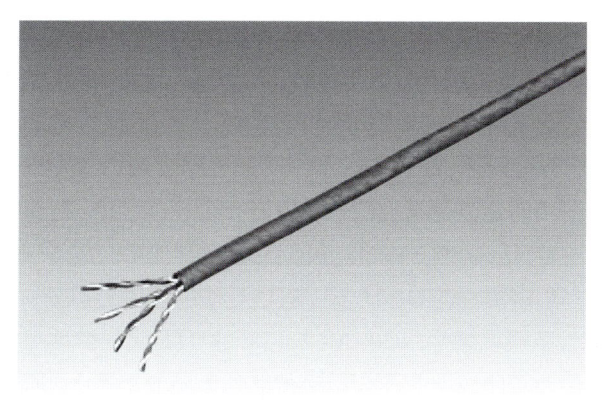

図V-1-7　ツイストペアケーブル

［画像提供：昭和電線ケーブルシステム（株）］

制御には，ネットワークアドレス，出力ポート，メトリックなどが記録してあるルーティングテーブルが利用される．OSI参照モデルのレイヤ3のIPアドレスを用いて経路制御を行うため，L3スイッチとも呼ばれる．L3スイッチは，ルータ機能とL2スイッチを合わせ持った装置である．

　ネットワーク機器間を接続するケーブルのことを**LANケーブル**と呼ぶ．ツイストペアケーブルは，よく使われる接続媒体の一つであり，2本の金属電線を撚り合わせたものを4対並べたものが一般的に利用され，外側に周囲の影響を減らすシールド線（網線）を施したものも使われている（**図V-1-7**）．ケーブルには，カテゴリー5（Cat5），ギガビット伝送に対応したエンハンスドカテゴリー5（Cat5e），カテゴリー6（Cat6），カテゴリー7（Cat7）などが使用されている．

◆LANケーブル

　長距離を高速に伝送する場合は，金属線を利用したケーブルよりも光ファイバが使用されることが多い．光ファイバはガラスやプラスチックの線材に光を通して通信するもので，金属線と比較して細径で軽量であり，電磁ノイズの混入もなく，より多くの情報を長距離送ることができるという特徴がある．しかし，金属線と比べて接続が難しいため，これまでは海底通信ケーブルや都市間などの基幹系や大規模な情報施設への接続線として使用されていたが，近年では建物の内部配線や一般住宅などへの接続線（FTTH）としても使用されている．

　ツイストペアケーブルをネットワーク機器に接続する場合，**LANコネクタ**と呼ばれる専用のコネクタやジャックが使用される．このコネクタには，8P8Cコネクタ（RJ45）を用いる（**図IV-2-14**参照）．光ファイバを接続する場合は，専用のコネクタが必要である．

◆LANコネクタ

　ノートパソコンや携帯端末の普及にともない，**無線LAN**の利用が急速に増えている．無線LANは，アクセスポイントとコンピュータなどの端末間の接続および通信を電波により行う方法である．現在普及し

◆無線LAN

ている無線LANの規格としては，IEEE 802.11シリーズがあり，Wi-Fi Allianceが設定した無線LAN機器は**Wi-Fi**とも呼ばれる．伝送規格としては，2.4GHz帯の電波を使用するIEEE802.11g，5.2GHz帯を使用するIEEE802.11a，両方の周波数帯の電波を使用するIEEE802.11nなどがある．これらの数mから数百mをターゲットにした無線通信方法以外にも，より近距離の通信のための**Bluetooth**や

ZigBeeなどの規格があり，状況に応じて使い分けられている．携帯電話用の無線公衆通信網や，**WiMAX**もしくはLTEデータ用無線公衆通信システムを使ってネットワークに接続する方法もある．これらの無線を使用して通信を行う場合は，通信内容が外部に漏れることが想定されるので，データの暗号化や認証などの情報セキュリティ対策が必要である（V -3参照）．

4) クラウドコンピューティング

ネットワーク技術の向上や低スコト化が進み，近年ではクラウドコンピューティングが注目されている．**クラウドコンピューティング**はクラウドとも呼ばれ，データサーバなどへインターネット経由でアクセスできることによる端末（クライアント）の可搬性向上，セキュリティ確保，信頼性（Reliability）向上が期待でき，さらに設定するだけでサーバコンピュータを複数台確保でき冗長化や負荷分散など可用性（Availability）向上などの目的で使用される（**図V -1-8**）．このクラウド上の仮想マシンや，データサーバ，ストレージサーバなどを利用するサービスをIaaS（Infrastructure as a Service：イアースもしくはアイアース）と呼ぶ．

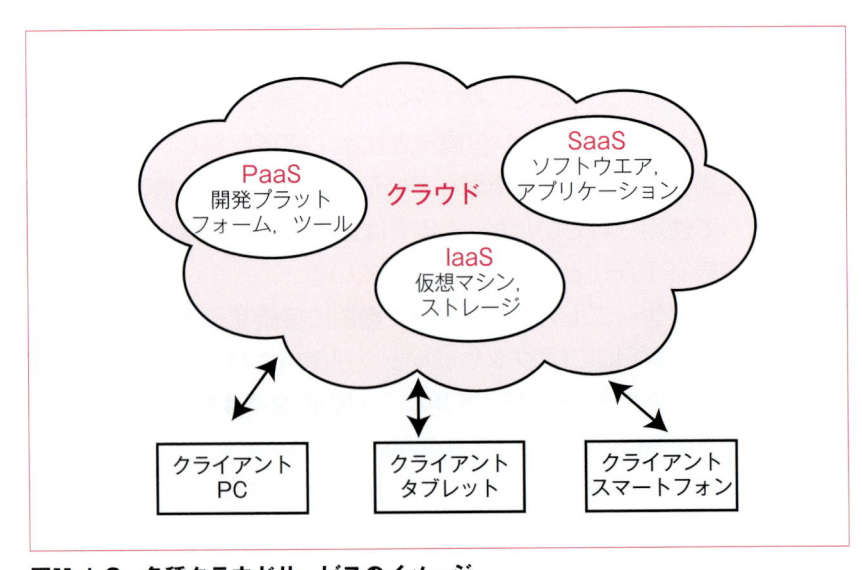

図V-1-8　各種クラウドサービスのイメージ

さらにソフトウエアなどの開発プラットフォームやツールをクラウド上で使用するPaaS（Platform as a Service：パース）と呼ばれるものや，アプリケーションをクラウド上で動作させ，ユーザはネットワーク経由でそのアプリケーションを使用する SaaS（Software as a Service：サース）と呼ばれるサービスも行われている．SaaSではユーザは，使用した分だけの料金でサービスを利用でき，アプリケーションの保守管理を最小限とすることが可能となる．このSaaSを提供するプロバイダのことをSaaSプロバイダや ASP（Application Service Provider）と呼ぶ．これらクラウドのインフラは 単一組織専用で運用されるプライベートクラウドから，一般に公開されて提供されるパブリッククラウド，また双方を組み合わせて使い分けるハイブリッドクラウドまでさまざまな手法がある．

◆SaaS

◆ASP

2 データベースの利用

1) データベース

◆データベース（DB）

データベース（DB：DataBase）とは，目的をもって集められたデータの集合をいい，適時データの追加や保存ができ，必要に応じてデータを取り出す仕組みを持っている．電子カルテシステムやオーダエントリシステムなどの病院情報システムは，診療記録やオーダ情報などを管理するためにデータベースが必須である．例えば，オーダエントリシステムは，いつ・どの医師が・どの患者に・どのようなオーダ（処方，検査，処置など）を発行したのかがデータベースに記録されている．

データベースに記録される情報を，論理的にコンピュータシステム上に記述する方法として，いくつかのデータモデルが存在する．つまり，集められたデータをどのように構造化して管理するかということである．データモデルの代表として，関係データベースについて説明する．

◆関係データベース（RDB）

関係データベース（RDB：Relational DataBase）とは，関係モデルと呼ばれる概念に基づいてデータを管理するデータベースで，近年主流のデータベースモデルである．このデータベースは，情報の単位を表［テーブル（Table）］として表す．患者情報の表（**図V-2-1**）を例に説明する．「患者表」の縦の列を「カラム（Column）」と呼び，患者表では「患者ID」や「患者氏名」などの項目が割り当てられ，それぞれの項目の値が記録される．各カラムには情報の種類によって，属性（Property，Attribute，プロパティ）が与えられる．例えば，10文字固定の患者ID

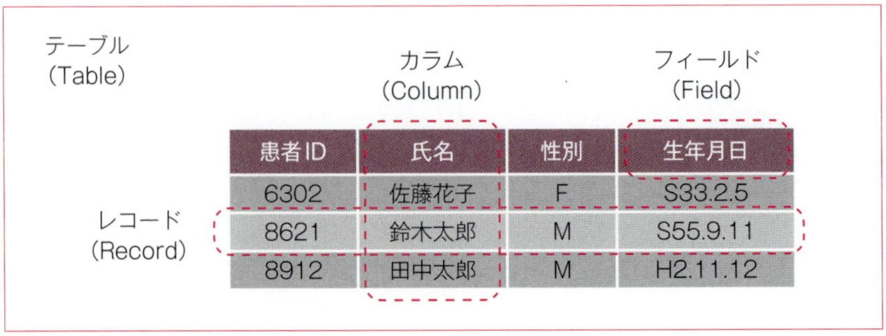

◆テーブル

◆項目

◆属性

テーブル (Table)	カラム (Column)		フィールド (Field)
患者ID	氏名	性別	生年月日
6302	佐藤花子	F	S33.2.5
8621	鈴木太郎	M	S55.9.11
8912	田中太郎	M	H2.11.12

レコード (Record)

図V-2-1 関係モデル
患者表では，患者ID，氏名，性別，生年月日の情報が各カラムに保存される．各行（レコード）は各患者の情報が保存される．

主キー
(Primary Key)　**患者表**

患者ID	氏名	性別	生年月日
6302	佐藤花子	F	S33.2.5
8621	鈴木太郎	M	S55.9.11
8912	田中太郎	M	H2.11.12

主キー
(Primary Key)　**職員表**

職員ID	氏名	部署コード
810	佐藤由美	01
611	田中一郎	03
622	斉藤静司	01

主キー
(Primary Key)　**オーダー表**　外部キー
(Foreign Key)

オーダ番号	オーダ年月日	患者ID	職員ID	オーダ種別	オーダ内容
160726001	20160726	9734	810	処方	メバロチン錠
160726002	20160726	8621	611	検査	腹部CT
160726003	20160726	6302	622	手術	腫瘍摘出術
160726004	20160726	8912	733	処方	ロキソニン錠

図V-2-2　関係データベース
各表の間のリレーションを定義することで，複雑な情報を管理できる．各表にはレコードを一意に特定するための主キーが設定され，オーダ表には他の表を参照する外部キーが設定されている．

は文字列型のCHAR型でCHAR(10)のように設定され，患者氏名は可変長文字列としてVARCHAR型を用い，生年月日であればDATE型の属性を与える．表の横の行を「**レコード**(Record)」と呼び，患者表では個々の患者の情報が記録されている．表を構成する個々のデータ項目を「**フィールド**(Field)」と呼ぶ．

◆レコード

◆フィールド

関係データベースは，オーダ情報や職員情報などをそれぞれの表を作成して管理し，お互いの表の関係をリレーション(Relation)で表すことにより，複雑な情報の関係を管理できる(**図V-2-2**)．**図V-2-2**の各表には，レコードを一意に識別するための**主キー**(Primary Key)が設定されている．患者表の患者ID，職員表の職員ID，オーダ表のオーダ番号は主キーである．主キーは一意にレコードを特定するため，値の重複や値が不定(Null値)であることを許さない制限がある(一意制約，非null制約)．オーダ表の患者IDを元に患者表の患者IDを参照して，患者の詳細情報を得ることができる．このとき，オーダ表の患者IDを外部キー(Foreign Key)と呼ぶ．同様に，オーダ表の職員IDも職員表の**外部キー**である．このように，関係データベースは複数の表を関連づけ，さまざまな情報を管理する．

2) データベース管理システム

病院情報システムで取り扱う情報は，診療録やオーダ情報などさまざまな情報の集合体であり，これらの情報を管理し利用するためにデータ

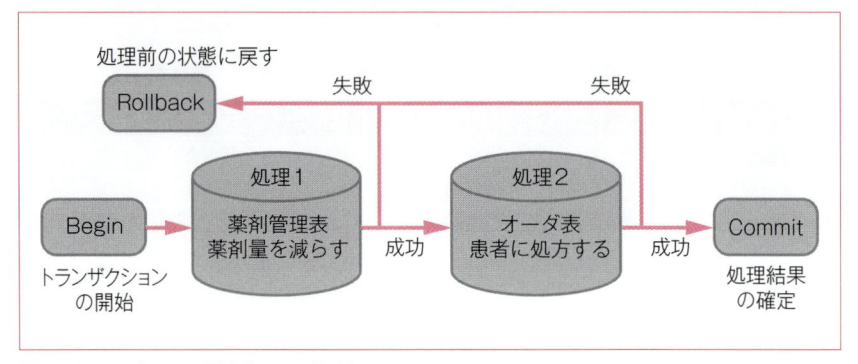

図V-2-3　トランザクション処理
処理の開始から処理結果の確定までを図に示す．もし処理に失敗すると，処理前の状態に戻る（Rollback）．したがって，完全に実行される（Commit）か，実行されないかのどちらかの状態をとる．

ベースは必須である．多くの職員が病院情報端末からデータベースに接続し，情報の参照や入力を行う．職員がデータベースを利用するとき，誰がどの情報を参照・変更・削除してよいのか管理する必要がある．ある職員がデータを変更中に，他の職員がそのデータを参照して作業するときは，データの整合性を保証する必要がある．病院情報システムが停電などのトラブルに曝されたとき，入力更新中のデータを確実に記録する（あるいは操作開始前の状態に戻す）必要がある．こうした管理を行うために，**データベース管理システム**（DBMS：DataBase Management System）がある．RDB用のDBMSは，リレーショナルデータベース管理システム（RDBMS）と呼ばれる．DBMSの代表的な機能として，トランザクション機能，セキュリティ機能などがある．

◆データベース管理システム（DBMS）

　　トランザクション（Transaction）は，複数の利用者が更新などの操作を行っても，一貫性をもって矛盾なく処理を行うための単位である．例えば，医師が患者にロキソニン錠の処方オーダを発行する場合を考える．医師のオーダ情報は薬剤部門システムに伝送され，薬剤部門システム内でオーダの処理がされる．薬剤部門システムのデータベースにある薬剤管理表にロキソニン錠の在庫が適正であることを確認し，薬剤量を薬剤管理表から減らし，オーダ表の患者の処方量を記録して，最後にコミット（Commit）を行う．トランザクション処理は，例に示したようにデータベースで行われる一連の処理をいう（**図V-2-3**）．このトランザクション処理中は，他の医師からのロキソニン錠のオーダの処理は許されない．なぜなら，在庫数を超えてオーダを発行する恐れがあるためである．トランザクション処理は一般に四つの特性を持っており，それぞれの特性の英字の頭文字をとって**ACID特性**と呼ぶ．これらの特性について次に説明する．

◆トランザクション

　　①Atomicity（原子性）は，トランザクション中の処理が完全に実行

薬剤管理表

薬剤ID	薬剤名	在庫数
610454085	メバロチン錠	20
620098801	ロキソニン錠	**30**
621925701	クラビット錠	10

オーダ表

患者ID	オーダ内容	数量
・・・	・・・	・・・
8912	ロキソニン錠	**0**
・・・	・・・	・・・

トランザクション処理中

薬剤ID	薬剤名	在庫数
610454085	メバロチン錠	20
620098801	ロキソニン錠	**30→20**
621925701	クラビット錠	10

患者ID	オーダ内容	数量
・・・	・・・	・・・
8912	ロキソニン錠	**0→10**
・・・	・・・	・・・

トランザクション処理結果

薬剤ID	薬剤名	在庫数
610454085	メバロチン錠	20
620098801	ロキソニン錠	**20**
621925701	クラビット錠	10

患者ID	オーダ内容	数量
・・・	・・・	・・・
8912	ロキソニン錠	**10**
・・・	・・・	・・・

図V-2-4　独立性（Isolation）
トランザクション処理中，ロキソニン錠の数を更新中に数の不整合が発生しているかもしれないが，その状態を外から見ることはできない．

されるか，まったく実行されないかを保証する．つまり，中途半端な処理を行わないことである．先の例では，薬剤の在庫の更新処理は完了したが処方オーダは完了していない，ということが起こらないようにする（**図V-2-3**）．

②Consistency（一貫性）は，トランザクションの開始と終了時に，整合性を満たしていることを保証する．処方オーダを正常に終了するには，オーダ時に適正な薬剤の在庫があり，オーダ終了時の在庫数は0以上の必要がある，ということである．

③Isolation（独立性）は，トランザクション処理中の状態は見えず，処理結果の状態のみを観測できることをいう．例えば，ロキソニン錠を10錠処方するとき，在庫があることを確認して在庫表の在庫数から10錠引く処理を行い，その後オーダ表に10錠入力する処理を行うが，処理途中の状態は見ることができない（**図V-2-4**）．

④Durability（永続性）は，トランザクションの完了通知を利用者が受け取った時点で，データベースには確実にデータが記録され，データは失われないことを保証する．したがって，システムが障害を受けてもデータは失われない．

セキュリティ機能は，データベースに保存された重要なデータや個人情報が，漏洩したり破壊されたりするリスクを回避するために備わっている．認証機能は，データベースにアクセス可能な利用者を，パスワード認証や生体認証を用いて識別する機能である．アクセス権限制御機能は，データベースや表に対する**アクセス権限**（参照，入力，変更，削除）を，誰に与えるのか設定する機能である．監査ログは，操作者・操作日時・操作内容・操作結果の正常や異常などの処理状況が記録され，セキュリティに関する問題が発生した際に，原因を特定するために使用される．

物理的データ独立性は，ハードディスクなどに作成されたデータベースが大きくなり，さらに別なハードディスクに増加分のデータベースを構築しても，RDBMSを利用してデータベースにアクセスするアプリケーションはその影響を受けないことをいう．つまり，アプリケーションはRDBMSを介在させることによって，物理的データの所在を意識する必要がなくなる．

　データベース言語は，データベースの作成や削除，権限の構築や利用者への権限付与，表の作成や削除，表への情報の入力・抽出・更新・削除などデータベースを操作する際に用いる言語であり，一般的にSQLが用いられている．次節で詳細に説明する．

　RDBMSには，オラクル社が開発したOracle DatabaseやIBM社のDB2など有償のもの，オープンソースで公開されているMySQLやPostgreSQLなど無償のものがある．RDBMSはデータベース管理システムの主流であるが，オブジェクトの考えを取り入れ，データとその処理を一つのオブジェクトとして管理するオブジェクト関係データベース（ORDBMS：Object RDBMS）なども利用されている．

3) 構造化問い合わせ言語（SQL）

◆SQL

　構造化問い合わせ言語（**SQL**：Structured Query Language）はデータベースの定義や操作を行うためのデータベース言語であり，RDBMSなどに実装されている．SQLは，データベースのデータ定義言語，データ制御言語，データ操作言語の3種類の言語を提供する．

　データ定義言語（DDL：Data Definition Language）は，物理的に存在するハードディスクなどに，ファイルとしてデータベースの作成などを行う言語である．データベースに論理的な表を作成したり，複数の表の関係を定義したりもする．例えば，CREATE文を使ってデータベースや表を作成したり，DROP文によって必要のない表やデータベースを削除したりする．

● データベースファイルの作成の例（データベースclinical_recordsを作成する）

　　CREATE DATABASE clinical_records ;

● データベースファイルの削除の例

　　DROP DATABASE clinical_records ;

　データ制御言語（DCL：Data Control Language）は，データベースを利用する権限を利用者に付与（GRANT文）したり，剥奪（REVOKE文）したり，トランザクションの開始（BEGIN文）と確定（COMMIT文）を行ったり，トランザクションの途中で取り消し（ROLLBACK文）を行ったりする言語である．

● 権限の付与の例（医師doctorにoder_table表に対するすべての操作

権限を与える）

    GRANT all ON order_table TO doctor；

データ操作言語（DML：Data Manipulation Language）は，表に対するデータの入力（INSERT文），更新（UPDATE文），抽出（SELECT文），削除（DELETE文）などを行う言語である．日常的なデータベースの作業の多くは，データ操作言語を用いて行う．

- データの入力の例（田中一郎の情報を患者表patient_tableに入力する）

    INSERT INTO patient_table VALUE（'8621','田中一郎','男','19800911'）；

- データの更新の例（患者番号7655の氏名を変更する）

    UPDATE patient_table SET pt_name＝'佐藤二郎' WHERE id＝'7655'；

- データの抽出の例（患者表の患者番号と氏名を抽出する）

    SELECT id, pt_name FROM patient_table；

- データの削除の例（患者表の患者番号6302を削除する）

    DELETE FROM patient_table WHERE id＝'6302'；

    RDBMSはSQLを扱うための機能をコンソールなどで提供しているため，利用者は容易にデータベースに接続でき，データの抽出や更新などが行える．RDBMSはさまざまなプログラミング言語向けに，SQLを用いた操作を可能にするツールやライブラリを提供している．これらを用いて，病院情報システムなどは自システム内で直接データベースを操作し，データの抽出や更新などを行っている．

4) データベースのファイル

    データベースに格納される情報以外にも，データベースに関連したいくつかのファイルが存在し，これらのファイルの情報と連携しながら病院情報システムは稼働している．ここでは，関連する重要なファイルを説明する．

    マスタファイル（Master File，**マスタ**，マスタデータ）は一般的に，コンピュータで情報を処理するときに必要な基本情報を保存したファイルである．例えば傷病名マスタファイル（または傷病名マスタ）には，傷病名称・ICD-10コード・傷病名コードなどが保存され，データベースシステム内で名称とコードやコード間の変換などに利用される．マスタファイルは，ほとんど変更することがない基本的な情報を管理していることが特徴である．傷病名マスタの他にも，処置マスタ・薬品マスタ・臨床検査マスタなどたくさんのマスタファイルがあり，これらのマスタファイルとデータベースシステムが連携して稼働している．RDBMSでは，マスタファイルをテーブルとしてデータベースに格納して利用する．

    トランザクションファイル（Transaction File）は，トランザクショ

◆マスタファイル

◆マスタ

◆トランザクションファイル

ン処理が完了した内容を時系列に記録したファイルである．データベースへのデータの追加・更新・削除など，データベースに対して変更が行われた内容を保存する．トランザクションファイルは，データベースの障害時にバックアップファイルとともにデータベースの復旧やマスタファイルの更新に利用する．

◆ バックアップファイル

　バックアップファイル（Backup File）は，ハードウェアの故障などでデータが失われても復旧できるように，データやプログラムを他の記憶装置や記録媒体に保存したファイルである．バックアップ方法などについては次節で説明する．

◆ ログファイル
◆ ログ

　ログファイル（Logging File，ログ）は，コンピュータの利用状況やデータベースの処理状況などを処理順に記録したファイルである．ログファイルに記録されたデータをログという．トランザクションファイルや監査ログファイルは，ログファイルの一つである．

5) バックアップとリカバリ

　病院情報システムなどの医療情報システムは，データベースと密接に関係し動作している．データベースが何らかの障害に遭遇した時，診療業務に重大な被害を与えることもあるため，障害前の状態に復旧できるようにバックアップをとっておく必要がある．

◆ バックアップ

　バックアップには，フルバックアップ，差分バックアップ，増分バックアップなど，主に三つの方式がある（**図V-2-5**）．

　フルバックアップは，システムに保存されているすべてのデータを他の記録媒体にコピーする方式である．この方式はバックアップの時間が長くなりシステムへの負担が大きい．

　差分バックアップは，フルバックアップ後に変更された分だけを他の記録媒体にコピーする方式である．この方式はフルバックアップとの差分をコピーするので，コピーするたびにファイルサイズは大きくなる（**図V-2-5a**）．

　増分バックアップは，前回バックアップした後に変更された分だけを他の記録媒体にコピーする方式である．前回バックアップから増えた分のバックアップなのでファイルサイズは他に比べて大きくならないが，リストアにはすべての増分バックアップが必要になる（**図V-2-5b**）．

　データベースに障害が発生した場合は，バックアップファイルやトランザクションファイルを用いてデータベースの復旧を行う．

◆ リカバリ

　リカバリ（recovery）は，復旧，復帰，回復，修復，復元，リストアなどを意味する．障害が発生したシステムを修復したり，起動できなくなったシステムを再インストールしたり，破損したデータベースを障害時のトランザクションの開始前の状態まで戻したりすることなどを指す．

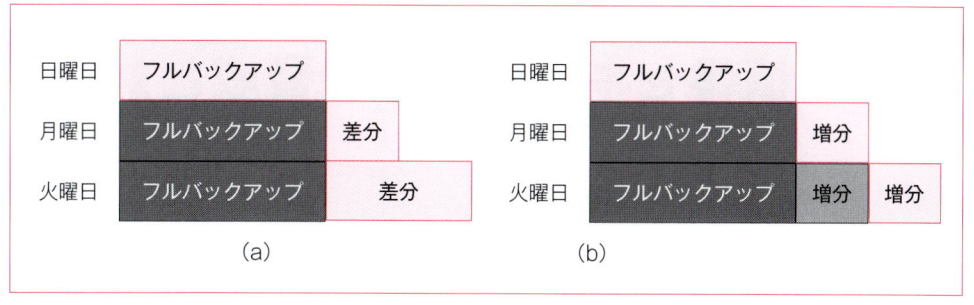

図V-2-5　フルバック, 差分バックアップと増分バックアップの例
a. 日曜日にフルバックアップをとり, 月曜日以降はフルバックアップから増えた分のバックアップ (差分バックアップ) をとる場合である.
b. 前日までのバックアップから増えた分のバックアップ (増分バックアップ) をとる場合である.

　リストア (Restore) は, バックアップファイルを用いてデータベースを復元することを指す. データベースを復元するには, フルバックアップファイルと差分バックアップが必要である. 差分バックアップの代わりに増分バックアップを用いる場合は, フルバックアップ後にコピーした, 複数の増分バックアップファイルが必要である. リストアでは, 最後にバックアップした時点までのデータしか復元できない. その後のデータベース更新情報はトランザクションファイルに記録されているので, トランザクションファイルを用いて, 障害発生の直前状態までデータベースの復元 (リカバリ) を行う.

情報セキュリティの脅威と対策

1) 情報セキュリティの要素

◆情報セキュリティ

　情報セキュリティとは，不正なアクセスや利用，漏えい，改ざん，破壊などから情報資産を守ることである．JIS Q 27000:2014においては，「情報の機密性，完全性，および可用性を維持すること．さらに，真正性，責任追跡性，否認防止，信頼性などの特性を維持することを含めることもある．」と定義されている．この定義で示される7つの要素は，JIS Q 13335-1: 2014において**表V-3-1**のように定義されている．なお，ここでいうエンティティとは，ヒト，システム，プロセス，プログラム，情報などを指す．

　表V-3-1に示す要素のうち，機密性（Confidentiality），完全性（Integrity），可用性（Availability）は「情報セキュリティの3要素」とも呼ばれ，その頭文字をとってCIAとも表現される．

◆機密性
（Confidentiality）
◆完全性（Integrity）

◆可用性（Availability）

　機密性（Confidentiality）とは，許可された者だけが情報資産にアクセスできる状態を確保することをいう．**完全性（Integrity）**とは，情報資産が破壊，改ざん，消去されることなく完全で正確である状態を確保することをいう．**可用性（Availability）**とは，情報資産へのアクセスを許可さ

表V-3-1　情報セキュリティの各要素（JIS Q 13335-1: 2014）

用　語	定　義
機密性 （Confidentiality）	認可されていない個人，エンティティまたはプロセスに対して，情報を使用不可または非公開にする特性．
完全性 （Integrity）	資産の正確さ，および完全さを保護する特性．
可用性 （Availability）	認可されたエンティティが要求したときに，アクセスおよび使用が可能である特性．
真正性 （Authenticity）	ある主体または資源が，主張どおりであることを確実にする特性．真正性は，利用者，プロセス，システム，情報などのエンティティに対して適用する．
責任追跡性 （Accountability）	あるエンティティの動作が，その動作から動作主のエンティティまで一意に追跡できることを確実にする特性．
信頼性 （Reliability）	意図した動作および結果に一致する特性．
否認防止 （Non-Repudiation）	ある活動または事象が起きたことを，後になって否認されないように証明する能力．

れた者が，必要なときにいつでも利用可能である状態を確保することをいう．

　情報セキュリティの3要素は，電子カルテ保存の3基準（真正性，見読性，保存性）とは目的や目指すべきものが異なるため，混同しないようにする必要がある．

2) 情報セキュリティの対象

　情報セキュリティの基本的な考え方は，情報セキュリティの各要素を維持し，**情報資産**をいかにして守るかということである．情報セキュリティで守るべき情報資産には，紙媒体もしくは電子化された情報，ソフトウェア資産，物理的資産，サービス，人および保有スキル，組織の評判やイメージなど情報に関連するすべてのモノが含まれる． ◆情報資産

　情報資産を脅かす内外の要因を**脅威**と呼び，脅威によって情報資産が損なわれる可能性を**リスク**という．情報資産を守る側に存在する，脅威がつけ込むことのできる弱点を**脆弱性**と呼び，実際に情報資産が損なわれてしまった状態をインシデントという．これらの関係を**図V-3-1**に示し，JIS Q 13335-1: 2014の定義を**表V-3-2**に示す． ◆脅威 ◆リスク ◆脆弱性

　情報セキュリティを維持確保するためには，存在する脅威を知っておく必要がある．脅威の分類にはさまざまなものがあるが，JIS Q 13335-1: 2014における脅威の分類例を**表V-3-3**に示す．この分類例では，脅威を人間による脅威と環境による脅威に大別し，さらに人間による脅威を意図的脅威と偶発的脅威に分けている．

　環境による脅威は，地震や落雷などの不測の災害によるものである．その対策としては，データのバックアップやシステム復旧の事前準備などが有効である．

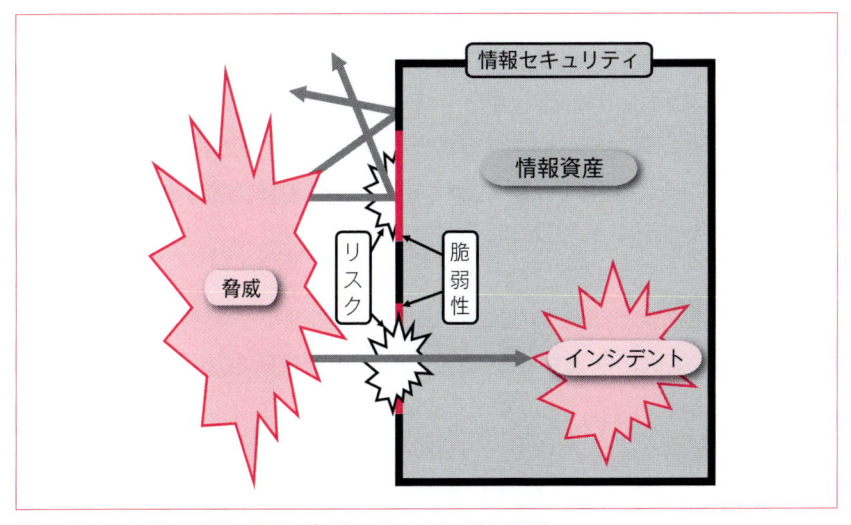

図V-3-1　情報資産に対する脅威とリスクなどの関係

表V-3-2　情報資産に関連する用語（JIS Q 13335-1: 2014）

用　語	定　義
脅威 （Threat）	システムまたは組織に損害を与える可能性があるインシデントの潜在的な原因.
リスク （Risk）	ある脅威が，資産または資産のグループの脆（ぜい）弱性につけ込み，そのことによって組織に損害を与える可能性.
インシデント （Incident）	事業活動または情報セキュリティを損ねる可能性のある，予期しない，または望んでいない事象.
脆弱性 （Vulnerability）	一つ以上の脅威がつけ込むことのできる，資産または資産グループが持つ弱点.

表V-3-3　脅威の分類（JIS Q 13335-1: 2014）

分　類	人　間		環　境
	意図的	偶発的	
脅威の例	盗聴 情報の改ざん システムのハッキング 悪意のあるコード 盗難	誤り及び手ぬかり ファイルの削除 不正な経路 物理的事故	地震 落雷 洪水 火災

　人間による意図的脅威は，悪意のある者による意図的な攻撃などによって生じる脅威である．コンピュータネットワークに接続された環境では，コンピュータウイルスやパケット盗聴などのように，コンピュータプログラムが介在する技術的脅威が多く存在する．人間による脅威の偶発的脅威には，紛失や操作ミスなどの人為的ミスが含まれる．これらの人間による脅威には，技術的な対策や規則・制度的な対策などが有効である．規則・制度的な対策で最も重要なのは，情報セキュリティポリシーの策定である．情報**セキュリティポリシー**とは，組織の情報セキュリティに関する方針を明文化し，体系的にまとめた文書である．組織としての考え方や実施すべき対策を明確にし，継続的な改善を行うことによって，組織構成員の情報セキュリティに対する意識の統一や意識の向上が図られる．「基本方針」「対策基準」「実施手順」の3階層で構成されるのが一般的で，「基本方針」のみ，もしくは「基本方針」と「対策基準」を情報セキュリティポリシーと呼ぶこともある．

◆**セキュリティポリシー**

3) 技術的脅威

　本項では，人間による意図的脅威のなかで代表的な技術的脅威について述べる．

（1）マルウェア

　コンピュータウイルスを含む悪意のあるソフトウェアを総称して**マルウェア**と呼ぶ．マルウェアとは「悪意のあるソフトウェア（Malicious

◆**マルウェア**

表V-3-4　コンピュータウイルスの機能（コンピュータウイルス対策基準，経済産業省）

①自己伝染機能	自らの機能によって他のプログラムに自らをコピーしまたはシステム機能を利用して自らを他のシステムにコピーすることにより，他のシステムに伝染する機能.
②潜伏機能	発病するための特定時刻，一定時間，処理回数等の条件を記憶させて，発病するまで症状を出さない機能.
③発病機能	プログラム，データ等のファイルの破壊や，設計者の意図しない動作をする等の機能.

Software)」を短縮した言葉で，動作や経路などの感染形態の違いから，コンピュータウイルス，ワーム，トロイの木馬の３つに分類されることが多い.

■1 マルウェアの分類

a）コンピュータウイルス

コンピュータウイルスは，ファイルやプログラムに寄生し，他のプログラムやデータに対して，意図的に何らかの被害を及ぼすように作られたマルウェアであり，**表V-3-4**に示す**コンピュータウイルスの機能（自己伝染機能，潜伏機能，発病機能）**を一つ以上有するものと定義されている.病原体のウイルスと動作が似ていることに由来する.マルウェアと同義でこの名称が用いられることもある.

◆コンピュータウイルス

◆コンピュータウイルスの機能
◆自己伝染機能
◆潜伏機能
◆発病機能

2017年5月以降に話題になったランサムウェアは，感染するとハードディスク内のデータが暗号化され，システムへのアクセスを制限される.この制限を解除するためにマルウェアの作者へ身代金の支払いが要求されることから，身代金要求型ウイルスともいわれる.

なお，マイクロソフト社から発売されているワープロソフトのWordや表計算ソフトのExcelなどのOfficeアプリケーションのマクロ機能を悪用して作成されたコンピュータウイルスを特に**マクロウイルス**と呼ぶ.

◆マクロウイルス

b）ワーム

ワームは，自己増殖するマルウェアである.ウイルスと異なり感染対象のプログラムを必要とせず，自分自身の複製（コピー）を作成することによって感染活動（自己増殖）を行う.ネットワーク内を這い回る虫のように見えることに由来する.

◆ワーム

c）トロイの木馬

トロイの木馬は，利用者を騙してコンピュータへ侵入し，データの破壊，情報漏えい，他コンピュータへの攻撃補助などを行うマルウェアである.贈り物と称して兵隊を忍ばせた木馬を相手に送り，内部から攻撃をしたギリシア神話におけるトロイの木馬に由来する.

◆トロイの木馬

■2 マルウェアの感染経路

コンピュータウイルスを含むマルウェアは，インターネットからのダウンロード，ウイルスに感染したWebサイトの閲覧，電子メールのリ

ンクや添付ファイル，外部記憶メディアの利用，などさまざまな経路でコンピュータに侵入する．以下に，代表的な**コンピュータウイルスの感染経路（侵入経路）**を説明する．

◆ コンピュータウイルスの感染経路（侵入経路）

a）電子メール

マルウェアが仕込まれたファイルが電子メールに添付（添付ファイル）されており，ユーザがそのファイルを開くことによって侵入される．

受信者の意向を無視して無差別かつ大量に一括して送信されるメールを**スパム**メールといい，マルウェアに侵入されるとスパムメールの送信元になってしまう可能性もある．

◆ スパム

b）コンピュータネットワーク

ネットワークに接続された情報システムにおいて，プログラムの不具合や設計上のミスが原因となって生じた情報セキュリティ上の欠陥である**セキュリティホール**をつかれてマルウェアに侵入される．セキュリティホールを修正するプログラムである**セキュリティパッチ**（サービスパック等）を適用する（Windows Update等）などのセキュリティ対策を怠り，脆弱性を放置しているコンピュータが主な対象となる．

◆ セキュリティホール

◆ セキュリティパッチ

c）P2Pファイル交換ソフト

P2P（Peer to Peer）ファイル交換ソフト（ファイル共有ソフト）とは，ネットワークに接続されたコンピュータが対等な関係で相互に接続し，直接データ送受信を行う通信方式である．P2Pファイル交換ソフトとは，インターネットを通じてファイルを不特定多数で共有することを目的としたソフトウェアであり，代表的なものにWinny（ウィニー）がある．

◆ P2P（Peer to Peer）ファイル交換ソフト（ファイル共有ソフト）

ファイル共有ソフトから入手したファイルにマルウェアが混入している場合があり，侵入されるとコンピュータ内のファイルやデータが勝手に共有され，個人情報や機密情報が不特定多数に漏えいするだけでなく，著作権侵害を幇（ほう）助する可能性もある．

3 マルウェア対策

マルウェアは，ユーザが気づかないうちに侵入してくることが多いため，作成者が不明なファイルは開かない，セキュリティパッチを随時適用する，不必要なソフトウェアはインストールしない，などの対策だけでは不十分であり，何らかのシステム的な対策が必須である．

マルウェア対策の基本であり，かつ代表的なものは，**コンピュータウイルス対策ソフト（ワクチンソフト／アンチウイルスソフト）**の導入である．導入することによって，すでに侵入したマルウェアを検出して除去（駆除や隔離）し，今後の侵入を防止することができる．

◆ コンピュータウイルス対策ソフト（ワクチンソフト／アンチウイルスソフト）

コンピュータウイルス対策ソフトは従来，マルウェアの特徴などを記述した**コンピュータウイルス定義ファイル（パターンファイル）**を用いて，検査対象のファイルと照合し，マルウェアか否かを判定してきた．

◆ コンピュータウイルス定義ファイル（パターンファイル）

このようなソフトを，ブラックリスト方式のウイルス対策ソフトという．この方式では，新しいマルウェアが日々登場していることから，ウイルス定義ファイルや駆除プログラムを定期的に更新する必要がある．

　このような状況において，ブラックリスト方式のウイルス対策ソフトがすべてのマルウェアを網羅するのは難しい．そこで近年では，マルウェアではない正当なファイルを示すホワイトリストを作成し，リストにないファイルが存在したり，正当であるはずのファイルが改変されたりすることを検知する，ホワイトリスト方式のウイルス対策ソフトウェアが登場している．

　万が一，ウイルスに感染した場合，あるいは感染したかもしれないと感じた場合，システムの使用を中止するとともに，直ちにシステム管理者へ連絡し，管理者の指示に従うようにする．また，ネットワーク経由でパソコン内のデータが送信されたり，他の端末に攻撃されたりする可能性があるため，有線LANならLANケーブルを抜き，無線LANならWi-Fi機能をオフにしてオフラインの状態にすることが推奨される．USBメモリ等の記録メディアを介して感染することもあるため，感染端末への記録メディアの着脱も行わないようにする．

(2) 不正アクセス・サービス妨害攻撃

■1 不正アクセス

　情報システムへのアクセス権を持たないものが他人のパスワードを入手するなどしてアクセス権を不正に取得し，システムに侵入する行為を**不正アクセス**という．システムへの不正アクセスは多くの場合，以下にあげる行為や目的のために行われる． ◆不正アクセス

a) 盗聴

　インターネットをはじめとするコンピュータネットワーク上の情報システムは，データを「パケット」という単位に分割して送受信している．**盗聴**（パケット盗聴）とは，悪意のある第三者がネットワークを流れるパケットを集め，データを盗み見る行為をいう． ◆盗聴

　多くの場合，パケット盗聴は，データそのものよりも，システムを利用するための情報（ユーザIDやパスワード等）を取得する目的で行われる．

b) なりすまし

　他人のユーザIDやパスワードなどを用いて，正規ユーザとして情報システムを利用する行為を**なりすまし**という．クレジットカードを不正に使用されたり，悪事の濡れ衣を着せられたりすることもある． ◆なりすまし

c) 改ざん

　不正アクセスなどでコンピュータへ侵入し，設定情報やデータなどを書き換える行為を**改ざん**という．代表的なものにWebページの改ざんがあり，**フィッシング**サイトへの誘導，マルウェアのダウンロード，不 ◆改ざん　◆フィッシング

正ユーザの技術力誇示，企業や組織のイメージ低下などを目的とする場合が多い．

d) 踏み台攻撃

不正アクセスを行う際の中継地点として遠隔地のコンピュータを不正利用すること，および不正利用されたコンピュータから他コンピュータへの不正アクセス行為を踏み台攻撃という．不正利用されたコンピュータは踏み台と呼ばれる．攻撃を受けたコンピュータは，不正利用されたコンピュータからの攻撃に見えるため，本来の攻撃者の身元を隠蔽（ぺい）できる．

◆踏み台

❷サービス妨害攻撃

ソフトウェアの脆弱性やマルウェアを使った攻撃以外で，システム運用に多大な影響を及ぼすものとして，本来のサービスを提供できないようにするサービス妨害攻撃がある．代表的なものとして，インターネット経由でサーバに大量のパケットを送って過負荷を与え，サービス低下もしくは停止を引き起こさせるDoS（Denial of Service）［ドス］攻撃がある．

◆サービス妨害

DoS攻撃は，ネットワークに接続されたコンピュータに過負荷をかけるもの，ネットワークに過剰なデータを流すもの，コンピュータの脆弱性を悪用して異常処理を発生させるものなどがある．DoS攻撃を受けることで脆弱性が増大し，不正侵入されることもある．

◆DoS攻撃

踏み台とされた複数のコンピュータからDoS攻撃を行うDDoS（Distributed DoS）攻撃もある．

4) 技術的対策

本項では，技術的脅威への代表的な対策について述べる．

（1）不正アクセス・サービス妨害攻撃の対策

不正侵入・サービス攻撃に対するネットワーク技術としては，暗号化技術，フィルタリング，ファイアウォール，侵入検知システム（IDS），侵入防止システム（IPS），ユーザ認証技術などがある．暗号化技術は次項で詳述するため，ここではその他の主な技術について解説する．

❶フィルタリング

◆フィルタリング

指定した条件によって通信を制限する仕組みを，フィルタリングという．

TCP/IPを用いたネットワークでは，パケットと呼ばれる単位でデータが伝送され，ポート番号でサービスが識別されている．各パケットには，送信元IPアドレス，相手先IPアドレス，送信元ポート番号，相手先ポート番号などを含んだヘッダ情報が付加されており，これらの情報に基づいて，通信を許可あるいは禁止することを，パケットフィルタリングと呼ぶ．ポート番号のみを用いた場合はポートフィルタリング，IPア

ドレスのみを用いた場合はIPアドレスフィルタリングと呼ぶこともある.

ネットワークに接続する機器のMACアドレスをあらかじめ登録しておき, 許可された機器以外の通信を遮断するMACアドレスフィルタリングもある.

▣ ファイアウォール

必要な通信のみを通過させ, 不要な通信を遮断することによって, 保護すべきネットワークへの不正アクセスを防ぐ仕組みを**ファイアウォール**という. ファイアウォールの多くが, アクセス制御機能 (フィルタリング等) とアドレス変換機能 (NAT, NAPT, PAT, IPマスカレード等) を持つ. 火災の延焼を防ぐ防火壁に由来する. ◆ **ファイアウォール**

ファイアウォールは不正アクセスを防ぐ機能であるため, 許可されたアクセスを利用した攻撃 (ウイルス, セキュリティホールへの攻撃, DoS攻撃等) を防ぐことは難しい.

▣ DMZ

外部ネットワーク (インターネット等) と内部ネットワーク (LAN等) の間に配置できる, ファイアウォールに守られた領域のことを, **DMZ** (DeMilitarized Zone) という. 非武装セグメントや非武装地帯とも呼ばれる. ◆ **DMZ**

内部ネットワークへの直接侵入を防ぐための緩衝地帯として設けられ, 外部と内部の両方から利用される公開サーバ (Webサーバ, メールサーバ, DNSサーバ等) を設置する. **図Ⅴ-3-2**はDMZを考慮したネットワーク構成の一例である.

▣ 侵入検知システム

ネットワークを流れるパケットやホストのログを監視して, 不正アクセスを検知し警告するシステムを**侵入検知システム** (IDS:Intrusion Detection System) という. IDSは基本的に, 検出するだけで防御する機能はない. ファイアウォールはパケットの中身を監視せず, IDSにはアドレス変換機能がないことから, ファイアウォールとIDSはどちらかではなく, 併用することが望ましい. ◆ **侵入検知システム**

▣ 侵入防止システム

侵入防止システム (IPS:Intrusion Prevention System) はIDSの機能を拡張したシステムである. IDSが不正アクセスを検知して警告するだけなのに対し, IPSは不正アクセスを検知すると自動的に防御する. IDP (Intrusion Detection and Prevention) とも呼ばれる. ◆ **侵入防止システム**

▣ 認証技術

情報資産に許可された利用者のみがアクセスして利用できるように, 利用者が本人であることを確認するための技術を**認証技術**という. ◆ **認証技術**

ユーザの認証技術の代表的なものはパスワード認証であり, 他にもワ

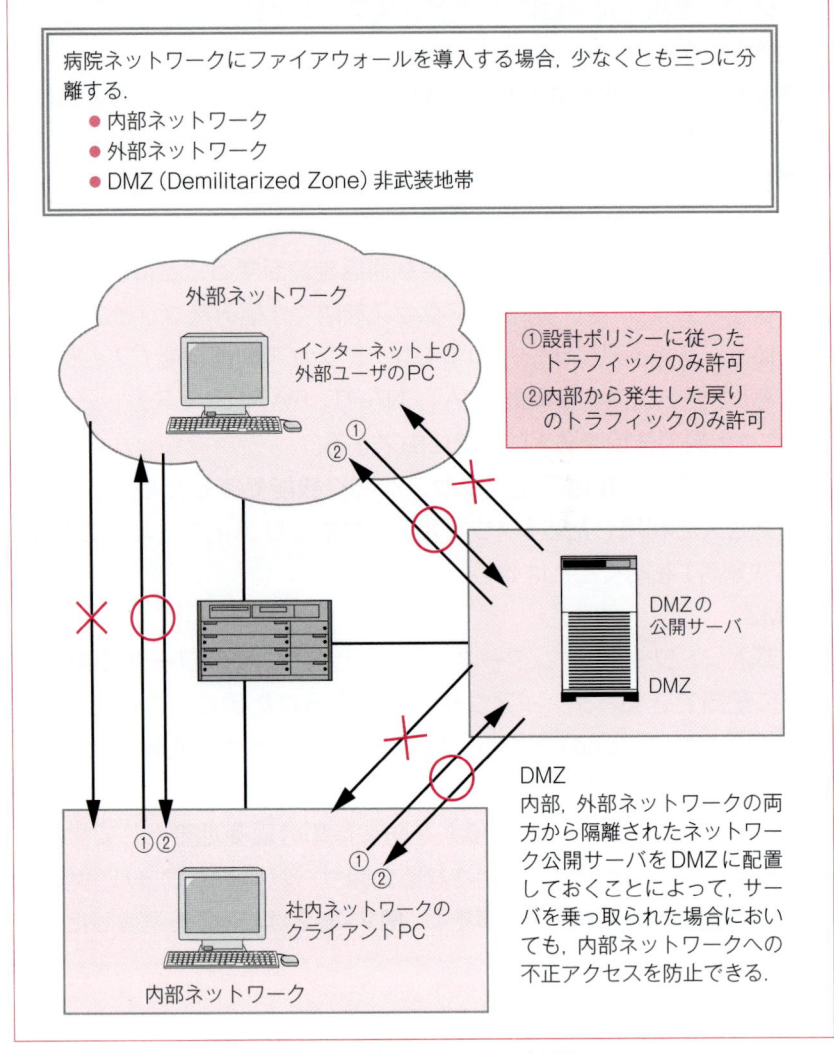

図V-3-2 ファイアウォール導入時のネットワーク構成例

(医療情報第6版情報処理技術編：篠原出版新社, 2019, p223)

ンタイムパスワード認証，生体認証などがある．

a) パスワード認証

利用者を識別するID (IDentification) と，利用者しか知らないパスワードと呼ばれる文字列を組み合わせて入力し，入力された情報とすでに登録済みの情報とを照合することにより，利用者本人であることを証明する認証方式を**パスワード認証**という．

b) ワンタイムパスワード認証

パスワード認証において，利用したパスワードを1回限り（ワンタイム）で使い捨てにする認証方式を**ワンタイムパスワード認証**という．利用したパスワードは再利用できないため，パスワードが漏えいしても悪用されない．トークンと呼ばれる機器によって一定時間間隔で自動生成されるパスワードを利用する「時刻同期方式」や，パスワードの代わり

◆ パスワード認証

◆ ワンタイムパスワード
認証

にチャレンジやレスポンスという情報を利用する「チャレンジ／レスポンス方式」などがある.

c）生体認証

人間の身体的特徴や行動特性などの生体情報を用いる認証方式を**生体認証**といい, バイオメトリクス認証とも呼ばれる. すべての人が持ち, 同じ特徴もしくは特性を持つ人が他に存在せず, 時間的に変化しないといった条件が必要になることから, 認証に用いることができる生体情報は限られる. 身体的特徴としては指紋・静脈・虹彩・声紋・顔・DNAなど, 行動特性としては筆跡・キーストローク・歩行・まばたきなどを用いた認証が実用化されている.

◆生体認証

（2）暗号化技術

暗号化技術は暗号化に関連する技術の総称であり, 共通鍵暗号方式や公開鍵暗号方式などがある. 暗号化技術を用いることによって, 盗聴・なりすまし・改ざんなどの技術的脅威から情報資産を守ることができる. ここでは暗号化技術について述べ, 暗号化技術の応用例として電子署名, PKI, VPN, 無線LANのセキュリティなどについて解説する.

❶暗号化と復号

暗号化技術の重要な要素として, 暗号化・復号・平文・暗号文がある. 文やデータなど（以下, メッセージとする）を第三者が理解できないようにするため, 一定の規則に従って他の文やデータなどに置き換えることを**暗号化**という. 逆に, 置き換えられる前のメッセージに戻すことを**復号**という. 置き換えられる前のメッセージを**平文**, 置き換えられた後のメッセージを**暗号文**と呼ぶ. 復号には操作の意味が含まれるため, 復号化とするのは誤用である. あえて化を付けるのであれば平文化となるが, 用いられることは少ない.

◆暗号化技術

◆暗号化

◆復号

◆平文

◆暗号文

暗号化および復号で用いられる規則のことを暗号化アルゴリズムといい, その規則で用いられる情報を鍵（キー）と呼ぶ. 鍵は数字や文字列とするのが一般的である. 暗号化技術は, 鍵の取り扱いによって大きく「共通鍵暗号方式」と「公開鍵暗号方式」に分類できる.

a）共通鍵暗号方式

同じ鍵を利用して, 暗号化と復号を行う暗号方式を**共通鍵暗号方式**という. 秘密鍵暗号方式や対称鍵暗号方式と呼ばれることもある. この暗号方式で用いる鍵は**共通鍵**という. 暗号化と復号に共通鍵を使用するため, 送信者と受信者の双方が共通鍵を知っている必要がある. 第三者には共通鍵を公開しないため, 第三者がメッセージを見たとしても, メッセージの内容は理解できない.

◆共通鍵暗号方式

◆共通鍵

共通鍵を共有するためには何らかの媒体を介して共通鍵を配送する必要があり, 鍵を配送する過程で漏えいする可能性があるため, 公開鍵暗号方式と比べてセキュリティは低いが, アルゴリズムが単純なため処理

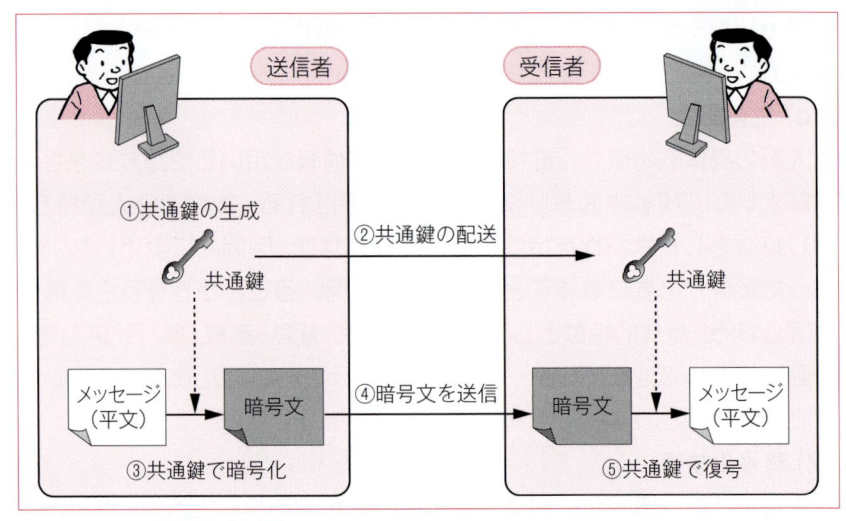

図V-3-3　共通鍵暗号方式

（医療情報第6版情報処理技術編：篠原出版新社, 2019, p178）

速度は速い.

　共通鍵暗号方式によるメッセージの流れを以下に示す（**図V-3-3**）.

　①送信者は共通鍵を生成する.

　②送信者は生成した共通鍵を安全な方法で受信者へ配送する.

　③送信者は生成した共通鍵でメッセージを暗号化する.

　④送信者は暗号文を受信者に送信する.

　⑤受信者は受信した暗号文を事前に受け取った共通鍵で復号する.

　b）公開鍵暗号方式

　公開鍵と秘密鍵（私有鍵とも呼ばれる）の2つの異なる鍵を利用して,

暗号化と復号を行う暗号方式を**公開鍵暗号方式**という. 非対称鍵暗号方

式とも呼ばれる. 公開鍵で暗号化した暗号文は秘密鍵のみで復号でき,

秘密鍵で暗号化した暗号文は公開鍵のみで復号できる. 暗号文を送りた

い場合は受信者の公開鍵で暗号化を行い, 受信者は受信者の秘密鍵で復

号する. **公開鍵**は所有者以外に公開する鍵で, **秘密鍵**は所有者以外には

秘密にする鍵である. 秘密鍵は公開しないため, 第三者がメッセージを

見たとしても, メッセージの内容は理解できない.

　秘密鍵を配送する必要がないため, 鍵を配送する過程で秘密鍵が漏え

いする可能性はなく, 共通鍵暗号方式と比べてセキュリティは高いが,

アルゴリズムが複雑なため処理速度は遅い.

　公開鍵暗号方式によるメッセージの流れを**図V-3-4**に示す.

　①受信者は鍵ペア（公開鍵, 秘密鍵）を生成する.

　②受信者は生成した公開鍵を何らかの方法で公開もしくは送信者へ送

る.

　③送信者は入手した受信者の公開鍵でメッセージを暗号化する.

◆公開鍵暗号方式

◆公開鍵

◆秘密鍵

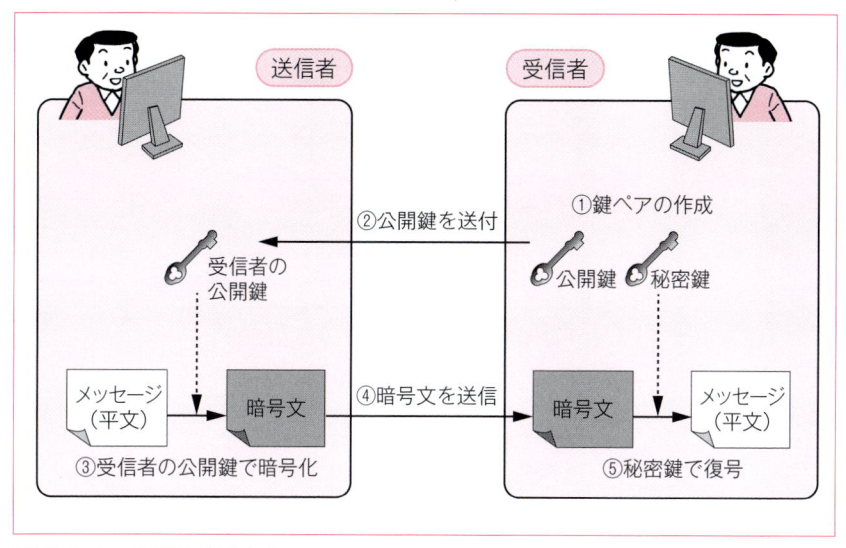

図V-3-4　公開鍵暗号方式

（医療情報第6版情報処理技術編：篠原出版新社, 2019, p179）

④送信者は暗号文を受信者に送信する.

⑤受信者は受信した暗号文を保管している秘密鍵で復号する.

2 電子署名

　公開鍵暗号方式は, 公開鍵で暗号化して秘密鍵で復号することによって暗号化通信を可能にする技術であるが, この暗号化の仕組みとは逆に, 秘密鍵で暗号化して公開鍵で復号することも可能である. 公開鍵は誰でも入手可能な鍵であるため, 秘密鍵で暗号化しても暗号化の意味はない. しかし, 特定の個人しか持ちえない秘密鍵を使用して暗号化したものをペアとなる公開鍵で復号できることは, 秘密鍵の所有者が間違いなく暗号化を行ったことの確認となる. 仮に, 第三者がデータを盗み, 改ざんを試みても, 送信者の秘密鍵がなければペアとなる公開鍵で復号できる暗号文は作成できない. つまり, 秘密鍵での暗号化や公開鍵での復号が可能である点を利用して, 紙文書への押印や手書きの署名と同等の効力をデジタルデータでも実現することができる. これを**電子署名**という.　◆電子署名

　実際には, ハッシュ関数を用いたハッシュ値の暗号化と復号で本人確認を行う. ハッシュ関数とは電子文書から規則性のない固定長の値（ハッシュ値）を生成する手法で, ハッシュ値を電子文書の送信側と受信側で比較することで改ざんの有無を確認できる.

　データの作成者を特定でき, データが改ざんされていないことが確認できるものを電子署名とし, 電子署名のなかで公開鍵暗号方式を用いたものをデジタル署名として使い分ける場合もある. 電子署名による本人確認の流れを**図V -3-5**に示す.

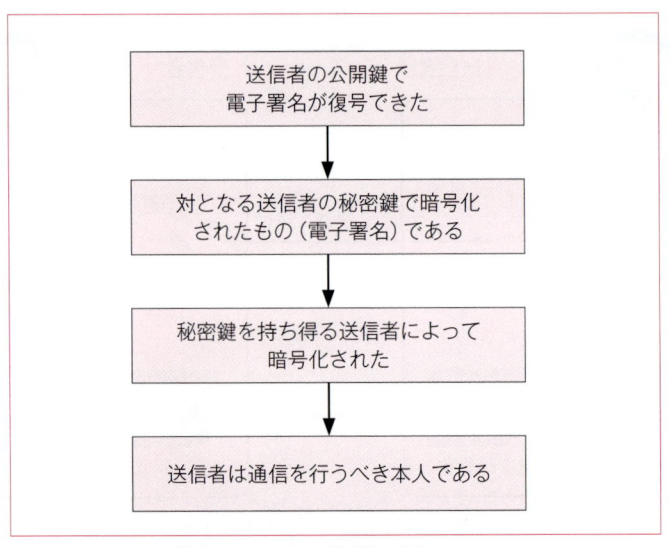

送信者の公開鍵で
電子署名が復号できた

↓

対となる送信者の秘密鍵で暗号化
されたもの（電子署名）である

↓

秘密鍵を持ち得る送信者によって
暗号化された

↓

送信者は通信を行うべき本人である

図Ⅴ-3-5　電子署名による本人確認の流れ
（医療情報第6版情報処理技術編：篠原出版新社, 2019, p190）

❸公開鍵基盤

公開鍵がなりすまされた場合は，公開鍵暗号方式のしくみ自体が破綻し，暗号化による「盗聴の防止」や，電子署名による「なりすましや改ざんの検出」が成立しなくなる．公開鍵暗号方式が破綻しないためには，公開されている公開鍵が所有者のものであるという証明を行う証明基盤が必要であり，この証明基盤のことを**公開鍵基盤（PKI：Public Key Infrastructure）**という．

a）公開鍵基盤の仕組み

公開鍵基盤では，**認証局（CA: Certification Authority）**と呼ばれる機関が公開鍵を保証する仕組みとなっているため，認証局は信頼のおける第三者機関であることが重要である．公開鍵が真に正しいことは，公開鍵と所有者の情報を結びつける電子証明書（**公開鍵証明書**）によって証明され，電子証明書の発行は認証局が担う．

認証局は，電子証明書の申請者が申請した所有者情報を審査する登録局（RA：Registration Authority），登録局からの依頼に基づいて電子証明書の発行や失効を行う発行局（IA：Issuing Authority），電子証明書の情報を公開するリポジトリ（Repository）で構成される．

b）公開鍵基盤を用いた暗号化通信

①SSL

SSL（Secure Sockets Layer）は，ネットワーク上の通信データを暗号化して送受信するためのプロトコルのひとつである．公開鍵暗号方式，共通鍵暗号方式，デジタル署名などのセキュリティ技術を組み合わせて構成されている．SSLを元に標準化したプロトコルとしてTLS（Transport Layer Security）があり，SSL3.0を元に改良が加えられ

◆**公開鍵基盤（PKI： Public Key Infrastructure）**

◆**認証局（CA: Certification Authority）**

◆**公開鍵証明書**

◆**SSL**

たバージョンがTLS1.0である.

　TLSは，Webアクセスに使われるHTTPと組み合わせて利用されることが多い.SSLという呼称が広く普及しているため，「SSL/TLS」や「TLS/SSL」などのように表記されることもある.

　SSL/TLS通信を行う際は，クライアントがSSL/TLSサーバ証明書をサーバから受け取り，クライアントが信頼する認証局の証明書(Webアクセスの場合はブラウザに組み込まれている)を用いて，SSL/TLSサーバ証明書に含まれるデジタル署名を検証する.この検証により，信頼する認証局が証明したサーバであることを確認でき，SSL/TLSサーバ証明書に含まれるサーバの公開鍵を用いて，暗号化通信に必要な共通鍵を暗号化してサーバへ送付することにより，クライアント・サーバ間で暗号化通信が可能となる.

②HTTPS

　HTTPS(Hyper Text Transfer Protocol over SSL)は，WebサーバとWebブラウザ間の通信に使用されるプロトコルであるHTTPにSSL/TLSを付加したプロトコルである.ほとんどのWebブラウザが対応しており，個人情報やクレジットカード情報といった機密性の高い情報を取り扱うWebサイトにおいて，認証や暗号化により送受信を安全に行う手段として普及している. ◆HTTPS

　HTTPSで通信が行われている場合，多くのブラウザではWebブラウザのアドレス(URL)欄に「https://」と表示される.

■4 VPN

　許可された者もしくは機器からのみアクセスできる仮想的な閉じたネットワーク(仮想プライベートネットワーク;仮想専用回線)のことを**VPN**(Virtual Private Network)という.専用線の代わりに公衆回線網を用いて，物理的に離れた場所を繋いだイントラネット(組織内ネットワーク)を構築でき，拠点間で安全な通信ができる. ◆VPN

　VPNは，通信の暗号化，通信相手を確認する認証，離れた地点にある装置間を同一ネットワークのように見せるトンネリング，回線やパケットを論理的に区別するタギングやラベリングなどのセキュリティ技術を組み合わせて構築される.

　拠点間の接続方式として，IPsec-VPNやSSL-VPNなどが普及している.

■5 無線LANのセキュリティ

　電波という目に見えない通信経路を使う無線LANは，盗聴されていることや侵入されていることに気づきにくいため，大きな脅威となる.

　無線LANのセキュリティを高める方法として「**SSID(ESSID)**の設定」や「暗号化方式の設定」などがある.SSID(Service Set ID)は無線LANにおけるアクセスポイント(AP)の識別子であり，SSIDが一 ◆SSID(ESSID)

致する機器としか通信できないため，他のアクセスポイントとの混信を防ぐことができる．複数のアクセスポイントをグループ化したものをESSID（Extended SSID）といい，ESSIDはSSIDと表現される場合が多い．

以下，無線LANのセキュリティ技術について解説する．

a）無線LANのセキュリティ規格

無線LANのセキュリティを高める規格として，WEP，WPA，WPA2などがある．セキュリティ強度は，WEP＜WPA＜WPA2の順に高くなるため，通常はWPA2の利用が望ましい．

①WEP

WEP（Wired Equivalent Privacy）は，無線LAN機器同士（アクセスポイントとクライアントなど）にWEPキー（ネットワークキーとも呼ばれる）を設定し，WEPキーを元に生成される共通鍵を用いて暗号化方式RC4によりパケットを暗号化する．利用できる認証方式には，オープン認証と共有キー認証がある．

以下のようないくつかの脆弱性が指摘されており，現在では使用が推奨されていない．

- 暗号化に使う鍵データの生成が単純であるため，解析が容易である．
- WEPキーを変更しない限り，暗号化に使う鍵は同じものが使用され続ける．
- 通信データの改ざんを検知できない．
- 鍵データの生成方法に問題があり，1分前後で解読できる．

②WPA

WPA（Wi-Fi Protected Access）は，WEPの脆弱性を改善する目的で策定された．暗号化方式としてTKIPの実装は必須とされ，より強力な暗号化方式であるCCMPの実装は任意とされたため，WPAの暗号化方式が表記されていない場合はTKIPであることが多い．

利用できる認証方式には，パーソナルモードとエンタープライズモードがある．パーソナルモードは簡易認証方式としてPSK（Pre-Shared Key）を使うため，WPA-PSKとも表記される．モードが表記されていない場合はエンタープライズモードを指すことが多いが，パーソナルモードでも表記されないことがある．

③WPA2

WPAの改良版であるWPA2（Wi-Fi Protected Access 2）は，WEPやWPAの欠点を解消する目的で策定された．暗号化方式としてCCMPの実装は必須とされたため，WPA2の暗号化方式が表記されていない場合はCCMPであることが多い．

利用できる認証方式には，パーソナルモードとエンタープライズモー

ドがある. パーソナルモードは簡易認証方式としてPSKを使うため,
WPA2-PSKとも表記される. モードが表記されていない場合はエン
タープライズモードを指すことが多い.

b) 暗号化アルゴリズム

① RC4

RC4 (Rivest's Cipher 4 ／ Ron's Code 4) は共通鍵暗号方式のひ
とつで, ストリーム型と呼ぶ暗号技術を採用している. SSLやWEPで
採用されている.

② AES

AES (Advanced Encryption Standard) は, 米国国立標準技術研 ◆AES
究所 (NIST) により米国政府標準暗号とされた次世代暗号化方式で, 共
通鍵暗号方式のひとつである. アルゴリズムとして選定されたRijndael
は, ブロック長は128ビット, 鍵長は128ビット, 192ビット, 256
ビットの3つが利用できるブロック暗号方式で, 暗号強度と処理速度の
双方に優れている.

c) 暗号化方式

① TKIP

TKIP (Temporal Key Integrity Protocol) は, WEPで問題があっ ◆TKIP
た鍵データの生成方法を見直してより複雑にしたもので, 共通鍵の鍵長
を長くし, 一定時間ごとに共通鍵を変えるなど, 暗号化プロセスを強化
することによってセキュリティ強度を高めた. WEP対応の機器でもソ
フトウェアの更新だけで対応できるようにするため, 暗号化アルゴリズ
ムにはWEPと同じRC4が採用された. WPA (TKIP) とWPA2 (TKIP)
の互換性はない.

② CCMP

CCMP (CCM Protocol) は, 使用するアルゴリズムからAESと呼ば
れることが多い. RC4自体の問題を解消するため, 暗号化アルゴリズム
にAESが採用された. WPA (AES) とWPA2 (AES) の互換性はない.

4 ユーザ管理

システムを安全に運用するために，システムの利用者（ユーザ）を管理することを**ユーザ管理**という．システムの管理者（システム管理者）は，システムの利用者に対して，ファイルの作成・削除・読み取り・書き込みなどの権限やプログラム実行権などの権限を付与する．

◆ユーザ管理

1) ユーザ管理の対象

表V-4-1にユーザ管理の対象となる代表的な項目を示す．

コンピュータやネットワークシステムを利用する人物を識別するための番号や略称を**ユーザID（ユーザアカウント）**といい，身分証明書ともなる．ユーザIDは，アルファベット文字，記号，数値，メールアドレスなどが利用されている．

◆ユーザID（ユーザアカウント）

2) ユーザ管理の手法

ユーザ管理においては，ユーザに関する情報管理だけでなく，ユーザIDや**パスワード**設定，認証手法の管理などを適切に行う必要がある．「コンピュータ不正アクセス対策基準」（通商産業省告示第950号）では，ユーザIDやパスワードの取り扱いについて，以下の基準が示されて

◆パスワード

表V-4-1　ユーザ管理の対象となる代表的な項目

事　項	内　容
基本情報	氏名，生年月日，職員番号，職種，所属部署，役職，連絡先（電話番号，メールアドレスなど），登録・発行日時
ユーザID	情報システムのユーザIDに関する規定，ルール管理の容易さ，統一コード体系の採用，登録時や入力時のエラー防止などを考慮して設定する．
初期パスワード	ユーザ登録時に付与するパスワードで，仮パスワードと呼ぶこともある．生成する文字長，文字種，ルールなどに準じて生成する．ユーザに通知後，初回アクセス時や一定期間内の変更を求める．
アクセス権限	付与したアクセス権の種別や内容の記録，複数システムを利用する場合は，どのシステムが利用可能かなども記録する．
利用ルールの周知と承認	情報システムの利用ルールとユーザIDの管理に関して通知し，ユーザが承認した記録を残す．
本人確認記録	登録したユーザIDや登録内容について確認する．ユーザIDの通知（受け渡し）時に本人（または代理者）を確認し，記録に残す．
ユーザIDの停止，削除	不要になったユーザIDの停止や削除を行う．削除の場合は，システムの記録上，問題がないかの確認が必要である．

表V-4-2　パスワード文字列の適切・不適切な例

適・不適	文字列例
適切	英数字のランダムな文字列，すなわち無関係な文字列と数値の組み合わせで，大文字・小文字を混ぜ，可能な場合は記号を含める．
不適切	ユーザID，名前，生年月日，郵便番号，電話番号，組織や会社の名または略名，辞書にある単語，アルファベットや数字の単純な並び（abcdef，123456など）

いる．

- ユーザIDは，複数のシステムユーザで利用しないこと
- ユーザIDは，パスワードを必ず設定すること
- 複数のユーザIDを持っている場合は，それぞれ異なるパスワードを設定すること
- 悪いパスワードは設定しないこと
- パスワードは随時変更すること
- パスワードは紙媒体などに記述しておかないこと
- パスワードを入力する場合は，他人に見られないようにすること
- 他人のパスワードを知った場合は，速やかにシステム管理者に通知すること
- ユーザIDを利用しなくなった場合は，速やかにシステム管理者に届け出ること

基準のなかに「悪いパスワード」とあるが，**表V-4-2**にパスワード文字列の適切・不適切な例を示す．

3) アクセス管理

システム管理者は，ユーザやリソース（機器や資源）に対して，各種アクセス権を適切に付与したり剥奪したりすることにより，情報システムのアクセス制御を行う．アクセス権の設定や変更は何らかの申請に基づいて行われるのが一般的であるが，アクセスログに基づいて行われる場合もある．

（1）アクセス制御

システム内の情報資源に対して，システムを利用するユーザの権限を制御する技術を**アクセス制御**といい，情報流出を防止するためのセキュリティ方策として重要な技術である．　◆アクセス制御

情報システムのアクセス制御を行うためには，ユーザ登録を行う必要がある．**ユーザ登録**とは，システムの利用を希望するユーザに対して，　◆ユーザ登録
ユーザID（アカウント名；ログイン名）やパスワードなど認証に必要な情報を発行し，それらを情報システムに登録することである．ユーザ登録と同時にアクセス権を設定する場合もある．

（2）アクセス権

◆アクセス権

アクセス権（アクセス権限；アクセス許可；パーミッション）とは，狭義には個々のデータやファイルに対する「読み込み」「書き込み」などの権限を指し，広義には周辺装置を「利用」する権限やプログラムを「実行」する権限（実行権）などを含む．システム管理者は，すべてのリソースへの権限を持ち，一般ユーザの権限を変更できる．

（3）アクセスログ

◆アクセスログ

コンピュータやネットワークシステムへのアクセスに関する情報を記録したものを**アクセスログ**という．アクセスログを解析することによって，コンピュータがどのように操作されたのかを知ることができる．記録される情報はシステムによって異なり，例えばWebサーバへのアクセスログであれば，アクセス元のIPアドレス，ドメイン名，アクセス日付と時刻，アクセスしたページ，アクセス元のWebブラウザ名やOS（Operating System）名などが記録される．

4）ユーザ認証

◆ユーザ認証

ユーザ管理の対象には，**ユーザ認証**も含まれる．ユーザ認証とは，システムがユーザを識別するための仕組みである．システムやアプリケーションにアクセスしてきた人物が本人であることを識別し，認証した人物に応じてシステムへのアクセス制御を行う．それぞれの情報システムが採用している認証技術や方法，その認証に使われるもの，認証の有効な範囲などの情報も管理する必要がある．

5）ユーザ教育

システムを適正に利用してもらうという観点から，ユーザマニュアルの整備やユーザ教育などもユーザ管理の対象となる．

◆ユーザマニュアル
◆ユーザ教育

ユーザマニュアルとは，ハードウェアやソフトウェアの使用方法や操作手順に関する取り扱い説明書のことである．**ユーザ教育**とは，システムの有効活用を目的として，システムの目的や操作方法などについてユーザに教育することである．ユーザ教育は，座学による講習会や研修会形式の他，コンピュータと情報ネットワークを利用したeラーニングで行われることもある．

良いマニュアルを整備し，適切なユーザ教育を行うことによって，操作ミスやヘルプデスクへの問い合わせが減り，システムの障害対応やサポート業務を減らすことができる．

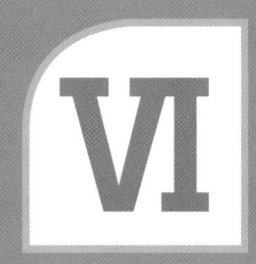

医療情報システムの構成と機能

1. 病院情報システム
- 病院における診療にどのような情報システムが使用されているかを理解しよう.
- 病院の各部門にどのような情報システムが導入されているかを理解しよう.
- 患者の動線と病院で使用されている情報システムの関係を理解しよう.

2. 地域医療情報システムと保健福祉情報システム
- 医療機関以外で導入されている保健医療福祉に関係する情報システムにはどのようなものがあるかを理解しよう.
- 病院と病院, 病院と診療所など医療機関同士をつなぐ情報システムにはどのようなものがあるかを理解しよう.
- 個人の健康記録の電子的な保存方法を理解しよう.

3. 医療情報システムの管理
- 医療情報の信頼性を保つための基準を理解しよう.
- 医療情報を安全に管理するための方法を理解しよう.

病院情報システム

1

　医療情報システムとは，医療で用いられる情報システムを総称したものである．厚生労働省は，レセプトコンピュータ，電子カルテ，オーダエントリシステムなどの医療事務や診療を支援するシステムだけでなく，何らかの形で患者の情報を保有するコンピュータ，遠隔で患者の情報を閲覧・取得するようなコンピュータや携帯端末も範疇として想定し，患者情報が通信される院内・院外ネットワークも含まれるとしている．医療情報システムがどのような環境で機能するものか，全体像を把握してもらうため，地域における保健・医療・福祉連携を**図VI-1-1**に模式的に示した．

　歴史的には，病院において医事会計業務のシステム化から始まった医療情報システムであるが，病院内では各部門のシステム化が進むとともに，院内のネットワーク化によって情報連携が図られた．伝票で相互に情報を伝え合っていた業務形態は，コンピュータネットワークで電子的に送受信されるオーダエントリとして普及していった．記録についても，1999年に診療情報の電子的な保存が容認された後，紙やフィルムの運用から電子的な運用になり，いわゆる電子カルテシステムが導入されることになった．院内の情報システム化が進むと，当然のように院内外の関連機関とのネットワーク連携が求められ，病病・病診連携が現実のものとなってきた．医療機関における診療情報だけでなく，国民一人ひとりの生涯にわたる健康に関する情報も，健診情報を含めて標準化された形式で一元的に管理しようというEHR構想が進められている．国民一人ひとりが，日常的な健康に関する情報も任意に加え，本人のコントロール下で管理していこうとするPHRという構想もある．このように大きな拡がりを見せている医療情報システムの概要をしっかりと把握しつつ，これからの動向に着目していただきたい．

　このような病院情報システム，あるいは医療情報システムに求められる要件として，以下のような事項があげられている．

- システム自身が安全であるとともに，医療安全を支援する仕組みを提供すること．
- 医療機関はその業務の性質上，24時間休みなく稼動しているため，医療情報システムも24時間365日連続して稼動すること．
- 誤った処理が行われると，患者の生命に関わることや間違った費用

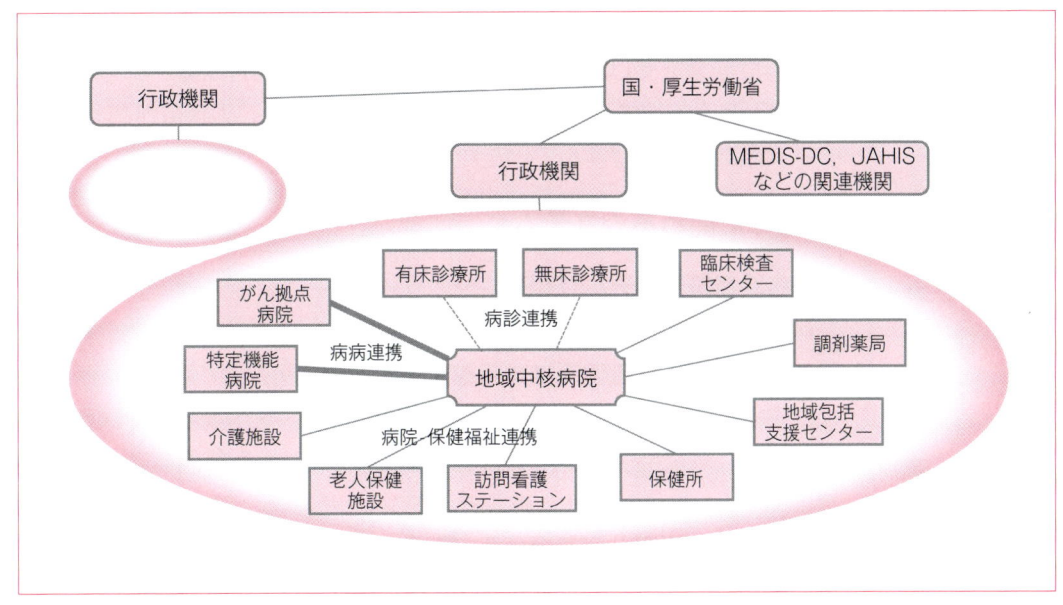

図Ⅵ-1-1　地域における保健・医療・福祉連携の模式図

の請求などにつながるため，処理が速いことと同時にその処理が確実であること．

- 医療専門職は多様な処理を同時進行的に行うことが求められ，医師や看護師が比較的短期間で入れ替わる場合も多くあることから，事前に特別の訓練を受けなくても容易にシステムを利用できること．
- コンピュータやネットワークの故障は避けられないため，システム復旧までの時間が最短となるような，故障に強いシステムであること．
- 高額な投資となることも多いため，費用対効果に優れていること．
- 医療の質を上げるための支援が可能であること．
- 蓄積したデータをそのまま継続して利用するために，移植性，継承性，拡張性があること．

1) 概　要

第Ⅱ章では，病院の中にどのような部門があり，どのような業務を分担し，どのように診療が進められているかその過程を示した．本項では，病院の各部門で活用されている情報システムを概観し，全体としてどのように情報連携が行われ，機能しているかを整理する．2) では病院全体に関わるシステムを，3) では部門システムを個々に説明している．

図Ⅵ-1-2は病院情報システムの概観図であり，病院の各部門のシステムと，各部門のシステムを連携する全体のシステムとの関連を模式化して示している．

第Ⅱ章の**図Ⅱ-2-1**に，外来診療の典型的な流れを示している．初診受

付後，診察を受け，必要な検体検査やＸ線撮影が行われ，その結果をもとに再度診察を受け，会計の後，薬局で薬をもらって帰るという流れである．入院であれば入院の，救急であれば救急としての特徴があるので，参考文献などで適宜学んでいただきたい．

２) 全体に関わるシステム

（1）病院情報システム（HIS）

◆病院情報システム
（HIS：Hospital
Information
System）

　病院情報システム（HIS：Hospital Information System）とは，病院の診療業務や全体の管理運営業務を支援するシステムのことをいう．広義には，病院の各部門システムと，各部門システムを連携するシステムを統合した，病院全体のシステムを指す．この場合，各部門システムと同様に，電子カルテシステムやオーダエントリシステムなども病院情報システムの構成要素として捉える（**図Ⅵ-1-2**）．狭義には，本項でいう「全体に関わるシステム」の部分だけを指し，部門システムと区別している場合がある．

（2）予約システム

　医療機関内では，施設内の設備（病棟ベッド，診察室，検査機器，手術室など）を効率的に利用するために，設備ごとに予約して利用する運用を行っている．予約システムでは診療予約と検査予約の２種類を取り扱い，入院予約は入退院管理システムで取り扱われ，手術予約は手術部門システムで取り扱われることが多い．病院情報システム内でやりとりされる予約に関する情報が**予約情報**である．

◆予約情報

■診療予約システム

◆診療予約システム

　診療予約システムは，外来診察の予約を管理するシステムである．外来診察予約では，予約なしの患者や予約を変更した患者を受け入れるだけの余裕ある枠を設定できる必要がある．予約の設定では外来担当医師ごとに，時間枠，予約可能患者数，枠を超えた予約の可否，予約を取ることのできる利用者の制限などを定義する必要がある．電子カルテシステムの機能の一部として，外来診療の流れに沿って登録できることが望ましい．診療予約は，検査・入院・手術などの予定と相互に関連することが多いため，予約情報を集約して管理することが望まれる．また，特定機能病院などでは，年１回の定期的な受診も想定されるため，１年を越える予約期間の設定なども考慮する必要がある．

■検査予約システム

◆検査予約システム

　検査予約システムは，医療機関内で実施される検査の予約を管理するシステムである．基本的な予約機能は，前述の■診療予約システムで示したものと，大体同じである．検査ごとに日時の枠管理を行うことが基本で，検査の所要時間に合わせて時間枠を決め，予約管理を行う．取り扱う検査の種類は，内視鏡検査，放射線検査，ホルター心電図など予約

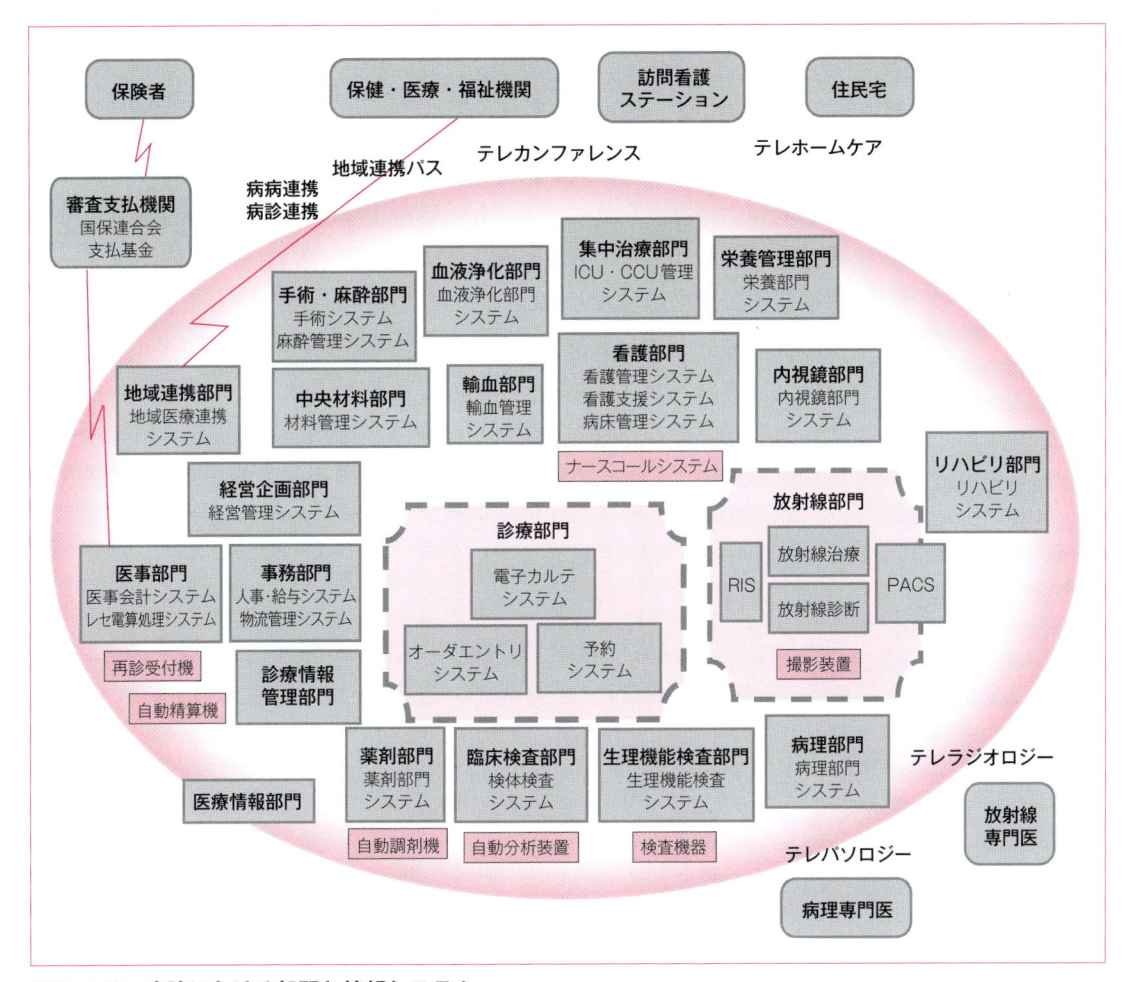

図Ⅵ-1-2　病院における部門と情報システム

を要する生理機能検査などである．機能としては，診察予約や他検査予約との調整ができることが求められる．例えば，超音波検査と胃透視検査を同時に受ける場合は，この順番でないと胃透視検査で発生したガスが邪魔をして超音波検査が適切に行えないことがある．診察と同様，予約外の検査をどのように設定するか，依頼側が空き枠で自由に予約できるオープン予約と検査部門側が調整して予約をとるクローズド予約のどちらを採用するかなど，運用上の取り決めも重要である．

【補足：検査結果情報】

　検査結果情報は，当該患者に対して実施した検査の結果そのものである．医療機関内で実施した検査の結果の他，他医療機関から持ち込まれた検査の結果も含まれる．主な検査結果としては，検体検査結果，放射線検査結果，内視鏡検査結果，病理検査結果などがある．データ形式は，テキスト，画像，波形などさまざまである．検査結果の保管方法としては，各部門システムから電子カルテシステムなどに実体が移されるものや，画像や診断レポートのように検査結果を生成するシステム側で保管

◆**検査結果情報**

されるものなどがある．保管されている検査結果は，電子カルテシステムなどから参照する．いずれのケースにおいても，医療記録としての真正性を担保するために更新記録が保存されていることが必要となる．

(3) オーダエントリシステム

◆オーダエントリシステム

指示や依頼などをオーダといい，診療現場の端末でオーダを入力することをオーダエントリ（オーダ入力）という．入力された情報はオーダ情報あるいは指示情報といい，オーダ情報を各部門へ伝達するシステムのことを**オーダエントリシステム**という．「オーダリング」や「オーダリングシステム」という用語を用いることもあるが，オーダエントリシステムと同義である．患者の診察や治療は，さまざまな部門や機能が連携して行われるため，指示や依頼を相互に伝達する必要がある．伝達手段として，以前は紙の伝票が用いられていたが，現在ではオーダエントリシステムが多く用いられるようになった．

◆オーダ情報の入力

オーダ情報の入力は，オーダエントリシステムもしくは電子カルテシステム上で行われる．オーダの種類には，検体検査，生理機能検査，病理検査，画像検査，処方，注射，輸血，給食，手術・処置，血液浄化，リハビリ，入退院予約などがある．入力する情報には，患者基本情報，各オーダ種にあった指示内容（検査なら検査種別や検査項目，手技など，処方なら薬剤名，用量，用法，日数など），補足コメントなどがある．

オーダエントリシステムの特徴として，次のものがあげられる．

- 診療の過程で発生した指示（オーダ）は，即座に担当部門に伝達される．
- 指示を出す者が直接オーダ入力するため，転記や搬送などが生じない．
- オーダ情報入力時に種々のチェックをかけることで，適切なオーダ入力を促すことができる．
- 以上の特徴から，待ち時間の短縮など，患者サービスの向上に繋がる．

入力および発行されたオーダは，各部門システムに受け渡され，各部門で実施される．各部門ではオーダ実施時に，各部門システムを用いて

◆実施情報の入力

実施情報の入力が行われる．入力された実施情報は，オーダエントリシステムもしくは電子カルテシステムに送信され，実施記録として保存される．会計に必要な情報は，医事会計システムにも送信される．オーダや指示された内容は実施されない場合があるため，正しい記録を残して正しい記録に基づいた請求を行うためにも，実施情報の入力は重要である．

オーダエントリシステムもしくは電子カルテシステムでのチェック機能の一例として，麻薬処方オーダ時の麻薬施用者免許チェックがあり，医師マスタに麻薬施用者番号をその資格期限とともに登録する仕組みを

導入することによって実現できる．病院情報システムでは，このような
チェック機能を数多く組み入れて効果を発揮している．

（4）電子カルテシステム

電子カルテ（EMR：Electronic Medical Record）とは，電子化診療記 ◆EMR (Electronic Medical Record)
録（電子診療録）すなわち電子化された診療記録のことをいう．日本で
は，診療録を「カルテ」と称することが多かったため，電子化された診療
記録は「電子カルテ」という言葉で普及している．電子カルテには，保険
診療用1号用紙の記載項目（患者名，生年月日，住所，保険関係情報，病
名と転帰，既往歴，主要症状経過，処方，手術，処置，など），各種報告書，
紹介状，指導内容書，説明書，同意書，看護記録，手術記録，画像，波形
データなどが含まれる．

電子カルテシステムとは，電子カルテを実現させるための医療情報シ ◆電子カルテシステム
ステムのことをいう．従来の紙のカルテを電子化して記録するシステム
から始まったこともあり，医師などの医療専門職が診療に関する情報を
管理するためのシステムを指すことが多い．一方，電子カルテシステム
が病院情報システムの中心に位置する情報システムであることから（図
Ⅵ-1-2），電子カルテシステムが病院情報システムの同義語として使わ
れる場合もある．電子カルテシステムが「電子カルテ」と表現されるこ
ともあるので注意が必要である．

電子カルテシステムは，紙カルテの内容を電子化するだけのシステ
ムではなく，入力時のチェック機能，警告機能，蓄積された記録の参照
機能（しかも複数の端末から同時に参照可能），医薬品情報（DI：Drug
Information）をはじめとした各種情報の参照機能など，「紙カルテ」を
超える多様な利点がある．

3) 部門システム

部門システムとは，病院の各部門に特化して構築されたシステムのこ
とをいう．病院情報システムは，部門システムを含めた多くのシステム
を連携させて構築するため，境界が明確でない部門システムも多い．部
門システムの理解にあたっては，各部門の業務と情報の流れ，および各
部門で必要とする処理内容を把握することが重要である．

（1）医事会計システム

医事会計システムは，病院の会計業務を支援するシステムである．支 ◆医事会計システム
援する主な業務としては，受付業務，窓口会計業務，レセプト作成業務，
診療報酬請求業務などがある．

日本では，2001年に「保健医療分野における情報化のグランドデザ
イン」が示されて以来，一貫してレセプト処理の電子化が推進されてい
る．今日ではほとんどのレセプトが電子化され，その多くはオンライン
提出されている．

レセプト電算処理システムは，レセプト（診療報酬明細書）を紙媒体ではなく，電子媒体あるいはオンラインで提出する方式を実現するシステムである．2010年度から，レセプトオンライン請求あるいは電子媒体による請求が原則義務化された．提出する情報は，レセプト電算コード（診療行為コード，傷病名コード，医薬品コードに関するレセプト用の標準コード）で表記する必要がある．2019年3月の件数ベースでの実績では，電子化レセプトが98.5%，オンライン提出が77.8%となっている．400床以上の病院では，電子化レセプトが98.2%でオンライン提出も98.2%となっているが，診療所においては，電子化レセプトが98.2%であるものの，オンライン提出は72.0%とオンライン提出率はやや低く，残りは電子媒体での提出となっている．

患者基本情報とは，医事業務だけでなく，オーダエントリシステム，電子カルテシステム，各部門システムなどの病院情報システムで共通して用いる患者情報である．内容は，患者氏名・生年月日・住所・電話番号・保険情報などの管理的情報と，感染症情報・身体障害情報・身長・体重・血液型・アレルギー情報などの医療的情報がある．患者基本情報は，通常は医事会計システムの患者登録機能で登録もしくは更新するが，医療的情報については，電子カルテシステムや他の部門システムで登録もしくは更新することもある．

（2）薬剤部門システム

薬剤部門システムは，医療機関内の薬剤部門業務を支援するシステムである．支援する主な業務としては，調剤関連業務，薬剤管理指導業務，DI（Drug Information）業務，薬剤在庫管理業務などがある．

各業務と必要とされる機能は以下の通りである．

①調剤関連業務：薬剤部門に伝達されたオーダ情報を元に，処方監査，薬袋印刷，分包，調剤，散剤監査，調剤監査を行う．処方監査とは，医師からオーダされた処方が，薬剤師としての専門的知識で問題がないかどうかを監査し，問題があれば医師に対して疑義照会を行って確認することをいう．散剤監査や調剤監査は，準備した薬剤が患者に渡る前に処方通りになっているかを確認することをいう．

②薬剤管理指導業務：入院患者に対し，処方薬剤や常用薬などの服薬状況や薬物療法施行上の問題点を確認し，適切な薬物治療の手助けを行う（服薬指導という）．指導料を保険請求できるが，指導内容の記録など算定要件を満たす必要がある．

③DI業務：医薬品の適正使用に必要なDIを，厚生労働省の医薬品等安全性関連情報だけでなく，各種情報誌や薬剤関係データベースからも収集し，整理・評価・保管・提供する．

④薬剤在庫管理業務：外来や病棟など，薬剤を必要とする部門からの請求とその内容のチェック，タイムリーな払い出し，適切な在庫調

整などを行う. 医薬品費は, 医業費用の中でも大きな比率を占めるため, その適切な管理は病院経営上の重要な課題である.

(3) 看護部門システム

看護部門システムは, 主に看護支援システムと看護管理システムを指す. ◆**看護部門システム**

看護支援システムには, 患者ケア情報・バイタルサイン（熱型表など）・看護度・安静度などの管理, 看護ワークシートの作成, 看護過程支援, 病床管理などの機能がある. 医療安全の観点から, 点滴など患者への実施を直接担う業務については, バーコードを活用した3点チェック機能など, 看護支援のためのベッドサイドでのシステム化も進められている.

看護管理システムには, 看護職員の勤務表の作成, 病床運営に利用する管理報告書の作成などの機能があり, 看護管理者業務の支援が中心となっている.

看護部門は, 病院の中でも電子化の遅かった部門であるが, 入院診療を支える病院職員の中では最も数が多い看護師で構成されることや, 看護基準など保険算定に直結したデータが求められるようになったこともあり, 病院情報システムを構成する重要な部門システムとなっている.

(4) 病床管理システム

病床管理システムは, 入院予約オーダを元に, 病棟のベッド管理を支援するシステムである. 病床稼働率を上げるため, 診療科ごとに割り当てている病床群から一定数の病床をプールして集中管理する運用が一般的に行われる. この運用を行うため, ある時点での入院患者数や入退院予定を把握し, 病床数の割り当てを行うなどの機能を持つ. ◆**病床管理システム**

平均在院日数の短縮は, 病院経営の目標の一つとされることもあるが, 入院待ち患者が確保できていなければ, 短縮しても病床稼働率は必ずしも上がらない. このような背景から, 病床管理では, 病床を診療科に固定して割り当てるのではなく, 柔軟に運用することが重要であるため, 必要な情報が管理者にわかりやすく提供される機能が病床管理システムには求められている.

病床管理は, 病棟看護業務の一環として扱われることもあるが, 院内の独立した調整部門の業務として運用管理される場合もあるため, 病床管理システムを扱う部門は病院によって異なる.

(5) 栄養部門システム

栄養部門システムは, 給食・栄養部門の業務を支援するシステムである. 主な機能として, 給食オーダ管理, 食数管理, 献立管理, 材料管理, 栄養指導支援などがある. ◆**栄養部門システム**

各業務と必要とされる機能は, 以下の通りである.

①給食オーダ管理：電子カルテ／オーダエントリシステムより, 食事

箋, 食事変更, 食事止めなどのオーダを取り込む. 手術や外泊と連動して食事を変更できる機能があるとよい. 食物アレルギーの有無や薬剤との相互作用など, チェック機能も必要である.

②食数管理：各病棟からのオーダに従って, 食種別の食数カウント, 食札・変更者リスト・病棟配膳表などの作成などを食事毎に行う.

③献立管理：食事せんを基準として, 食種毎に献立を作成する. カロリー計算機能は必須である.

④材料管理：予定献立と予定食数から, 業者毎に発注書を作成する.

以上のうち, 給食オーダ管理では, 一日3回の食事オーダに基づいて調理を適時に準備するため, オーダの締め切り管理が重要になる. 朝食は前日の夕刻, 昼食は当日の朝9時, 夕食は当日の12時などとルールを決め, 締め切り後の追加（緊急入院など）や変更は電話連絡を必須とするなど, 運用ルールの確立が求められる. 給食オーダシステムを設計する際は, 締め切り後の入力を一旦停止させることや, 事後入力への対応なども考える必要がある.

栄養部門システムには, 手術予定との連携による絶食, 回復期の粥の水分量の自動減量機能, 外泊との連携などさまざまな機能が工夫されている. 近年ではチーム医療の一つとして栄養サポートチーム（NST）が活動しており, 多職種間での情報共有を支援する機能が付加されている.

(6) 臨床検査部門システム（LIS）

◆ **臨床検査部門システム**

臨床検査部門システム（LIS：Laboratory Information System）は, 臨床検査部門の運用を支援するシステムである. 管理対象となるものには, 検体検査（微生物学的検査, 血清学的検査, 血液学的検査, 生化学的検査など）, 病理検査, 生理機能検査などがある. 生化学検査の自動分析装置導入時に, その受付から報告書作成までをコンピュータ管理したことから始まったという歴史的背景より, 検体検査を対象とした部門システムを指すことも多い. 検査業務の流れが大きく異なるため, 微生物検査・輸血検査・病理細胞検査は独自の部門システムを導入し, 一般的な検体検査を対象とした臨床検査部門システムには含めないこともある.

(7) 検体検査部門システム

◆ **検体検査部門システム**

検体検査部門システムは, 検体検査部門業務の支援を行うシステムである. 主な機能は, 受付, 検査, 報告, 精度管理などである. 受付では, 受け取ったオーダ情報を元に, 検体の受付, 検体ラベルの発行, 医事会計連携などを行う. 検体管理にはバーコードが活用されており, 検体ラベルを貼付した採血管を必要本数準備できる専用のシステムもある. 検査では, オーダ情報の送信, 測定データの取得など, 自動分析装置との連携を行う. 昔は, ワークシートを発行し, 分析装置へ記載順通りに採血管などをセットする必要があったため, 検体の取り違えを生じること

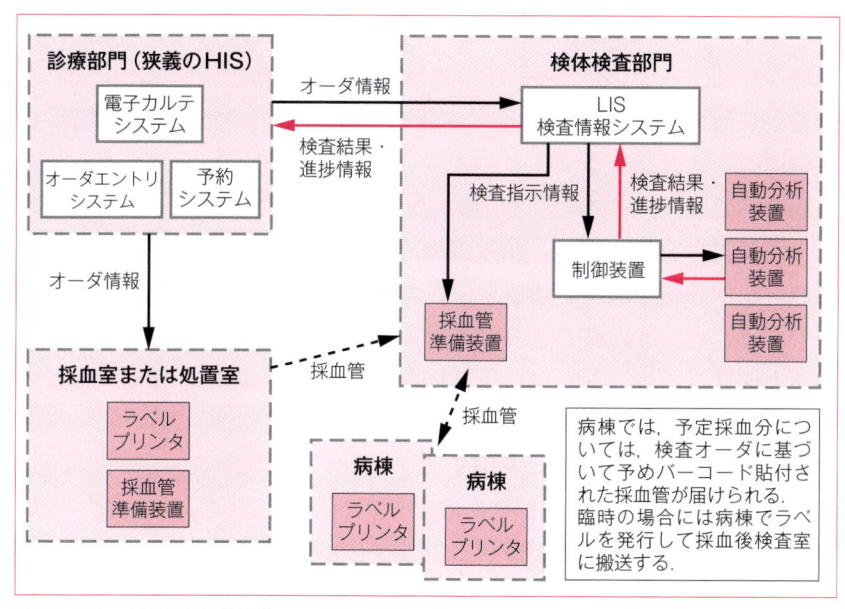

図Ⅵ-1-3　検体検査部門システムの流れ

があったが，今では，各検体に貼付されたバーコードを直接読み取って検査を実施するため，バーコードの貼付時に間違わない限り，検体の取り違えミスはなくなった．報告では，検査報告書の作成，電子カルテ／オーダエントリシステムへの検査結果の送信などを行う．

　精度管理では，検査装置や試薬ごとに設定が必要であり，設定に変更があれば必ず精度管理をやり直す．このような検査装置側の精度管理以外に，患者の前回値との比較を行い，極端に異なる場合には再検査を実施するなど，患者単位の精度管理も行われている．

　図Ⅵ-1-3は，検体検査部門システムの一般的な処理の流れを図式化したものである．

（8）生理機能検査部門システム

　生理機能検査部門システムは，生理機能検査部門業務の支援を行うシステムである．主な機能は，受付，検査，報告などである．患者到着後受付処理を行い，電子カルテ／オーダエントリシステムから取得したオーダ情報を元に検査を実施する．実施後，医事会計情報の送信を行う．各検査機器で発生した画像や波形などの情報は，画像管理システム（医療機関により電子カルテ／PACSなどの運用は異なる）に送信する．結果（レポート）が必要な検査には，レポートを作成する．電子カルテ／オーダエントリシステム側の参照機能を用いて，結果を直接参照できるようになってきた．例えば，心電図検査では心電図を，超音波検査ではその画像を，医師が用いる端末から参照できる．

◆生理機能検査部門システム

（9）病理部門システム

　病理部門システムは，病理検査業務を行うシステムである．対象とな

◆病理部門システム

る病理オーダは，組織診，細胞診，術中迅速診断などである．病理解剖時の病理解剖オーダ，紹介患者が持参した標本の診断オーダなどに対応することもある．主な機能は，部門内オーダ管理業務，報告書作成機能，標本管理機能などである．

　組織診では，生体材料の取り違えが起こらないようにバーコードなどによる管理が必要なこと，顕微鏡検査のためのプレパラート（標本）は生体材料から複数個所を切り出して作成するためオーダ内容にその指示ができること，報告書には顕微鏡画像が含まれることなど，一般の検体検査とは異なることが多い特殊な検査となるため，興味がある方は参考書などで詳しく学んでいただきたい．

（10）放射線部門システム（RIS）

　放射線部門システム（RIS：Radiology Information System）は，主に放射線検査部門業務の支援を行うシステムである．放射線部門システムの主な機能は，患者受付，検査などのスケジュール管理，実施入力，照射記録管理，読影結果管理などである．

　各業務と必要とされる機能は，以下の通りである．

　①受付業務：オーダ情報により患者の検査受付を行う．

　②スケジュール管理：検査予約オーダ情報などに基づいて，検査のスケジュールを作成する．

　③実施入力：検査の実施内容を入力する．入力された情報は医事会計システムに転送され，会計計算に利用される．

　④照射記録管理：撮影時の撮影枚数や放射線照射線量などを撮影実績として管理する．

　⑤読影結果管理：検査結果を医師が読影してその結果を入力する．読影結果は電子カルテ／オーダエントリシステムに送信され，診察室や病棟で医師が参照できる．

（11）医用画像管理システム（PACS）

　医用画像管理システム（PACS：Picture Archiving and Communication System）は，医用画像を蓄積・管理・参照するシステムである．放射線検査結果，内視鏡検査，超音波検査，デジタルカメラ撮影画像などが保管される．診断レポート作成機能，外来・病棟に設置されている電子カルテ端末から格納された画像を参照する仕組みなどが提供されている．

　画像情報は1枚当たりの情報量が大きく，検査手法の発展とともに画像の種類も増え，3次元画像の合成や動画の取り扱いなど，システムに負荷のかかる領域である．一方，画像の保存や通信については，DICOMという世界標準化が進んだため，画像情報を取り扱うシステム環境は整っている．

　図Ⅵ-1-4には，オーダが発行されたあと，放射線部門システムでオーダ情報が管理され，各種撮影装置（モダリティ）で得られた画像が

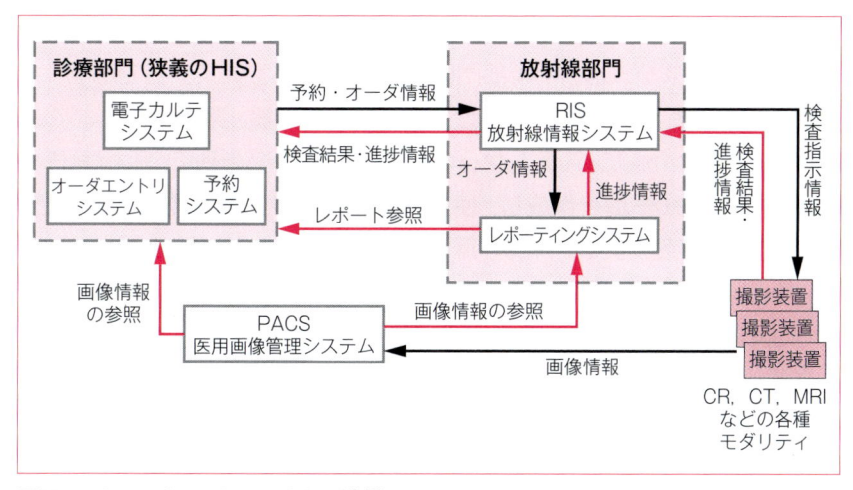

図Ⅵ-1-4　HIS-RIS-PACSの連携

PACSに蓄積され，蓄積画像が各システムから利用されるというシナリオで，HIS・RIS・PACSに加え，通常用いられているレポーティングシステムも含めた関連図を示した．それぞれのシステム間に流れる情報も示したので，実際の業務の流れをたどってみて欲しい．

（12）内視鏡部門システム

　内視鏡部門システムは，内視鏡業務支援を行うシステムである．主な　　◆内視鏡部門システム
機能は，受付業務，検査依頼確認，前処置入力，検査室管理（振り分け），
検査実施，実施入力，レポート入力，病理検査オーダ発行，カンファレンス支援などである．検査の前処置には時間を要するものもあるため，業務の進行に合わせた支援機能が必要である．レポートには画像を添付する場合が多い．生検や内視鏡下での切除を行った場合は病理検査をオーダすることが多いため，レポート作成時にオーダを発行できる機能があるとよい．

　もともとは検査を行う部門であったが，技術進歩により，検査と同時に治療（電気メスを用いた粘膜切除など）も行えるようになったため，「光学診療部」という名称も使用されている．

（13）血液浄化部門システム（血液浄化療法部門システム）

　血液浄化部門システム（血液浄化療法部門システム）は，血液透析や　　◆血液浄化部門システム
腹膜透析などの支援を行うシステムである．対象となるのは血液浄化　　　　（血液浄化療法部門システム）
オーダである．主な機能は，スケジュール調整，血液浄化指示・装置連携，
準備，実施・記録・参照，病院情報システム連携，モニタ・部門内連携，
他施設連携，全体管理などである．

　血液浄化の記録や人工心肺の記録などは，ME管理部門の臨床工学技士が担当することもある．病院の組織構成によっては，このような連携があることも注意してほしい．

(14) 手術部門システム

◆手術部門システム

手術部門システムは，手術部門の業務を支援するシステムである．主な機能は，手術スケジュール管理，機器の準備支援，実施記録などである．オーダエントリシステムからの手術予約オーダを基に，手術室ごとの手術スケジュールを作成し，使用する機器のリストを作成するなど，手術の準備を支援する．術式・麻酔，薬剤・材料などを記録し，オーダエントリシステムや医事会計システムに伝達する．密に関連する麻酔管理を含む場合や，麻酔管理システムが別にあって連携する場合もある．

準備段階では麻酔医の術前診察や輸血のオーダなど，術中は病理の術中迅速検査オーダなど，術後は使用物品の記録など，他のシステムとの連携も多いシステムとなっている．手術部門システムと関連して，手術状況を映像として中継もしくは記録する手術映像システムも合わせて導入している病院も多い．

(15) 輸血部門システム

◆輸血部門システム

輸血部門システムは，輸血製剤の依頼への対応，輸血のための血液検査などをサポートするシステムである．主な機能は，患者の検査データ管理，血液製剤の管理，患者輸血歴の管理，輸血副作用の管理，輸血前後感染症検査，自己血輸血管理などである．

輸血では，副作用管理や取り違えミスなどを防ぎ，安全に実施されるようサポートする機能が必要であり，臨床検査部門システムや手術部門システムとの連携が重要となっている．血液製剤の使用についてはバーコードの活用，記録については20年の保管義務などを知っておく必要がある．

(16) リハビリテーション部門システム

◆リハビリテーション部門システム

リハビリテーション部門システムは，リハビリテーション部門の業務を支援するシステムである．急性期，回復期，維持期に分けて実施されるため，その流れに沿ったシステム構築が求められる．主な機能は，患者の治療受付業務と治療スケジュールの作成，治療内容と実施結果の報告などである．リハビリテーションの実施にあたっては，医師からオーダを受けて，療法士がスケジュールを調整するが，単位数や頻度など，保険算定を考慮した計画ができるようにシステム設計する必要がある．入力された実施情報は，医事会計システムに送信されて会計に利用される．

(17) 物流管理システム

◆物流管理システム

物流管理システムは，物流部門の業務を支援するシステムである．主な機能として，院内各所への物品の供給や，業者への発注，納入を含む在庫管理などがある．物流管理の対象となる材料費は，医薬品費と医療材料費を合わせると，病院によっては支出の30%前後を占めることもあり，病院経営にとっては大きな課題となっている．材料費は，部門別

原価計算のためにも重要なものである．物流部門では，必要な物品の選定から始まって，その物流の管理，使用の把握，迅速な補充などトータルな管理が求められている．これらの業務を一元化するSPD（Supply Processing and Distribution）も普及している．SPDは外注されることも多い．

（18）経営管理システム

経営管理システムは，経営の意思決定や業績向上に役立つような，経営計画の策定や実行評価を支援するシステムである．医療分野における経営管理の観点としては，部署や診療科ごとの利益計画（部門別原価計算に基づいて行われる），収支分析やDPC別の診療プロセス分析，これらの情報を元にした要員計画や設備計画などがある．年々難しくなっていく病院経営において，経営判断に必要な情報を病院情報システムから提供できるか否かが問われている．人事・給与システムを含む病院のあらゆる部門システムから精緻なデータを収集し，精度の高い分析ができることが求められている．

経営判断に用いられる具体的な経営指標を「第Ⅱ章-3」に示しているので，参照されたい．

◆経営管理システム

地域医療情報システムと保健福祉情報システム

1) 概　要

　医療の情報化は病院（特に急性期）を中心に発展してきたが，本来，保健・医療・福祉は一体となって国民の健康や生活の質向上に寄与すべきものであり，最近ではネットワークによって多くの関連機関が連携する環境や機運が高まってきている．本項では，その構成要素となる個々の機関のシステム化と，病院のシステムも含めた連携システム化に関する事項を整理している．

　参考のために，2013年に厚生労働省が示した「医療・健康分野におけるICT化の今後の方向性」から将来像のイメージ図を示す（**図Ⅵ-2-1**）．

2) 診療所のシステム

(1) レセプトコンピュータ

◆レセプトコンピュータ

　レセプトコンピュータは，審査支払機関（国民健康保険団体連合会，社会保険診療報酬支払基金など）へ提出する診療報酬明細書（レセプト）を作成するシステムである．診療所においても電子化が原則として義務づけられたため，電子レセプト作成およびオンライン提出の機能が必要とされる．2019年3月現在では，電子化レセプトが98.2％でオンライン提出が72.0％と，オンライン提出率はやや低く，残りは電子媒体での提出となっている．

(2) ORCA

◆ORCA

　ORCA（Online Receipt Computer Advantage）［オルカ］は，日本医師会が開発した日本医師会標準レセプトソフトである．オルカプロジェクトは，誰もが自由に利用できる医療情報のネットワークを形成し，日本の医療現場の事務作業の効率化とコスト軽減を目指すと同時に国民に高度で良質な医療を提供することを目標とする日本医師会主導の医療現場IT化プロジェクトである．日本医師会員は無償で利用できるが，実稼働や電子カルテシステムとの連動には，メンテナンスを含めたサポートを受けることが推奨されている．2019年7月実績で，ORCA導入施設数は16,755となっている（日医ORCAプロジェクトのホームページより）．

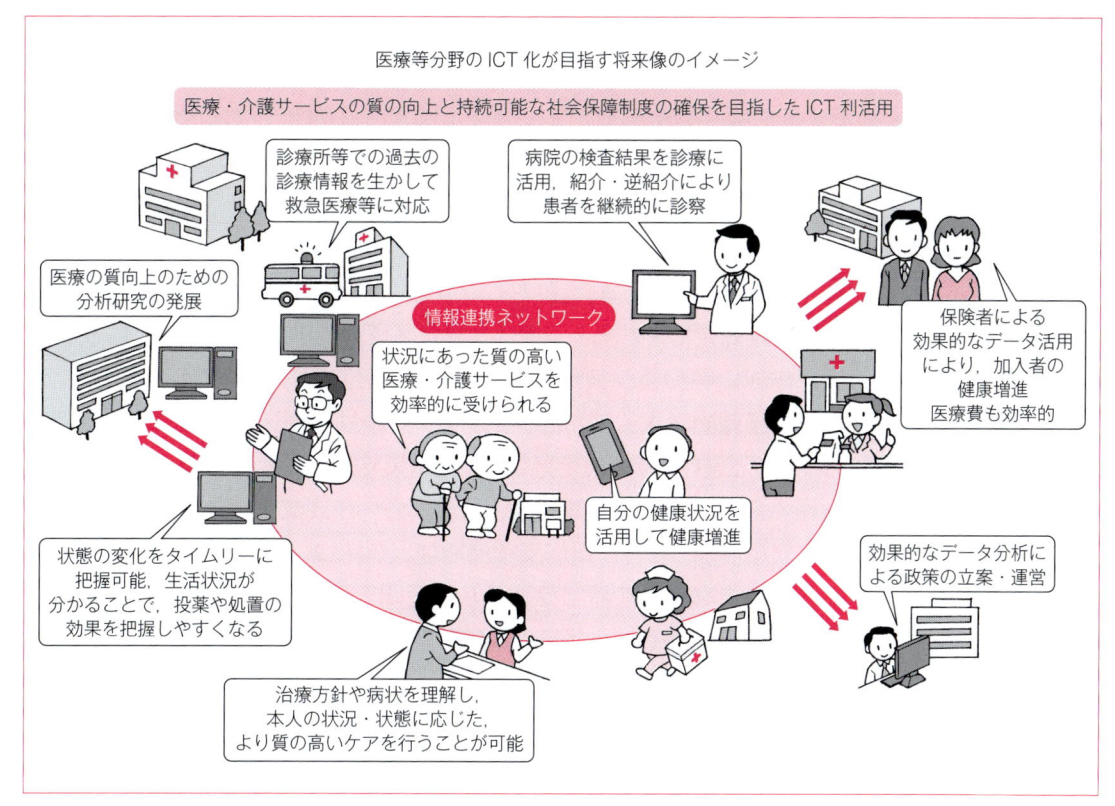

図VI-2-1　厚生労働省が示した将来構想図

（厚生労働省：医療・健康分野における ICT 化の今後の方向性, 2013 を一部改変）

3) 介護関連のシステム

（1）要介護度認定支援情報システム

　要介護度認定支援情報システムは, 要介護度の「一次判定」および「二次判定支援」を行うためのシステムである. 利用者に行った訪問調査項目の結果をシステムに入力すると, 一次判定のシミュレーションがなされる. 実際の判定には厚生労働省から提供されるソフトウェアを各自治体が使用して決定するが, その判定ロジックが公開されているため, 民間で作成されたソフトウェアでシミュレーションできる. 介護施設などを利用する高齢者を対象に行った, 身体状況・精神状況・介護サービス時間などの調査を元に, 利用者の要介護度を判定する仕組みになっている.

◆要介護度認定支援情報システム

（2）介護報酬請求情報システム

　介護報酬請求情報システムは, 介護実施記録を元にして, 介護保険の請求を行うために必要な情報を生成するシステムである. 介護保険における介護報酬は原則として, 1 割を利用者に, 9 割を国民健康保険中央会に請求するが, 国民健康保険中央会への請求データは電子媒体または伝送により提出する. この伝送に用いる標準的なソフトウェアとして,

◆介護報酬請求情報システム

国民健康保険中央会が提供している「介護伝送ソフト」がある. 介護報酬請求情報システムには, 請求データ作成と伝送の両機能を持つものと, 伝送は「介護伝送ソフト」を利用するものなどがあるため, 保守管理の方法や利用環境に合わせて選定することになる.

(3) ケアマネジメント支援情報システム

◆ケアマネジメント支援
情報システム

ケアマネジメント支援情報システムは, 介護サービスの提供および管理を支援するための総合的なシステムである. 具体的には, (1) に示した**要介護認定**に関わるシステム (要介護認定の申請書作成など), ケアプラン作成に関わるシステム, 介護事業支援に関わるシステム, (2) に示した**介護報酬請求**に関わるシステム, 介護サービス情報の公表を支援するシステムなどの機能を持つ. 介護事業支援に関わるシステムは, 勤務管理・スケジュール管理機能, 記録入力・作成支援機能, 事務処理の効率化支援機能, 教育・研修支援機能などを持つ.

さまざまな特徴を持つシステムが民間で多数開発されており, その選定は介護事業者のサービスの質にも関わっている.

4) 保健福祉領域のシステム

(1) ワムネット

◆ワムネット
(WAMNET:Welfare
And Medical
Service NETwork
System)

ワムネット (WAMNET:Welfare And Medical Service NETwork System) は, 独立行政法人福祉医療機構 (WAM) が運営する, 福祉・保健・医療に関する情報を提供するポータルサイトである (**図Ⅵ-2-2**). 提供している内容は, 政府・行政の動向に関する情報, 介護様式の事例集など日常の介護業務に利用できる情報, セミナーや講演会に関する情報, 各種医療・福祉・介護関連施設の情報, 保健・福祉に関する業務ソフトウェアなどの製品情報などである.

(2) 健診情報システム

◆健診情報システム

健診情報システムは, さまざまな健康診断や, 健康診断より詳細な検査を実施する人間ドックなどにおいて, 健診契約, 予約から当日の健診実施, 結果表作成と送付, データ保管までを一元的に管理するシステムである. 健康診断を行う主体としては, 企業, 自治体, 医療・健診機関などがある. 労働安全衛生法で事業者に義務づけられている一般健康診断では, 健診項目が規定されており, 採用時と年に 1 回の定期的な実施が求められている. 有害業務従事者に対しては, 特殊健康診断がある. いずれもシステムには, 健診対象者を選定し, もれなく受診させる機能が必要である. 自治体や医療機関などが行う健診についても, システムには同様の機能が必要であり, さまざまな特徴を持ったシステムが市販されている. 多くの対象者を短時間で効率よく検査および診断していくため, スケジュール管理や受診者の誘導についても, システム上の工夫がされている. 特定健康診査・特定保健指導も健診の一種ではあるが, 項

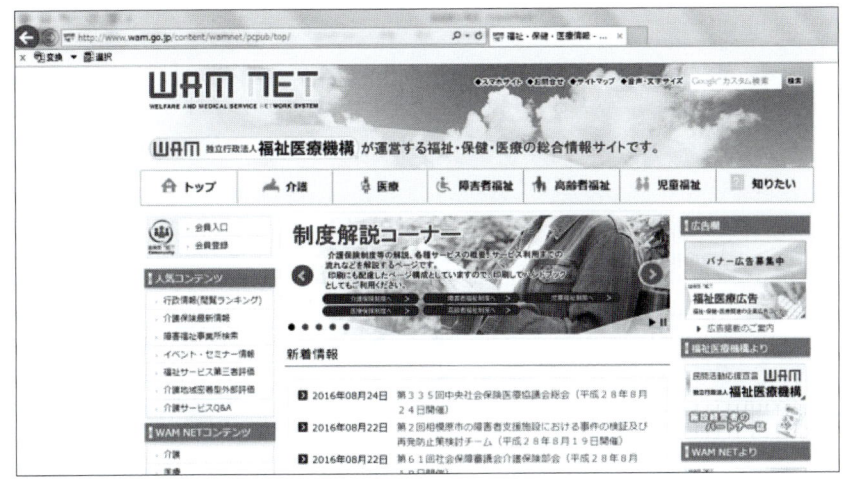

図Ⅵ-2-2　WAMNETのホームページ

（http://www.wam.go.jp/content/wamnet/pcpub/top/）

を分けて次に説明する.

（3）特定健康診査・特定保健指導システム

　2008年に「高齢者の医療の確保に関する法律（高齢者医療確保法）」で規定され始まった特定健康診査・特定保健指導については，データ収集を担う特定健診システム，該当者に対して特定保健指導を行うための保健指導システム，審査支払機関に実施状況を報告する実施報告システムなどのシステムがある．特定保健指導は審査支払機関へ報告する義務があり，XML形式の電子ファイルをzipファイルに圧縮し，オンライン提出することが特徴となっている.

（4）健康管理システム

　健康管理システムは，一般健康診断，特殊健康診断の実施から結果管理，面接指導までの一連の健康管理業務を支援するシステムである. ◆健康管理システム

5）地域医療連携に関わるシステム

（1）地域医療情報ネットワークシステム

　地域医療情報ネットワークシステムは，地域の病院と診療所が患者情報を共有し，お互いに果すべき地域医療の役割を各々が担う形態での連携（地域連携）を支援するシステムである（**図Ⅵ-2-3**）. 目的や形態により差はあるが，主な機能として，医療機関間の紹介状および資料（フィルム，CD，プレパラートなど）管理機能，各種予約（外来，検査など）との連携機能，地域医療機関情報の管理機能，診療情報の参照機能，地域連携クリニカルパス管理機能などがある. ◆地域医療情報ネットワークシステム

　地域医療情報ネットワークシステムでは，関与する組織が多種にわたり経営環境も異なるため，全体運用にあたり費用など大変困難な課題を抱えていることが多い. 国の補助金で試行的に進められても，補助金が

あじさいネットとは，地域に発生する診療情報を患者さまの同意のもと複数の医療機関で共有することによって各施設における検査，診断，治療内容，説明内容を正確に理解し，診療に反映させることで安全で高品質な医療を提供し地域医療の質の向上を目指すものです．

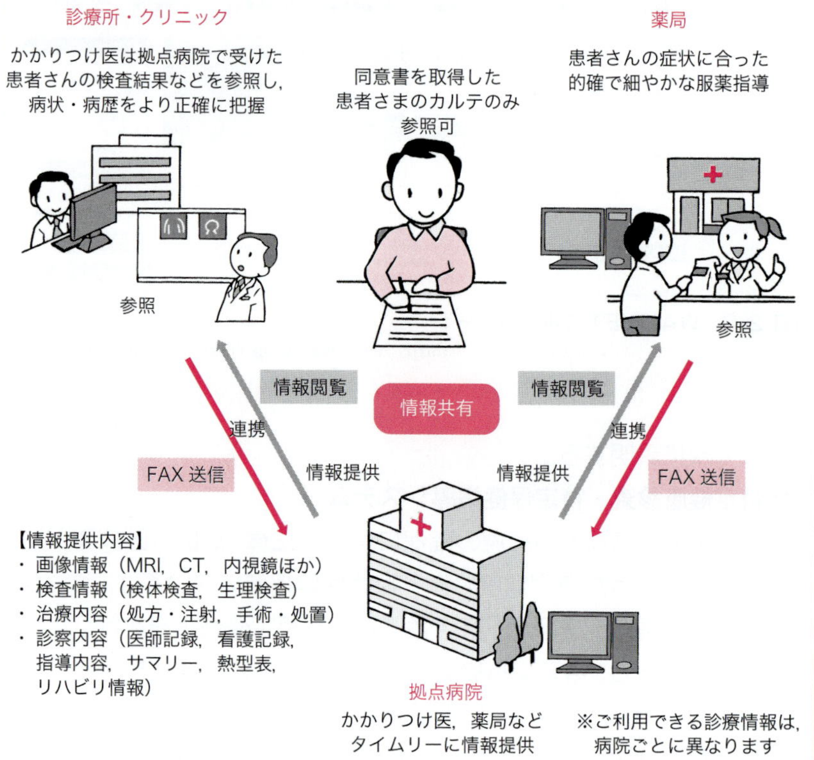

診療所・クリニック
かかりつけ医は拠点病院で受けた患者さんの検査結果などを参照し，病状・病歴をより正確に把握

同意書を取得した患者さまのカルテのみ参照可

薬局
患者さんの症状に合った的確で細やかな服薬指導

参照

参照

情報閲覧　情報共有　情報閲覧

連携　　　　　連携

FAX送信　情報提供　情報提供　FAX送信

【情報提供内容】
・画像情報（MRI，CT，内視鏡ほか）
・検査情報（検体検査，生理検査）
・治療内容（処方・注射，手術・処置）
・診察内容（医師記録，看護記録，指導内容，サマリー，熱型表，リハビリ情報）

拠点病院
かかりつけ医，薬局などタイムリーに情報提供　　※ご利用できる診療情報は，病院ごとに異なります

全登録数：93,743名（全件あじさいネット説明同意書取得済）
会員数：1,387名
情報閲覧施設数：354施設（内，薬局数113）
情報提供病院数：37施設
（2019年6月30日現在）

図Ⅵ-2-3　地域医療情報ネットワークシステムの事例（あじさいネット）
（あじさいネット Web サイトより必要箇所を抽出編集した）

途切れた後も自立して運営していくのは難しい．必要性は高まってはいるものの，運営費用が大きな課題となっている．ICT化が費用面での重い負担となり，継続できないケースも多くみられてきた．

（2）関連用語

■1 地域連携パス

◆地域連携パス

　地域連携パスとは，「病院と診療所」や「病院と病院」の間で連携した診療を行うために，関係する医療機関が共有して用いるクリニカルパスのことである．最初に対象となったのが大腿骨頸部骨折で，手術とリハビリテーションを同じ病院で実施するのではなく，地域完結型医療を目指して，急性期病院とリハビリテーション病院が連携して連続的に治療

を継続するものとして作成された. その後, 脳卒中をはじめ, 多くの疾患においても連携パスが作成されている.

❷病診連携・病病連携

病診連携とは地域連携の一つであり, 病院と診療所が連携して患者の診療に当たることをいう. 同様に, **病病連携**は病院と病院が連携する場合をいう. 国の施策として医療における役割分担が進められており, かかりつけ医, 急性期病院, 慢性期病院などがそれぞれ機能分担することによって, 効率的な診療の実現を目指している. 各医療機関には地域医療連携室があり, メディカルソーシャルワーカーなどがその連携の窓口として, 調整役を果たしている.

6) 遠隔医療

(1) テレメディスン

テレメディスン (遠隔医療) とは, 映像を含む患者情報の伝送に基づいて, 遠隔地から診断や指示などの医療行為および医療に関連した行為を行うこと, もしくはそのサービスのことである. 形態としては, 医療機関間で実現する DtoD (Doctor to Doctor) と, 医療機関と患者もしくは支援対象者宅間で実現する DtoP (Doctor to Patient) がある. 提供されるサービスは, DtoD の場合, テレラジオロジー, テレパソロジー, 遠隔症例検討 (テレカンファレンス) などがあり, DtoP の場合, 在宅患者向けに行う遠隔診療, 遠隔健康指導などがある.

テレメディスンを実現および支援するための情報基盤として, **遠隔医療システム**がある. 使用機器としては, パソコン, サーバ, テレビ電話・テレビ会議システム, バイタル計測機器, モバイル端末, DICOM 機器, 顕微鏡・バーチャルスライドシステムなどがある. 通信回線としては, ADSL, 光ファイバ, 携帯電話回線などが利用される.

遠隔医療と対をなすものとして, **対面診療**がある. 医療機関内や患者宅などで, 医療者が患者と直接対面して医療サービスを行うことであり, 保険診療上では長く必須条件とされてきたが, 近年になって制限が徐々に緩和され, 2000 年度にはテレパソロジーが, 2018 年度にはオンライン診療が, 条件付きながら遠隔医療にも保険が適用できるようになっている.

(2) テレサージェリー

テレサージェリー (遠隔手術) は遠隔医療の一つで, 遠隔操作による外科手術のことである. 遠隔地から手術を指導する遠隔手術支援, ロボットを遠隔操作して行う手術の二つの形態がある. 遠隔手術支援は専門医が遠隔から手術を指導するため, 例えば離島や僻地での手術支援が可能である.

（3）テレコンサルテーション

◆テレコンサルテーション

　テレコンサルテーションは遠隔医療の一つで，専門医による診療支援を遠隔環境で実現したものである．以降で説明する，テレラジオロジー，テレパソロジー，テレカンファレンスを含む広い概念の名称として用いられることもある．

（4）テレラジオロジー

◆テレラジオロジー（遠隔放射線診断）

　テレラジオロジー（遠隔放射線診断）とは，MRI，CT，コンピュータラジオグラフィー，超音波エコー，PET，SPECT，RIなど各種の画像診断装置から得られた画像を専門医に送信して診断すること，もしくはその仕組みのことである．画像診断装置で撮影した検査画像は，画像送信装置と通信ネットワークを経由して，専門医のいる支援側施設へ送信され，参照される．支援側施設からは診断結果のレポートが依頼側施設へ送信される．

（5）テレパソロジー

◆テレパソロジー（遠隔病理診断）

　テレパソロジー（遠隔病理診断）とは，病理診断を遠隔環境で行うこと，もしくはその仕組みのことである．依頼側施設では，手術中に切除部から組織標本を作り，カメラが付いた顕微鏡にかけて画像を生成し，通信ネットワークを経由して支援側へ送信する．専門医のいる支援側施設では，受信した画像を専門医が診断する．診断した結果を元に，もっと切除すべきか，十分に切除したかなど指導すべき内容を依頼側施設へ迅速に伝える．

（6）テレホームケア

◆テレホームケア（遠隔在宅医療・ケア）

　テレホームケア（遠隔在宅医療・ケア）は，在宅患者向けに行う遠隔医療である．テレビ電話，測定データを通信できる特殊な心電計・血圧計・血中酸素飽和度計・血糖値計などを患者の自宅で使い，得られた測定データを医療機関へ送信する．医師はデータの内容を確認して，指導すべき事柄を患者宅に伝える．テレビ電話などを利用して，診察室で行う外来診察と同様に相談に乗ったり，診断や指導を行ったりする．

（7）テレカンファレンス

◆テレカンファレンス（遠隔会議）

　テレカンファレンス（遠隔会議）は遠隔医療の一つで，遠隔環境で症例検討を行うことである．参加者は医師だけに限らず，運用や目的により診療放射線技師や看護師などの医療専門職が参加することもある．

　以上に説明したもののうち，テレコンサルテーション，テレラジオロジー，テレパソロジー，テレホームケア，テレカンファレンスのイメージを**図Ⅵ-2-4**に示す．

7）生涯健康医療電子記録

◆生涯健康医療電子記録（EHR：Electronic Health Record）

　生涯健康医療電子記録（EHR：Electronic Health Record）とは，患者を中心とした統合医療を実現するために一元化された，健康情報の記録

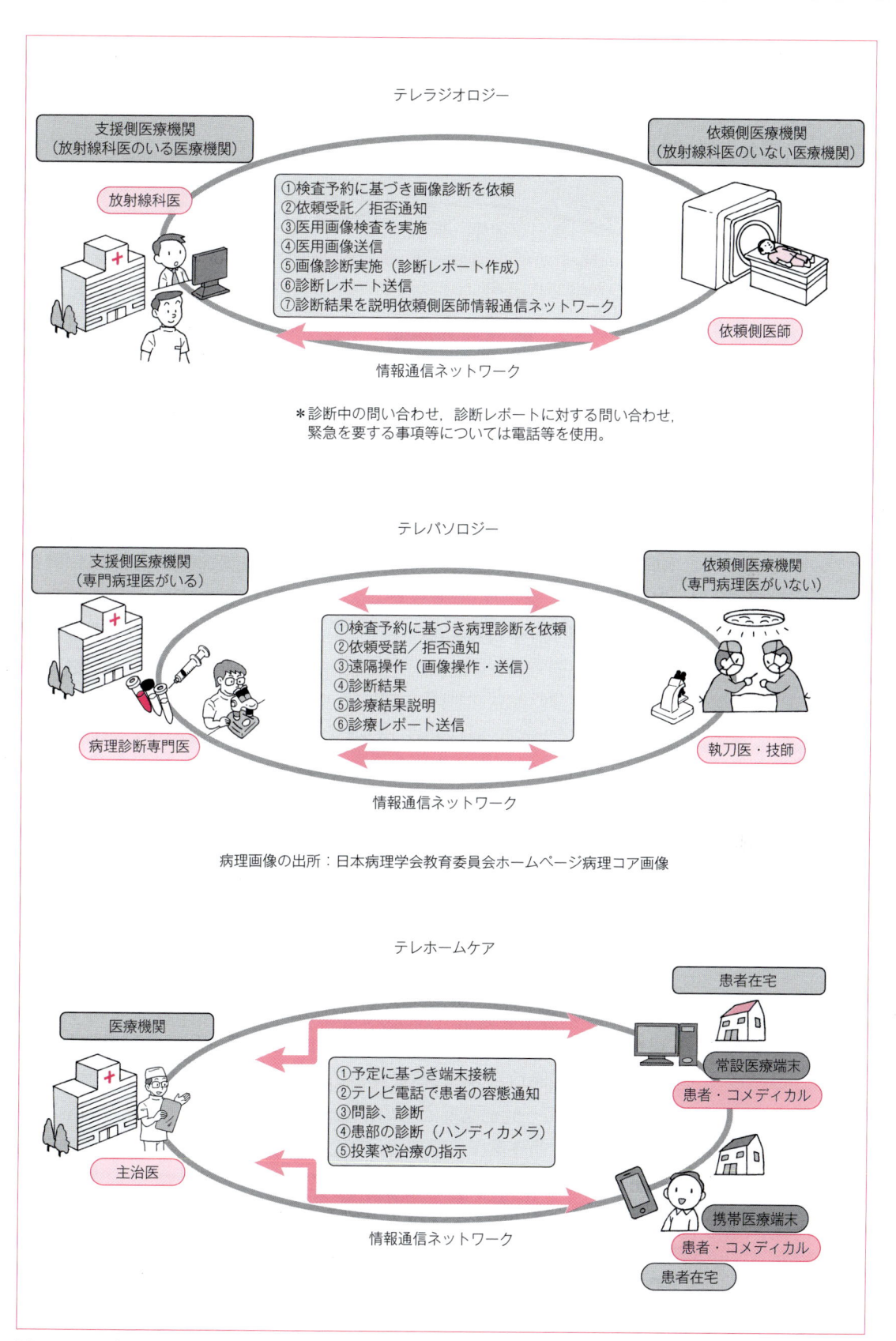

図VI-2-4 遠隔医療の例（1）

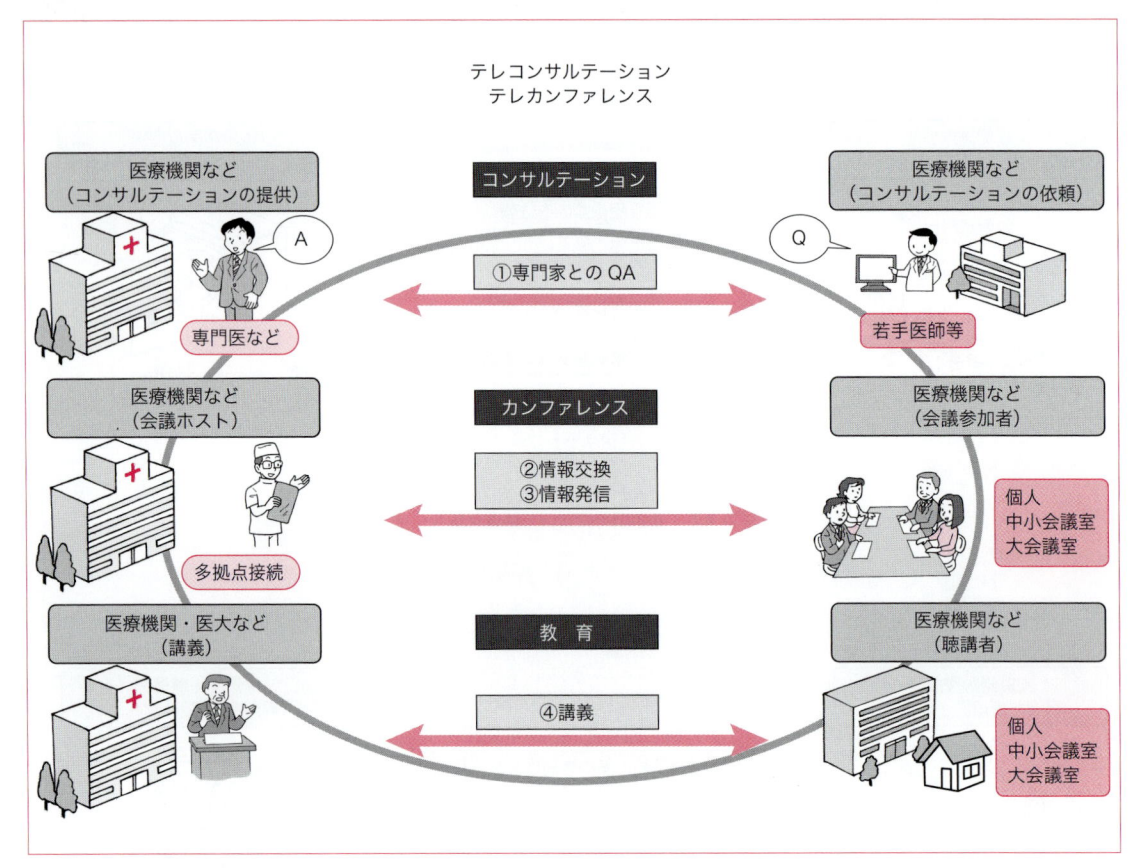

図VI-2-4　遠隔医療の例（2）

（遠隔医療モデル参考書より抜粋，総務省情報流通行政局地域通信振興課）

のことである．従来，医療機関などの施設で閉じて管理されていた医療情報を，地域レベルまたは国家レベルで共有し，患者のために有効活用しようとするものである．

　EHRの定義や次項のPHRの定義は，これまでさまざまな提案がされてきて，まだ確定されていない部分もあるが，近年，ISO/TC215という保健医療情報の国際的な標準規格を制定するための組織において，ようやく明確化されつつある．**図VI-2-5**に，EHRとPHRの特徴を整理して示した．現時点では，医療機関での診療や各種健診の記録を標準的な形式で公的に一元管理するものがEHRであり，これらの記録の全部または一部に，各種健康に関する日常のデータを個人が加えて本人の責任において管理するものがPHRということになる．

　日本における医療の情報化施策として示されてきた計画の中には，常にこのEHR構想（一部PHRのアイデアも含まれている）が示されている．「日本版EHR」，「電子私書箱」，「どこでもMy病院」などと名称は変遷しているものの，いずれも「生涯にわたる健康情報を日本（世界）のどこにいても本人の承諾の下に参照できる仕組み」として示されたものと

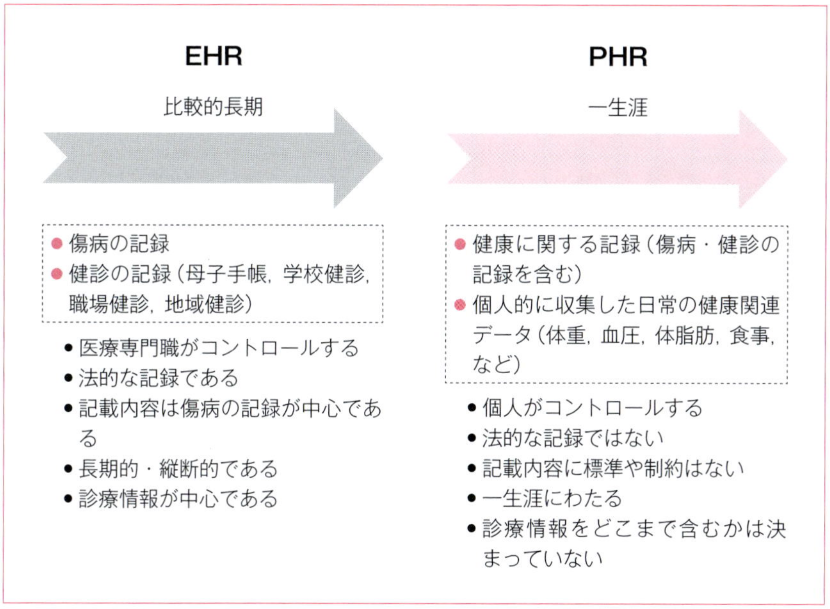

図Ⅵ-2-5　EHRとPHR
EHRとPHRの定義はオーバラップする部分もあり，相互に独立した概念ではない．

考えられる．

8) 個人健康医療記録

　個人健康医療記録 (PHR：Personal Health Record) は，国民各人の生涯にわたる健康医療の記録である．前項のEHRの説明で示したように医療機関由来の情報だけではなく，保健や福祉に関わるすべての情報が記録の対象となる．これらの記録は，最終的には個人が管理することが望ましいとされている．具体的な技術は確立していないが，スマートフォンアプリや電子マネーカードなどに健康情報を登録して自己管理する機能が民間から提供され始めている．環境については，「マイナポータル」に示されるような公的なクラウドサービスとして管理機能が提供されるかもしれず，登録情報の信頼性についての課題は抱えているものの，今後の展開には注目する必要がある．総務省が「クラウド時代の医療ICTの在り方に関する懇談会報告書 (2015年11月)」で示したユースケース例を**図Ⅵ-2-6**に掲載した．

◆個人健康医療記録
　(PHR：Personal
　Health Record)

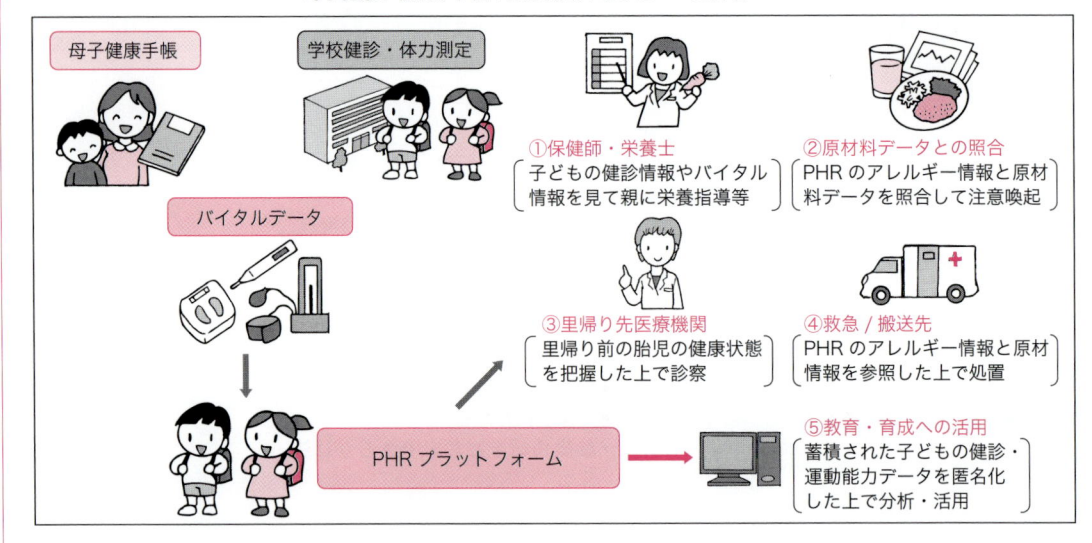

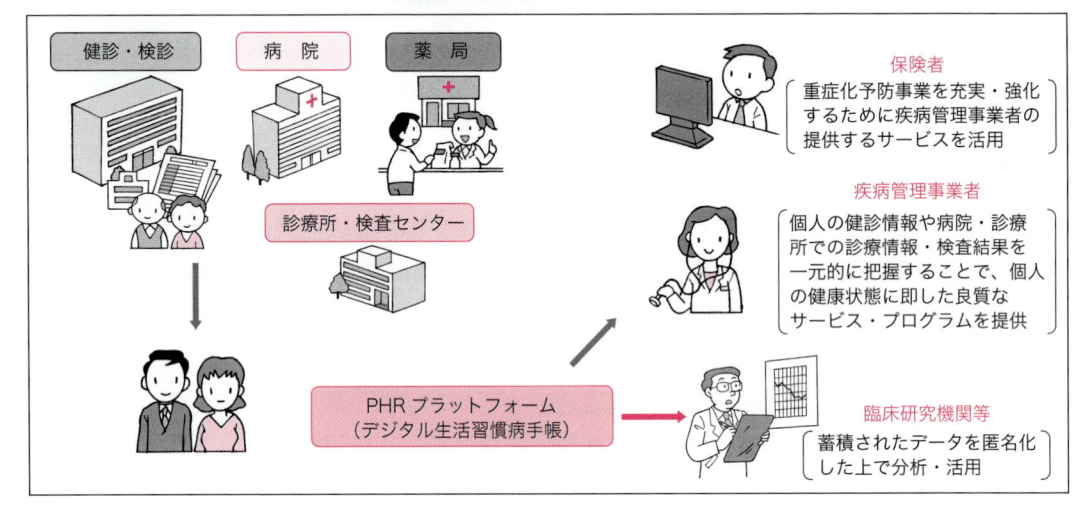

図Ⅵ-2-6　総務省が示すPHRのユースケースの例

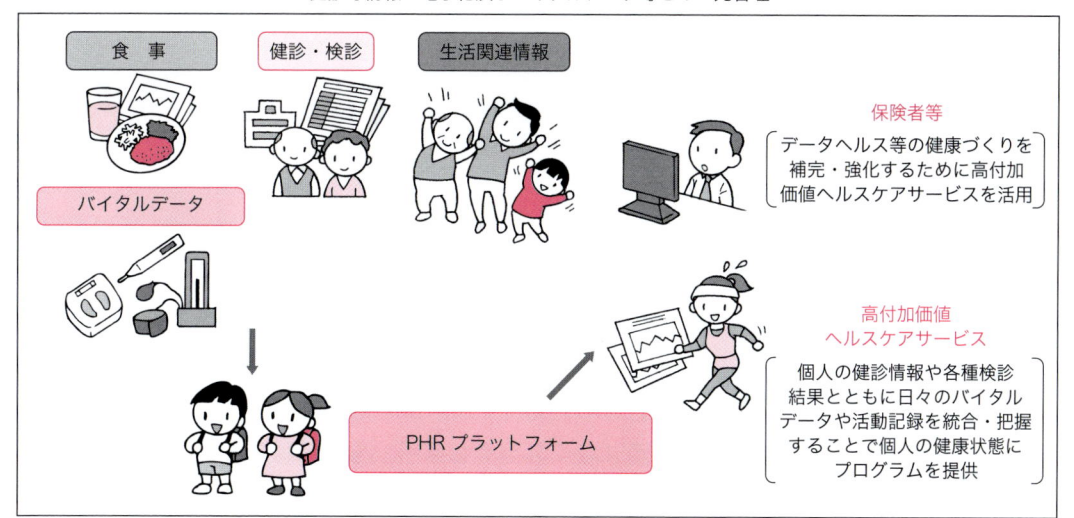

健診等情報の電子化及びバイタルデータ等との一元管理

食事　健診・検診　生活関連情報　バイタルデータ　PHR プラットフォーム

保険者等
データヘルス等の健康づくりを補完・強化するために高付加価値ヘルスケアサービスを活用

高付加価値ヘルスケアサービス
個人の健診情報や各種検診結果とともに日々のバイタルデータや活動記録を統合・把握することで個人の健康状態にプログラムを提供

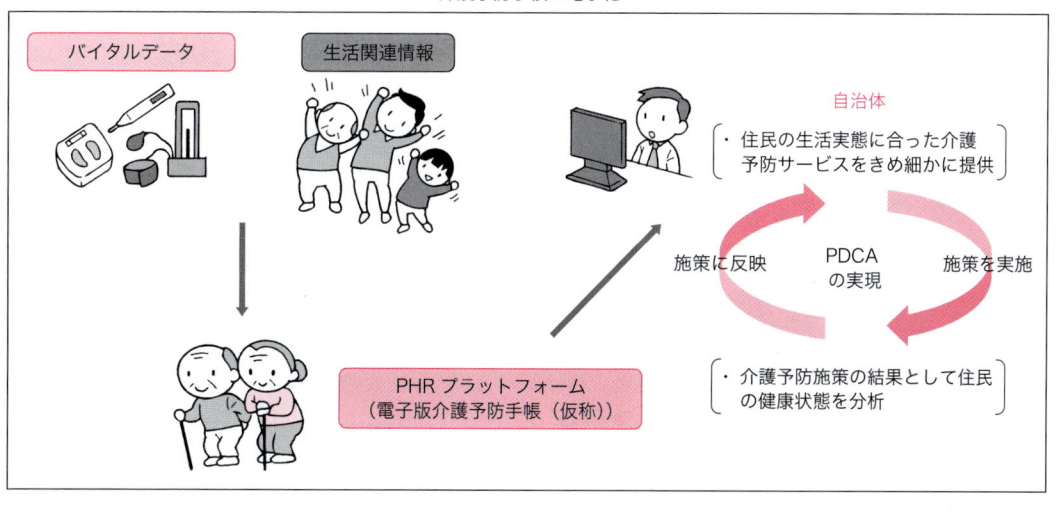

介護予防手帳の電子化

バイタルデータ　生活関連情報　PHR プラットフォーム（電子版介護予防手帳（仮称））

自治体
・住民の生活実態に合った介護予防サービスをきめ細かに提供

PDCAの実現
施策に反映　施策を実施

・介護予防施策の結果として住民の健康状態を分析

クラウド時代の医療 ICT の在り方に関する懇談会 報告書 2015 年 11 月から（総務省）

3 医療情報システムの管理

1) 概　要

　医療の情報化を進めても，収集されるデータの質や信憑性に問題があれば，その利活用は意味のないものになってしまう．情報システム化やネットワーク化を進めても，システムの信頼性や安全性が保たれなければ実運用上の価値はなくなってしまう．医療情報の利活用の推進と個人情報の保護という，ある意味では相反する条件のバランスをとりながら医療の情報化を進めるために，国はこれまでさまざまな施策をとってきた．本項では，十分に精査されたデータを安全に保管し，適切な形で利用者に提供できるようにする管理について，国が定めたガイドラインを中心に整理する．

　医療情報部門の現実では，プリンタの紙詰まりに始まって日常的にトラブル対応に追われている．ヘルプデスク，トラブル時の早期問題発見と解決，操作訓練および教育啓蒙，個人情報保護のための講習など，さまざまな支援活動も求められている．導入時の費用対効果分析，リプレイスの計画実行，データ移行など，システム管理は大変負荷のかかる業務となっている．

2) 電子保存の3基準

◆電子保存の3基準

　電子保存の3基準は，厚生労働省から提示された，「診療の諸記録」を電子媒体に保存する場合に満たすべき3つの基準「真正性」「見読性」「保存性」を指す．この基準は，国が各医療機関の保存状況について監査もしくは承認するといったものではなく，各医療機関の自己責任において満たすべき基準として示されている．したがって，各医療機関は3基準を常に満たすように運用管理し，例えば，医療監査や病院機能評価のとき，医療訴訟が起きたとき，などは自ら3基準を満たしていることを証明する必要がある．

　なお「3基準」は，「3原則」や「3条件」といわれることもある．

（1）真正性

◆真正性

　真正性とは，正当な人が記録し確認された情報に関し，第三者から見て作成の責任の所在が明確であり，かつ，故意または過失による，虚偽入力，書き換え，消去，および混同が防止されていることをいう．混同と

は，患者を取り違えた記録がなされたり，記録された情報間での関連性を誤ったりすることをいう．

　例えば，システム面では，一度記載した内容を書き換えもしくは削除する場合は強制的にログを残す仕組みとする，運用面では，他人のIDとパスワードを使ってその人になりすましてデータを登録することを防ぐ手立てを講じる，などの必要がある．システム開発者や運用管理者が保守と称して，データベースのデータを直接修正もしくは削除できないようにしておく必要もある．

（2）見読性

　見読性とは，電子媒体に保存された内容を，権限保有者からの要求に基づき，必要に応じて肉眼で見読可能な状態にできることをいう．必要に応じてとは，「診療」，「患者への説明」，「監査」，「訴訟」などに際して，それぞれの目的に支障のない応答時間やスループットと，操作方法でということである．特に監査の場合においては，監査対象の情報の内容を直ちに書面に表示できることが求められる．ただし現状では，例えば，SOAP形式で書かれた診療記録を1ヵ月の入院期間にわたって全件読みやすい形式に編集して出力できるようなシステムは少なく，課題となっている．

◆見読性

（3）保存性

　保存性とは，記録された情報が法令などで定められた期間にわたって真正性を保ち，見読可能にできる状態で保存されることをいう．今日ではハードディスクの容量も増え，保存期間内に別媒体に移す必要はほとんどないが，長期間にわたって保存する場合には，その媒体管理，障害に備えたバックアップ，システム変更に伴うデータ移行などを行う必要があり，管理運営面で難しい問題もある．

◆保存性

3) 管理に関わる体系・ガイドライン

　概要にも述べたように，医療情報を安全に管理するための条件は，情報技術の進展や管理に関する法的制約の変更などにより変わっていく．クラウドコンピューティングの進展とともに，クラウド型電子カルテも少しずつ増えてきている状況を考えると，既存のガイドラインの改訂や新たなガイドラインのリリースが今後も考えられる．

（1）医療情報システムの安全管理に関するガイドライン

　医療情報システムの安全管理に関するガイドラインは，2005年に施行された個人情報の保護に関する法律を医療へ適用するにあたり，医療情報を電子的に取り扱う際の注意義務を具体的に示した厚生労働省発のガイドラインである．同時期に施行されたe-文書法への対応も含まれている．医療に関わる情報を扱うすべての情報システム，およびそれらのシステムの導入・運用・利用・保守・廃棄に関わる人または組織が

◆医療情報システムの安全管理に関するガイドライン

対象になる。このガイドラインには，電子的な医療情報を扱う際の責任のあり方，情報の相互運用性と標準化，情報システムの基本的な安全管理，電子保存の要求事項，診療録及び診療諸記録を外部に保存する際の基準，診療録などをスキャナなどにより電子化して保存する場合，運用管理などがまとめられている。

特に安全管理の各項は，法令などによる要求事項，要求事項への対策の考え方，最低限遵守すべき対策指針，導入が望ましい推奨指針の四つに分けて具体的に記述されている。法的制約，技術，社会環境などの変化に応じてたびたび改訂されているため，最新のものを参照する必要がある。2019年8月時点の最新版は第5版である。

(2) その他のガイドライン（発展）

医療に関係するガイドラインは，関係各省庁から多数出されている。主なものを列挙しておくので，必要に応じて関係資料を参照して欲しい。

- 厚生労働省
  医療・介護関係事業者における個人情報の適切な取り扱いのためのガイダンス
- 総務省
  クラウドサービス事業者が医療情報を取り扱う際の安全管理に関するガイドライン
- 経済産業省
  医療情報を受託管理する情報処理事業者向けガイドライン

(3) ISMS

◆ISMS (Information Security Management System)

JIPDEC（日本情報経済社会推進協会）では ISMS (Information Security Management System)［アイエスエムエス］を，「個別の問題毎の技術対策の他に，組織のマネジメントとして，自らのリスクアセスメントにより必要なセキュリティレベルを決め，プランを持ち，資源を配分して，システムを運用すること」と定義している。ISMS が達成すべきことは，リスクマネジメントプロセスを適用することによって情報の機密性，完全性及び可用性をバランス良く維持・改善し，リスクを適切に管理しているという信頼を利害関係者に与えることにある。そのためには，ISMS を，組織のプロセス及びマネジメント構造全体の一部とし，かつ，その中に組み込むことが重要である。」と解説している。コンピュータシステムのセキュリティ対策だけでなく，情報を扱う際の基本的な方針であるセキュリティポリシー，セキュリティポリシーに基づいた具体的な計画，計画の実施および運用，一定期間ごとの方針と計画の見直しまで含めた PDCA を回しながらトータルにリスクマネジメントを確立していく体系のことを指している。その認証の流れを**図Ⅵ-3-1**に示した。

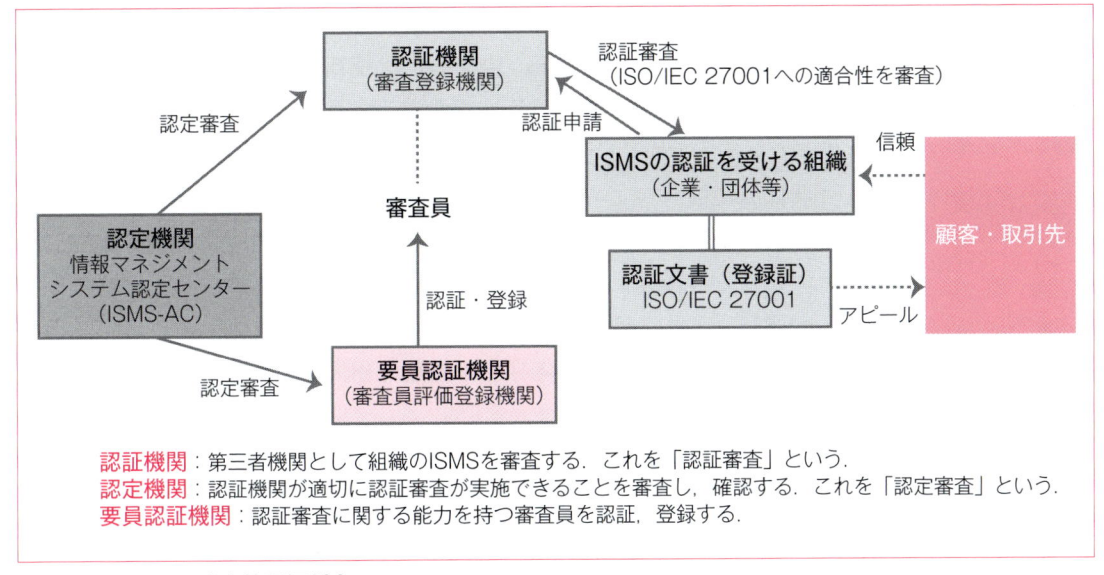

図VI-3-1　ISMS適合性評価制度

（JIPDEC：一般財団法人 日本情報経済社会推進協会のパンフレットより）

4) 「医療情報システムの安全管理に関するガイドライン」に示されている4つの安全対策

※本節では，「医療情報システムの安全管理に関するガイドライン」のことを「ガイドライン」と記す．

（1）組織的安全管理対策

安全管理について，従業者の責任と権限を明確に定め，安全管理に関する規程や手順書を整備運用し，その実施状況を日常の自己点検などによって確認しなければならない，とある（ガイドライン）．したがって，組織的安全管理対策では，次の7つが具体的にあげられている．

◆組織的安全管理対策

①安全管理対策を講じるための組織体制の整備

②安全管理対策を定める規程等の整備と規程等に従った運用

③医療情報の取扱い台帳の整備

④医療情報の安全管理対策の評価，見直し及び改善

⑤情報や情報端末の外部持ち出しに関する規則等の整備（本項については別途，「情報及び情報機器の持ち出しについて」の項で詳しく示されている）

⑥情報端末等を用いて外部から医療機関等のシステムにリモートアクセスする場合は，その情報端末等の管理規程

⑦事故又は違反への対処：特に，管理責任や説明責任を果たすためにも，運用管理規程は大変重要である．

（2）物理的安全対策

物理的安全対策とは，情報システムにおいて個人情報が入力，参照，

◆物理的安全対策

格納される情報端末やコンピュータ，情報媒体などを物理的な方法によって保護することである．具体的には情報の種別，重要性と利用形態に応じて幾つかのセキュリティ区画を定義し，適切に管理する必要性がある，とある（ガイドライン）．

具体的には，

- 入退館（室）の管理（業務時間帯，深夜時間帯などの時間帯別に，入室権限を管理）
- 盗難，窃視などの防止
- 機器・装置・情報媒体などの盗難や紛失防止も含めた物理的な保護及び措置

などが例示されている．

ガイドラインでは，「情報及び情報機器の持ち出し」や「災害等の非常時の対応」は別の項で説明されているが，いずれも概念としては「物理的安全対策」に含まれるものが多い．第Ⅰ章のBCPにも深く関連しており，地震だけではなく，異常気象による水害などにも備える必要がある．火事や浸水に対する備え，地震に対する耐震設備の設置，停電時に備えた無停電電源装置（UPS）や非常電源の設置，個人情報が保管されている機器の設置場所および保存場所の施錠，防犯カメラの設置，入退室管理など多岐にわたった対策が必要である．防火対策としては，一般的にはスプリンクラーを設置するが，サーバ室やカルテ庫など水がかかると復旧や復元が困難な場所には不適であるため，ガス消火設備が必要なことなども知っておく必要がある．

（3）技術的安全対策

技術的安全対策のみですべての脅威に対抗できる保証はなく，一般的には運用管理による対策との併用は必須である．しかし，その有効範囲を認識し適切な適用を行えば，技術的な対策は強力な安全対策の手段となりうる，とある（ガイドライン）．技術的安全対策として具体的には，次の5つの項目について詳しく説明されている．

①利用者の識別及び認証
②情報の区分管理とアクセス権限の管理
③アクセスの記録（アクセスログ）
④不正ソフトウェア対策
⑤ネットワーク上からの不正アクセス

具体的な技術としては，生体認証，2要素認証，代行入力者などへの個別アクセス権限の採用，アクセスログの取得と定期的な監査，無線LANの利用者限定，ウイルス対策や情報漏えいの防止策がとりやすいシンクライアント方式の採用などがある．IDとパスワードによる認証のみを採用している場合は，運用管理や職員への定期的な教育を適切に行うなど，技術的対策だけでは防ぎきれないリスクへの対応が求められる．

（4）人的安全対策

　医療機関などは，情報の盗難や不正行為，情報設備の不正利用などのリスク軽減をはかるため，人による誤りの防止を目的とした**人的安全対策**を策定する必要がある．これには守秘義務と違反時の罰則に関する規定や教育，訓練に関する事項が含まれる，とある（ガイドライン）.

◆人的安全対策

　医療情報システムに関連する者として，次の5種類を想定したうえで，個別に対応を説明している.

- （a）医師，看護師などの業務で診療に関わる情報を取扱い，法令上の守秘義務のある者
- （b）医事課職員，事務委託者などの医療機関などの事務の業務に携わり，雇用契約の下に医療情報を取扱い，守秘義務を負う者
- （c）システムの保守業者などの雇用契約を結ばずに医療機関などの業務に携わる者
- （d）見舞い客などの医療情報にアクセスする権限を有しない第三者
- （e）診療録などの外部保存の委託においてデータ管理業務に携わる者

職員については，立場の違いから，医師・看護師・医療技術者・医事課職員など，医療機関などの従業者（（a）と（b））を対象とする人的安全管理措置と，事務委託者・システムの保守業者・データ管理業務に携わる者など医療機関の従業者でない委託の職員やシステム保守要員（（c））を対象とする人的安全管理措置とに分けて考える．医療機関などの従業者には教育および訓練を，採用時，異動時，その後も定期的に計画し実施する必要がある．医療機関などの従業者でないものには，委託業者と守秘義務契約を結んだうえで，委託業者側の教育および訓練だけでなく，テーマによっては医療機関などの従業者とともに教育および訓練を受ける機会を設ける，などの対応が必要である.

　なお，もともと利用権限のない者（（d））に対してはシステムへのアクセスができないようにすることや，外部保存の委託に関わる者（（e））については別項の外部保存で詳しく説明されている.

医療情報の標準化と活用

主要な学習ポイント

1. 医療情報の標準化

- 標準規格やガイドラインを開発・維持している組織や団体とその役割を理解しよう.
- 医療情報システムでよく利用される標準的なコードセットや用語マスタを理解しよう.
- 医療情報分野の標準的な規格を理解しよう.

2. 情報の分析と評価

- 尺度の意味とその種類を理解しよう.
- 代表値と散布度を理解しよう.
- 代表的なグラフの種類とその特徴を理解しよう.
- 統計手法の基本的な用語を理解しよう.
- 情報を活用するためのデータを格納する仕組みを理解しよう.

医療情報の標準化

1) 標準化に関する一般知識

（1）標準化とは

◆標準化

標準化とは，「存在する問題に対して，適切な秩序を得ることを目的として，誰もが共通利用することのできる，また，繰返し使用するための規定を確立すること」（「JIS Z 8002：2006 標準化及び関連活動－一般的な用語」より）とされている．標準化により，互換性やインタフェースの整合性が確保され，生産効率が向上し，適切な品質を設定でき，安全性が確保され，環境保護に対応し，相互理解が促進される．近年では，技術の普及，競争力強化，貿易促進などのため，さまざまな産業分野で積極的な標準化活動が行われている．

（2）規格（標準）の分類

一般に認められている団体によって承認されている，文書化された規定を「規格」という．モノを比較したり決定したりするときに必要な基礎となる取り決め（例えば kg といった単位など）は「標準」という．医療情報の分野では，規格と標準の用語は，あまり区別せずに用いられており，標準規格という用語が使われることもある．

規格は，その成り立ち，制定に関わる組織の違い，取決め（ルール）が通用する範囲の違いなどにより分類される．

デジュール規格（de jure；「法律上で正式」の意味）は，公的な組織により明文化され，公開された手続きを経て制定された規格をいう．デジュール規格には，国際的に利用される国際規格，欧州連合（EU：European Union）加盟国など特定の地域内で利用される地域規格，一国内で利用される国家規格がある．

デファクト規格（de fact；「事実上の」の意味）は，例えば一企業が決めた仕様であっても，その規格が市場での競争を勝ち抜き，実質的に業界全体で採用されるようになった規格をいう．

複数の民間組織や個人などで結成されたフォーラムやコンソーシアムでの議論を経て制定された規格をフォーラム規格という．近年，フォーラム形式の国際的な組織により制定されたフォーラム規格が，そのまま国際規格となることも多くなっている．

ある規格について，法律で準拠することが義務化されているものを強

制規格, そうでないものを任意規格と呼ぶ場合もある.

(3) 標準化関連組織

標準化関連組織（標準化機関, 標準化団体, 標準開発団体ともいう）は, ◆標準化関連組織 標準化を推進するため, 規格やガイドラインを制定して普及・推進活動を行う組織である. 標準化関連組織には公的なもの, 民間によるものがある. さらに国際的な組織から国内の組織まで, さまざまである.

国際規格は国際連合に関連する公的組織により制定されている. 代表的な組織として, 国際標準化機構（ISO：International Organization ◆ISO for Standardization）[アイエスオー], 国際電気標準会議（IEC：International Electrotechnical Commission）[アイイーシー], 国際電気通信連合（ITU：International Telecommunication Union）[アイティーユー] の3組織がある. 各組織が対象とする規格制定の分野はそれぞれ,

- ISO：電気・電子分野以外の広範囲な分野を対象
- IEC：電気・電子に関する分野を対象
- ITU：有線通信, 無線通信に関する分野を対象

と異なっている. 各組織とも標準化の対象範囲は広く, 複数の技術委員会（TC：Technical Committee）[ティーシー] を作り, さまざまな規格の開発・制定にあたっている. 情報通信技術（ICT：Information and Communication Technology）[アイシーティー] 分野はISOとIECで対象が競合するため, 合同でISO/IEC JTC 1（Joint Technical Committee one：合同技術委員会）[ジェイ・ティー・シー・ワン] という組織を作り, 標準化活動を行っている.

地域規格には, EUに関連する公的組織により制定されているものがある. ISOに相当する分野の地域規格を制定している組織に, 欧州標準化委員会（CEN：Comité Européen de Normalisation）[セン] がある. ◆CEN

各国で, 国家規格を制定するための公的な組織が作られている. 日本には, 国家規格の標準化団体としてJISC（Japanese Industrial Standards Committee：日本工業標準調査会）[ジスク] があり, 制定された規格がJIS（Japanese Industrial Standards：日本工業規 ◆JIS 格）[ジス] である. 米国ではANSI（American National Standards ◆ANSI Institute：米国規格協会）[アンシ], ドイツではDIN（Deutsches Institut für Normung：ドイツ規格協会）[ディン], イギリスではBSI（British Standards Institution：英国規格協会）[ビー・エス・アイ] が国家規格の標準化団体である.

国際的に利用されるフォーラム規格を制定している標準化関連組織として, コンピュータのハードウェアやネットワーク（Ethernetなど）の規格制定で有名なIEEE：Institute of Electrical and Electronics Engineers（米国電気電子学会）[アイ・トリプルイー] がある.

2) 医療情報に関する標準化

医療情報は，医療機関内の医療従事者間，連携する医療機関間，医療機関と患者間などにおいて，意味が相手に正しく伝わり利用できる，一貫したものである必要がある．ICTを活用した情報システムで医療情報を取り扱う場合，メーカーやバージョンが異なるシステム間，または異なる組織のシステム間で，医療情報を円滑かつ相互に伝達交換でき，利活用できる必要がある．このような「相互運用性の確保」のために，医療情報の標準化が求められている．現在，医療情報に関する標準化は，

- 医学医療に関する用語や分類
- さまざまな物や事象を特定するためのコードやマスタ
- 医療情報を構成する各種データ項目
- 医療記録の構造と種類
- システム間におけるデータ交換規約（プロトコル）

など，さまざまなレベルで推進されている．

3) 医療情報分野の標準化関連組織

医療情報分野の規格を制定している代表的な標準化関連組織について，デジュール規格を制定している組織とフォーラム規格を制定している組織，国際的な組織と日本国内の組織に分類し，**表Ⅶ-1-1** に示す．

（1）ISO TC215 ［アイ・エス・オー・ティー・シー・215］

ISOではさまざまな分野の規格について，技術委員会（TC）を組織して検討している．医療情報については，ISO内に215番目に組織されたTCであるISO TC215-Health Informatics（保健医療情報）にて検討が行われている．TCにはWG（Working Group）が作られ，保健医療情報分野におけるデータ構造，データ交換，セキュリティなどについて規格制定の検討が行われている．

（2）WHO（World Health Organization：世界保健機関）［ダブリュー・エイチ・オー］

国際連合機関であるWHOは，健康とそれを守るための保健活動について国際的な比較が行えるよう，WHO-FIC（WHO Family of International Classifications：WHO国際分類ファミリー）［ダブリュー・エイチ・オー・エフ・アイ・シー］を作成している．ICD（国際疾病分類）はその一つである．

（3）CEN TC251 ［セン・ティー・シー・251］

EUの地域規格として保健医療情報の標準化活動を担当しているのが，CEN TC251-Health Informaticsである．積極的な標準化活動が行われており，制定されたEN規格（European Norm：欧州規格）［イー・エヌ・きかく］がISOの国際規格となる事例もある．

表Ⅶ-1-1　医療情報分野の標準化関連組織

	国際的組織	日本国内組織
デジュール規格	ISO TC215, CEN TC251, WHO	
フォーラム規格	HL7 International Inc., DSC, IHE International Inc., SNOMED International, CDISC, GS1	MEDIS-DC, JIRA, 日本IHE協会, 日本HL7協会, 医療情報関連学会, DSRI, HELICS協議会

(4) HL7 International Inc. (Health Level Seven International Incorporated) [エイチ・エル・セブン・インターナショナル・インク]

医療情報に関する国際的なフォーラム規格を制定している組織である. 世界各国（2019年現在, 日本を含む35カ国）に支部があり, HL7 Internationalを構成している. さまざまなシステム間で発生する保健医療情報のメッセージ交換の規定について, OSI参照モデルの第7層（アプリケーション層）に相当する部分の標準化に注力する, としたことからHealth Level 7と名づけられている. 最近ではメッセージ交換だけでなく, 診療文書を電子的に作成するための規格や地域医療情報システムが持つべき機能の標準化など, 広く医療情報に関連する標準化活動を行っている.

(5) DSC (DICOM Standard Committee) [ディー・エス・シー]

DICOM (Digital Imaging and COmmunications in Medicine) [ダイコム] の標準化活動を推進する国際的なフォーラム組織である. DICOMはACR (American College of Radiology：米国放射線学会) [エー・シー・アール] とNEMA (National Electrical Manufacturers Association：米国電気機器工業会) [ネマ] が合同で制定した, 主に医用画像の電子化に関する規格である. デジタル放射線画像分野のデファクト規格として世界的に普及した後, DSCによるフォーラム規格として発展を続けている.

(6) IHE International Inc. (Integrating the Healthcare Enterprise International Incorporated) [アイ・エイチ・イー・インターナショナル・インク]

IHE の標準化活動を推進する国際的なフォーラム組織である. 世界各 ◆IHE
国（2019年現在, 日本を含む22ヵ国）に, IHEの自国への適用を推進する支部組織がある.

IHEは, 医療情報交換などのために新たな規格を制定することを目的としておらず, 医療現場で行われる業務連携（ワークフロー）の標準化とその情報システム化を推進している. ワークフローを実現するためのシステム間のメッセージ交換には, DICOMやHL7などの既存の医療情報規格が用いられる. 用いられる規格には多数の選択肢（オプション）が用意されており, 相互運用性を損なう原因となるため, IHEでは標準化したワークフローをシステムに実装する際に用いる規格の使用方法

を，厳格に規定している.

(7) SNOMED International [スノゥメド・インターナショナル]

SNOMED-CT (Systematized NOmenclature of MEDicine-Clinical Terms) [スノゥメド・シー・ティ] の開発普及を推進する国際的な非営利団体である．2017年以前は団体名をIHTSDO (International Health Terminology Standards Development Organization；国際保健用語標準開発機構) [アイ・エイチ・ティ・エス・ディ・オー] としていたが，2007年の創設より組織本部を置いていたコペンハーゲンからロンドンへ拠点を移した際に，SNOMED Internationalを商号として採用した．団体への加盟は国単位で認められており，国民総所得水準に基づいた費用負担が必要となる．2019年現在，39ヵ国が加盟しているが，日本は非加盟である．SNOMED-CTは加盟国内では無償利用できるが，非加盟国での利用にはライセンス料が発生する．ただし，国際規格との連携や国際的な研究に利用される場合には，非加盟国でも無償利用が許可される．

(8) CDISC (Clinical Data Interchange Standards Consortium) [シー・ディスク]

医薬品開発に必要な臨床試験 (治験) データの電子化を主な目的とした，医学研究データの相互運用性を確保するための規格制定を推進する国際的なフォーラム組織である．世界各国から300団体以上が加盟するNPO法人として組織されており，他の標準化関連組織とも連携している．

(9) MEDIS-DC (MEDical Information System Development Center：医療情報システム開発センター) [メディス・ディー・シー]

◆MEDIS-DC

MEDIS-DCは，医療情報システムに関する調査・研究・開発・実験を行うため，当時の厚生省と通商産業省の共管で1974年に設立された組織である．医療などの情報の継続性を維持するための用語コードの標準化，個人情報保護やシステムの安全管理などセキュリティに関する事業などを展開している．2001年に厚生労働省より医療情報の相互運用性確保のための「用語・コード」の標準化の事業を委託され，2019年現在，12の「MEDIS標準マスター」を維持管理している．

(10) JAHIS (Japanese Association of Healthcare Information Systems Industry：保健医療福祉情報システム工業会) [ジェイ・ヒス]

◆JAHIS

JAHISは，1994年に設立された保健医療福祉関連の情報システムを開発・販売するベンダーの業界団体である．保健医療福祉情報システムに関する標準化の推進，技術の向上，品質及び安全性の確保を図ることで，業界の健全な発展と国民の保健・医療・福祉に寄与し，健康で豊かな国民生活の維持向上に貢献することを目的としている．システム間のメッセージ交換にHL7やDICOMなどを利用する際に，日本の医療

事情や保険医療制度などを考慮した詳細を規定する「JAHIS データ交換規約」など，マルチベンダで利用される JAHIS 標準を開発・制定している．

（11）HELICS 協議会（HEaLth Information and Communication Standards Board：医療情報標準化推進協議会）[ヘリックス協議会]

HELICS 協議会は，MEDIS-DC，日本医学放射線学会，日本医療情報学会，JIRA（Japan Medical Imaging and Radiological Systems Industries Association：日本画像医療システム工業会）[ジラ]，日本放射線技術学会，JAHIS，日本 IHE 協会，日本放射線腫瘍学会，DSRI（The Distribution System Research Institute：流通システム開発センター）が正会員（理事）を務める医療情報の標準化を推進する団体である．2001 年に設立された．医療情報の用語・コード，記述形式，保存形式，データ交換方式などの規格について協議し，日本の医療情報分野に適用して利用することが望ましい規格を「医療情報標準化指針（HELICS 指針）」として採択することで，その普及を図ることを目的としている．採択された「医療情報標準化指針」から「保健医療情報分野の標準規格（厚生労働省標準規格）」の認定が行われている．

◆HELICS 協議会

4) 標準化関連組織間の連携

医療情報に関連する標準化は，国家規格，地域規格，国際的なフォーラム規格，国内のフォーラム規格とさまざまなレベルの規格を制定する標準化関連組織によって推進されている．各組織で開発する規格に重複や対立が生じる可能性があることから，相互に連携がとられ調整が行われている．ISO TC215，CEN TC251，HL7，CDISC，SNOMED International，GS1 の各組織は対等な立場で連携関係にある．HL7 と ANSI，HL7 と DSC も連携関係にある．

医療情報の日本における標準化と国際的な標準化との連携・調整のため，ISO TC215，HL7，DSC，IHE などにおける規格検討に，JAHIS，JIRA，日本医療情報学会などからメンバーが派遣されている．

5) 主要な医療情報の規格−用語・コード

医療情報を蓄積・交換し，分析・活用するためには，医療で使用される物や事象を明確に定義する用語やコードの標準化が必要である．日本で用いられる医療情報の標準コード・用語の規格について以下に列挙する．

◆標準コード・用語

（1）ICD-10（International Statistical Classification of Diseases and Related Health Problems - 10th revision：疾病及び関連保健問題の国際統計分類−第 10 回改訂版）[アイ・シー・ディ・テン]

死因や疾病の国際的な統計基準として，WHO によって公表されてい

る分類である.

◆ ICD-10

日本においても ICD-10 は統計法に基づき,「疾病,障害及び死因の統計分類」と定められている. 死亡診断書の内容から ICD-10 の分類コードを割当てて死因統計を作成するほか,疾病の統計や急性期入院医療の DPC/PDPS(診断群分類による 1 日当たり包括支払い方式)にも利用されている.

ICD-10 が発効された 1990 年以来,約 30 年ぶりとなる ICD-11 への改訂が 2018 年 6 月に WHO により公表され,2019 年 5 月の WHO 世界保健総会にて承認された. その後,ICD-11 の和訳や ICD-10 との変換表などが検証され,数年後には日本国内での利用が始まる見込みである.

(2) ICD-9-CM(ICD - 9th revision - Clinical Modification)[アイ・シー・ディ・ナイン・シー・エム]

◆ ICD-9-CM

ICD-9-CM は,ICD の第 9 回改訂版を元に,米国で作成された分類である. 疾病分類と医療行為分類の 2 分類がある. 日本では,医療行為分類を「手術」および「処置」の分類コードとして MEDIS 標準マスターの「手術・処置マスター」に収載し,利用している.

(3) K コード[ケイ・コード]

◆ K コード

診療報酬点数表の診療行為のうち,手術・処置の領域に割当てられたコードである. 1 桁目が「K」のため K コードと呼ばれる.「手術・処置マスター」で ICD-9-CM コードと対応づけられている.

(4) SNOMED-CT

◆ SNOMED-CT

SNOMED-CT は,医療分野の用語を臨床所見・処置・人体構造・生物・物質・薬剤など 19 のカテゴリに分けて整理した,世界最大規模の国際医療用語集である. 用語を「概念(Concept)」として,その「表記(Description)」を分離し,概念と概念の「関連(Relationship)」を定義するオントロジーを用いて構築されている. ある用語は別の用語と同義語もしくは上位語である,など用語間のさまざまな意味関係が階層的・多軸的に定義された用語集となっている. 日本での利用は少ない. 2019 年に改訂の ICD-11 とマッピングされることになっている.

(5) ICD10 対応標準病名マスター

◆ 標準病名マスタ

ICD10 対応標準病名マスターは,MEDIS 標準マスターの一つである. 1 病態について 1 病名表記(リードターム)を決定し,その同義語・類義語・異字体が使われた病名などをひもづけるマスターとして整備されている. 病名に対して接頭語や接尾語として用いられる修飾語も収載しており,より詳細な病態を表す病名を作成できる. 社会保険診療報酬支払基金より提供されているレセプト電算処理マスターのうち,「傷病名マスター」との連携が図られている.

（6）JLAC10［ジェイ・ラック・テン］

JLAC10は，日本臨床検査医学会が制定している，「臨床検査項目分類 ◆JLAC10
コード」の第10版である．さまざまな種類の検体検査を，分析物コー
ド，識別コード，材料コード，測定法コード，結果識別コードの5つの
コードの組合せで表現する仕組みとなっている．

MEDIS標準マスターの「臨床検査マスター」にもJLAC10が収載さ
れており，レセプト電算処理マスターの「診療行為マスター」との連携
が図られている．診療行為マスターは，JLAC10でサポートされていな
い生体検査もコードを拡張して収載しており，日本臨床検査医学会が承
認した標準検査名称も取り込んだマスターとして整備されている．

（7）HOT番号（コード）［ホット・ばんごう］

HOT番号（コード）は，MEDIS標準マスターの「医薬品HOTコード ◆HOT番号（コード）
マスター」で用いられる管理番号である．医療用医薬品の識別に汎用さ
れている4種類のコードである，薬価基準収載医薬品コード（厚生労働
省12桁コード），個別医薬品コード（YJコード），レセプト電算処理シ
ステムコード（レセ電算コード），流通取引コード（JANコード）を関連
づける番号である．HOT番号は13桁で構成され，左から順に7桁は処
方，2桁は製薬会社，2桁は調剤，2桁は物流を識別している．HOT番
号の7桁分は薬価基準収載医薬品コードと，9桁分はYJコードと，13
桁全体はJANコードと1対1対応する．

6) 主要な医療情報の規格－メッセージ（データ）交換規約

医療情報を複数のシステム間で相互に伝達・交換するためには，2つ
のシステムの組み合わせごとに情報連携のための調整が必要となり，コ
ストが膨大となる．そのため，異なるシステム間でも，共通した約束事
でメッセージ交換を可能とする規格が求められる．医療情報の分野で，
世界的に利用されるデータ交換の規格を以下に列挙する．

（1）HL7（Health Level 7）［エイチ・エル・セブン］

医療情報を取り扱うシステムの間では，さまざまな出来事（イベント）
をきっかけとして情報交換が行われる．HL7は，この情報交換に用いら ◆HL7
れるメッセージ（伝文）形式の規格である．主にテキスト情報による医
療情報の交換を目的としており，メッセージの形式と埋め込まれる用
語・コードを規定している．

HL7 ver.2の規格では，メッセージに含まれる各項目を区別する区切
り文字として「|」や改行が用いられ，階層的にメッセージ形式が定義さ
れている．この記述ルールはER7（Encoding Rule 7）と呼ばれる．

HL7 ver.3の規格では，オブジェクト指向と参照モデルの考え方で，
メッセージだけでなく診療文書など，さまざまな種類の医療情報を記述
できるように設計されている．データの実体はXMLを用いて記述され

る.

　HL7 Ver.2.5，Ver.3ともにISOの国際規格となっている（ISO/
HL7 27931:2009 データ交換規格 - Health Level Seven バージョ
ン 2.5、ISO/HL7 21731:2014 健康情報学 - HL7 バージョン 3 -
参照情報モデル - リリース４）.

(2) DICOM

◆DICOM

　DICOMは医用画像関連の情報交換のための規格である．デジタル医
用画像のデータフォーマットとTCP/IP上での通信手順を定めている．
DICOMにより，マルチベンダで構成された画像検査装置（CTやMRIな
ど）と画像保存装置（PACS）とをイーサネットで接続し，デジタル医用
画像をオンラインでPACSへ保存することが可能となる．波形情報や
構造化レポート（SR：Structured Report）などの保存にも対応して
いる．検査情報や患者情報をRISから画像検査装置へ伝達し，検査の進
捗状況を画像検査装置からRISへ伝達することもできる．

　DICOMは2006年にISOの国際規格となっており，その後2017
年に改訂されている（ISO 12052:2017 健康情報学 - 医学における
デジタル画像と通信（DICOM））.

7) 自動認識技術に関する規格

　標準化されたコード情報は，物や事象を明確に特定（識別）するのに
有用である．コード情報は数字やアルファベットなどの組合せで表現さ
れるため，人が目視で読取る場合に誤りが生じやすい．そこで，バーコー
ドなどの自動認識技術を用いてコード情報を表示し，情報システムへの
入力処理に利用することが多い．医療においても，診察券，リストバン
ド上の患者番号，医療機器の管理番号，医療用医薬品の識別番号などの
読取りに利用されている．

　自動認識技術には，バーコード，２次元コード，電子タグ（非接触IC
タグ，RFID：Radio Frequency Identification）などがある．国際的
な商品流通を促進するためには，商品を識別するコード体系と，その
コードを読取るためのバーコードシンボルの標準化が必要であるため，
1978年に国際EAN協会が設立され標準化が行われてきた．2005年

◆GS1

にGS1（Global Standard One）［ジー・エス・ワン］と改称され，国
際流通標準化機関として自動認識技術全般の標準化を推進している．

(1) バーコード（1次元シンボル）

◆バーコード

　バーコードは，数字・文字・記号などの情報を，一定の規則に従って
太さと間隔を変化させた縞模様状の線で表現するものである．読取りに
はバーコードリーダが用いられる．スマートフォンなどのカメラと認識
アプリケーションで読取ることもできる．

　バーコードの規格には，その形状（バーコードシンボル）と読取り対

図Ⅶ-1-1　GS1のバーコードシンボル（1次元シンボル）

象となるコード体系の規格がある．**JANコード**（Japanese Article ◆**JANコード**
Numberコード）［ジャン・コード］は1978年にJIS規格となった世
界共通の商品識別番号で，「どの事業者の，どの商品か」を表すコード体
系の規格である．JANコードはバーコードリーダで読み取れるように，
JANシンボルというバーコードシンボルの規格に従い，商品のパッケー
ジなどに印字される．

　JANは日本国内の呼称で，国際的には**EAN**（European Article ◆**EAN**
Number）［イアン］となる．JAN/EANは，米国のUPC（Universal
Product Code）［ユー・ピー・シー］を元に作られたので，互換性があ
る．GS1により商品識別番号の規格が体系化され，JAN/EAN/UPCは
現在，GTIN（Global Trade Item Number：商品識別コード）［ジー・
ティン］と総称されている．

　GS1で認められているバーコードシンボルの規格には，JANシン
ボル（EANシンボル），ITFシンボル，GS1-128シンボル（旧EAN-
128），GS1データバーがある．**図Ⅶ-1-1**にバーコードの例を示す．

　GS1-128シンボルは，商品識別コードのGTINだけでなく，さまざ
まな情報の種類とフォーマットを管理するAI（Application Identifier：
アプリケーション識別子）［エー・アイ］と呼ばれる数字コードを利用し

PDF417　　　　データマトリックス　　　QRコード

図Ⅶ-1-2　GS1の2次元コードシンボル（2次元シンボル）

て，商品の製造日やロット番号などの情報も表現できる．日本では，医療機器や医療材料のトレーサビリティ確保や医療事故防止の観点から，ほぼすべての医療機器・材料にGS1-128シンボルが表示されており，商品識別コード，有効期限，ロット番号が読取れるようになっている．

　GS1データバーは2019年現在，最も新しいバーコードシンボルで，全7種類のシンボルがある．表示面積を小さくできる特徴があり，開発当初はRSS（Reduced Space Symbology：省スペースシンボル）と呼ばれていた．GTINのみ読取れるタイプと，AIを利用して複数種類の情報を読取れるタイプがある．日本では，すべての医療用医薬品の調剤包装単位と販売包装単位で，GS1データバーによる商品識別コードの表示が行われている．特定生物由来製品の場合は調剤および販売包装単位で，その他の生物由来製品の場合は販売包装単位で，有効期限と製造番号の表示も行われている．

（2）2次元コード（2次元シンボル）

　バーコードはデータを1方向の線模様で表現するのに対し，2次元コード（2次元シンボル）はデータを縦横の2方向の模様で表現する自動認識技術である．バーコードと比較して，より多くの情報をより小さなスペースに表示できる．一つのシンボルに多くの情報量を載せられることから，英数字だけでなくカナ・漢字・記号などの文字種も扱える．2次元コード用の専用リーダー装置のほか，スマートフォンなどのカメラと認識アプリケーションで読取り処理が可能である．

　GS1で認められる2次元コードの規格には，PDF417，データマトリックス（Data Matrix），QRコード（Quick Responseコード）[キュー・アール・コード]がある．**図Ⅶ-1-2**に2次元コードの例を示す．

◆QRコード

　QRコードは，1994年に日本の（株）デンソーウェーブが開発した2次元コードである．2011年には商品識別コードと商品に関連する情報やサービスを提供するWebサイトのURLを表示する2次元コードとしてGS1に採用された．2014年にはGS1においてデータマトリックスの利用が認められる分野でQRコードの利用が認められ，表示する

側がいずれかを選択できるようになった. ただし, GS1 では医療用医薬品・医療機器などのヘルスケア分野の製品に用いる２次元シンボルはデータマトリックスに限定する方針のため, QR コードは用いられない.

　近年, 紙の院外処方箋に記述されている情報を, 保険薬局のレセプトコンピュータや電子版お薬手帳のスマートフォンアプリなどに入力する際の誤入力防止や省力化を図るため, 情報を２次元シンボルで読み取れるよう印字するシステムが出回るようになった. 仕様はメーカーやシステムごとに独自で, 主に QR コードが利用されていたが, JAHIS により「院外処方箋２次元シンボル記録条件規約」という技術文書が発行され, QR コードの利用が明文化されると共に情報記述の仕様が定められた.

1) データの尺度

調査研究対象の集団に対し，何らかの方法で観察・測定（観測）して得られた一群のデータについて個々の観測値を数値で表現するとき，その数値を得るのに使うモノサシの目盛りの種類（データの特徴に対して数値を対応づける基準）のことを**尺度**（Scale）という．尺度は，名義尺度，順序尺度，間隔尺度，比尺度の四つの異なる水準に分類される．

◆尺度

（1）名義尺度

「A型は1，B型は2，O型は3，AB型は4」など，血液型と数値を対応させたデータがあるとき，数値は個々の血液型を区別（分類）することのみに用いられる．この数値は，等しいか等しくないかのみに意味があり，数値の大小を比較することや何倍大きいなどの比率を求めることには意味がない．このようなデータは**名義尺度**（Nominal Scale）となる．名義尺度は，観測値の個数を数えることはできるが，数値を計算に用いることはできない．関連する別のデータをグループ分けする目的で用いられるため，カテゴリデータとも呼ばれる．

◆名義尺度

名義尺度のデータは，男性ならMで女性ならFなど文字列値でも表現できるが，男性なら1で女性なら2または男性なら0で女性なら1（逆でも構わない）など数値と対応させることが多く，このような手続きをコーディング（Coding）と呼ぶ．

（2）順序尺度

好きな食べ物の順位を答えたアンケート調査のデータがあるとき，2位より1位の方が好きな度合いが高いことはわかるが，3位と2位との差と2位と1位との差が同じとは限らず，2位は好きな度合いが4位の2倍高いともいえない．このようなデータは**順序尺度**（Ordinal Scale）となる．順序尺度は，データの各数値を大小比較できるため，順序には意味があるが，数値の差（間隔）や比率には意味がない．データに3つの順序がある場合は，数値を「3,2,1」と割り当てても「100，12.3456，1」と割り当てても順序としては同じである．通常は1から連続した整数値を割り当てることが多い．アンケート調査においては，満足度を「とても満足は4，満足は3，不満は2，全く不満は1」などとして回答を得たとき，各選択肢の差が等間隔か否かは不明なため本来は順序尺度の

◆順序尺度

データとなるが，各選択肢の差は心理的に等間隔であると仮定したうえで，間隔尺度のデータとして分析されることも多い．

（3）間隔尺度

気温を摂氏で記録したデータがあるとき，10℃から20℃に気温が上昇すれば「温度が10℃上昇した」というが，「温度が2倍上昇した」とはいわない．一方，摂氏は等間隔で数値化されるため，平均最低気温が10℃の季節において最低気温が0℃の日と5℃の日を比べて「差が2倍ある」ということはできる．このようなデータは**間隔尺度**（Interval Scale）となる．間隔尺度は，データがとる数値が等間隔であることが保証されるため，数値の和や差は求められる．しかし，比率を求めることには意味がない．0の値は「何もない」状態を意味せず，0の基準が任意の位置に設定されたデータだからである．例えば，身長を「170cmを基準に0cmとして，172cmは＋2cm，165cmは－5cm」としたデータは間隔尺度である．

◆間隔尺度

（4）比尺度

数値の差に意味があり，かつ比率にも意味がある一群のデータは**比尺度**（Ratio Scale，比例尺度，比率尺度）となる．0が「何もない」ことを表し，原点に特別な意味を持つ．比尺度のデータは，数値を加減乗除することができ，平均値などすべての統計学の解析手法を適用できる．

◆比尺度

2) データ（変数）の性質

データは，調査対象から何らかの観測方法により得られた一群の観測値で構成される．データが「複数の値を取りうる」ことから，統計学ではデータを「変数」という用語で表現する．変数はその性質により，定性的変数（カテゴリ変数）と定量的変数に大きく分類される．質的データ，量的データとも呼ばれる．定性的変数は名義尺度・順序尺度に分類され，定量的変数は間隔尺度・比尺度に分類される．さらに，定性的変数は離散変数（整数値など離散値で表される）であり，定量的変数は実数値をとる連続変数である（離散変数の場合もある）．

名義尺度⊂順序尺度⊂間隔尺度⊂比尺度の順に水準が高く（情報量が多く）なり，水準の高い尺度のデータを水準の低い尺度のデータへ変換することはできるが，その逆はできない（**表Ⅶ-2-1**）．

3) データの図示（グラフ）による記述

調査研究対象から得たデータの全体的な様子を把握するために，図示（グラフ：Graph）が用いられる．グラフは一つのデータにおける分布の様子を把握するためにも，複数のデータ間を比較するためにも用いられる．データをどの種類のグラフで表すかは，どのような分析をしたいかで決められる．ただし，データの尺度によっては，適用すべきでないグ

◆グラフ

表VII-2-1　変数（データ）の種類と尺度，意味，演算，データ例

変	数	尺　度	尺度の意味	可能な演算	データの例
定性的変数（質的データ，カテゴリデータ）	離散変数	名義尺度	区分するためだけの数値	等価分類のみ，演算できない	学生番号，性別，血液型，病名，心電図所見
		順序尺度	値の順序に意味がある，等間隔とは限らない	大小関係の比較	成績の順位，満足度，癌のステージ（I，II，III，IV），視力
定量的変数（量的データ）	離散変数／連続変数	間隔尺度	値の間隔に意味がある，等間隔	和，差	気温・体温（摂氏・華氏），知能指数（IQ），日付，時刻
		比尺度	原点がある，等間隔で比率にも意味がある	和，差，乗，除	体重，身長，血圧，赤血球数，絶対温度，金額，人数，時間（経過時間）

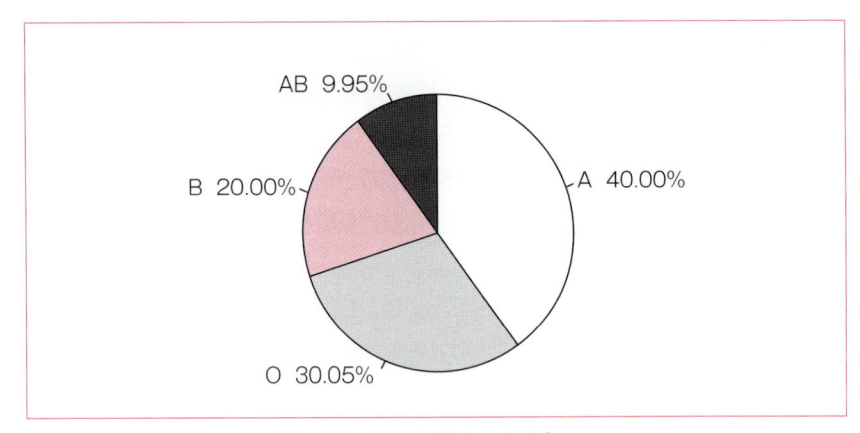

図VII-2-1　円グラフ―日本人のABO血液型の発現率

（日本赤十字社：血液の基礎知識，http://www.jrc.or.jp/donation/first/knowledge より作図）

ラフの種類がある.

（1）円グラフ

◆円グラフ

　円グラフ（Pie Chart, Circle Graph）は，円全体を100％として各値の割合にしたがって中心から線を引いて塗分け，その構成比を扇形の面積で表すグラフである（**図VII-2-1**）. 名義尺度以上のデータについて，全体に対する構成比を把握する目的で用いられる. データは，時計の12時の位置から時計回りに，構成比の大きい順に並べる. ただし「その他」は，大きさに関係なく最後に表示する. 構成比が小さいものは「その他」に含める.

　円グラフの中にもう一つ同心円を描き，内側を空白にして構成要素全体の総計などを表記するものをドーナツグラフと呼ぶ.

　3D円グラフや楕円グラフは扇形が変形され，その面積が構成比を表さなくなるため用いるべきでない.

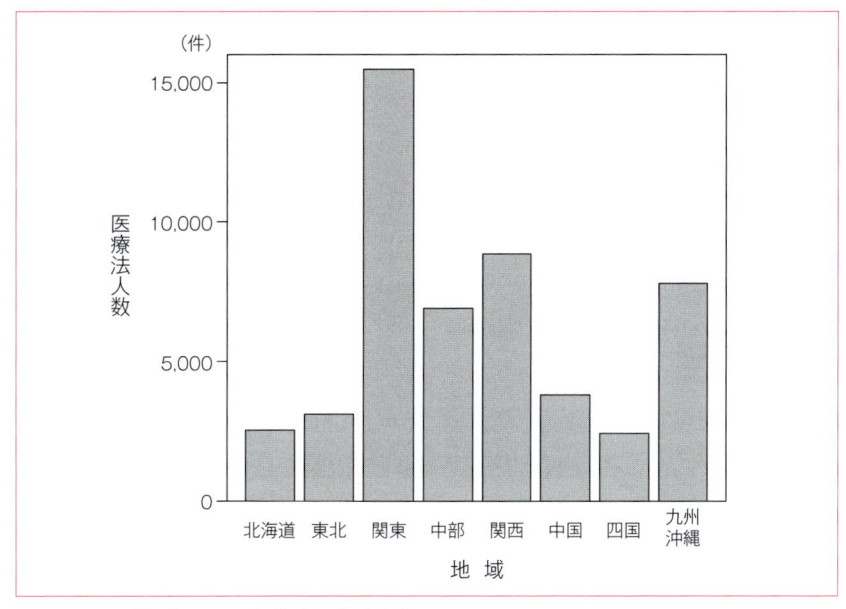

図Ⅶ-2-2　棒グラフ－地域別医療法人数
〔厚生統計要覧（平成27年度）http://www.mhlw.go.jp/toukei/youran/indexyk_2_2.html より作図〕

(2) 棒グラフ

　棒グラフ（Bar Chart, Bar Graph）は，縦軸か横軸の一方をデータ ◆棒グラフ
の度数や量とし，棒の高さの比によって大小を表すグラフである（**図Ⅶ-2-2**）．もう一方の軸に複数の異なる種類のデータを並べ，データの度数や量を比較する．棒と棒との間隔は空けて作図する．

　棒グラフは，間隔尺度以下のデータの度数の比較や，比尺度のデータの量を比較する目的で用いるため，棒の下端は0である．棒の下方で波線などにより省略を表現し，高さを切り詰めることは好ましくない．気温のような間隔尺度のデータ量を表すのに棒グラフは使えない．

(3) 積み上げ棒グラフ

　積み上げ棒グラフ（Cumulative Bar Chart）は，データに複数のグループが存在する場合に，グループ内の複数の要素間の比率，および各グループの合計を把握する目的で用いられる（**図Ⅶ-2-3**）．棒グラフの一種であり，同一グループ内の各要素の値を色分けしながら1本の棒に積み上げ，同様に積み上げた各グループの棒を並べて比較する．積み上げられた1本の棒の高さが合計値となる．異なるグループ間の比較だけでなく，あるグループ内の要素間の比率や合計について，時系列変化を把握する目的でも用いられる．例えば，曜日毎や年度毎の積み上げ棒グラフを表示すると，要素の曜日推移や年次推移を把握しやすい．

(4) 帯グラフ

　帯グラフ（Column Graph）は，積み上げ棒グラフがデータの度数や ◆帯グラフ
量を積み上げたのに対し，棒全体の長さを100%として各要素の構成

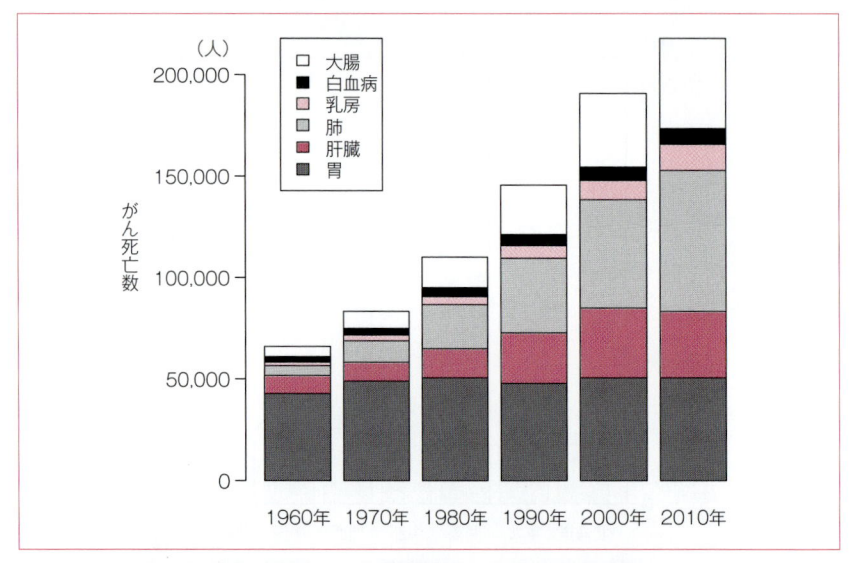

図Ⅶ-2-3　積み上げ棒グラフ—人口動態統計によるがん死亡数
（国立研究開発法人 国立がん研究センターがん対策センター, http://ganjoho.jp/reg_stat/index.html
より作図）

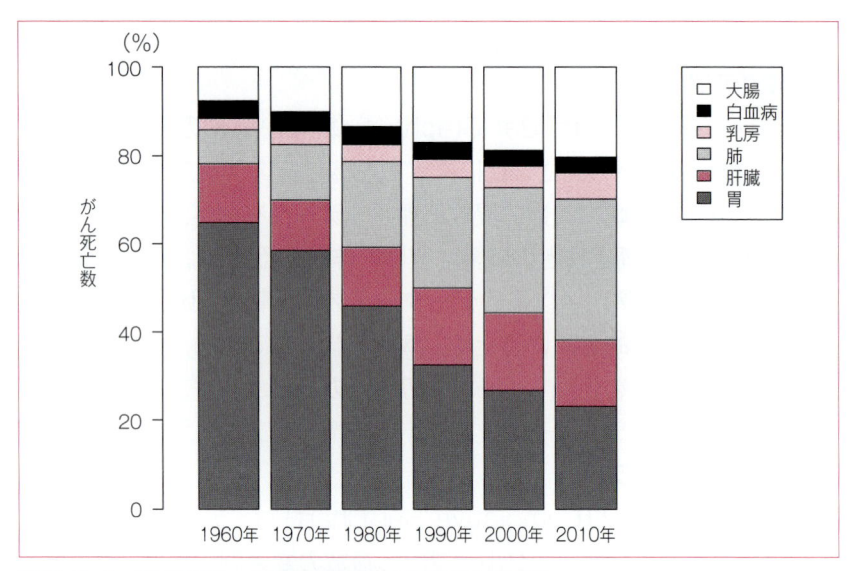

図Ⅶ-2-4　帯グラフ—人口動態統計によるがん死亡数
（国立研究開発法人 国立がん研究センターがん対策センター, http://ganjoho.jp/reg_stat/index.html
より作図）

比で区切り，塗り分けたグラフである（**図Ⅶ-2-4**）．各グループの棒の
長さを統一して並べ，各要素の積み上げの順番を同じにして，構成比を
比較できるようにする．

（5）折線グラフ

折線グラフ（Line Chart, Line Graph）は，横軸，縦軸ともに順序尺
度以上のデータについて，そのデータの観測値を点で示し，点と点とを
線で結んだグラフである（**図Ⅶ-2-5**）．データの値の変化を時系列的に

◆折線グラフ

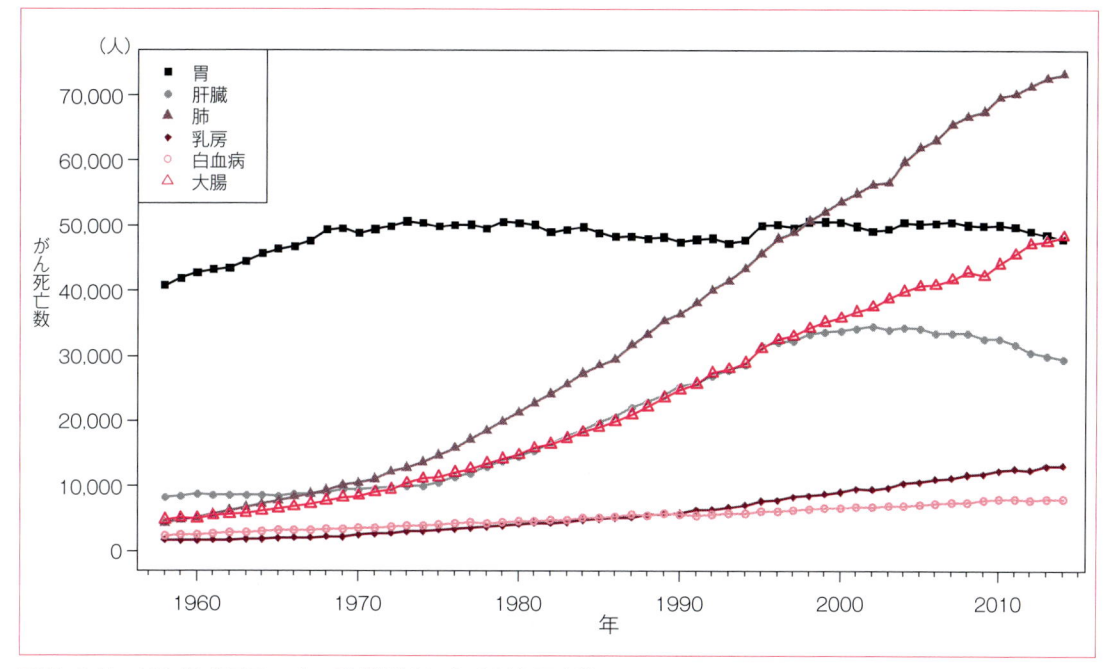

図Ⅶ-2-5　折れ線グラフー人口動態統計によるがん死亡数

（国立研究開発法人 国立がん研究センターがん対策センター，http://ganjoho.jp/reg_stat/index.html より作図）

把握したい時や，データの増加・減少傾向をみたい時などに利用する．軸の基点は0で始める必要はなく，増加・減少の傾向を把握しやすくするために，折れ線の傾きが45°程度となるように縦横の軸の目盛りを調節して描画するとよい．複数のデータを比較する場合は，点の形状，折れ線の色や線種，を変えて表示する．

（6）レーダーチャート

　レーダーチャート（Radar Chart, Spider Chart, Star Chart）は，　◆レーダーチャート
グループを特徴づけるデータ（項目，指標）が複数あるとき，これらのデータを一つのグラフで表示して，全体の傾向を把握する目的で用いられる（**図Ⅶ-2-6**）．360°を項目数で割った値を中心角として，中心点から放射状に数直線を引き，「中心から外に行くほど良い値」となるように調整して，項目の値を数直線上にプロット（打点）する．プロットした各点を線で結び，描かれた多角形の形状によって，特徴づけられる性質や全体像（バランスなど）を把握する．一つのケースについて一つのレーダーチャートができるので，他のケースと比較する場合は，並べて描画するか多角形を重ね描きする．

（7）ヒストグラム

　ヒストグラム（Histogram）は，間隔尺度以上のある一つのデータに　◆ヒストグラム
ついて，その分布形状や広がりの程度などを把握する目的で，度数分布表（Frequency Distribution）をグラフにして表したものである（**図Ⅶ-2-7**）．

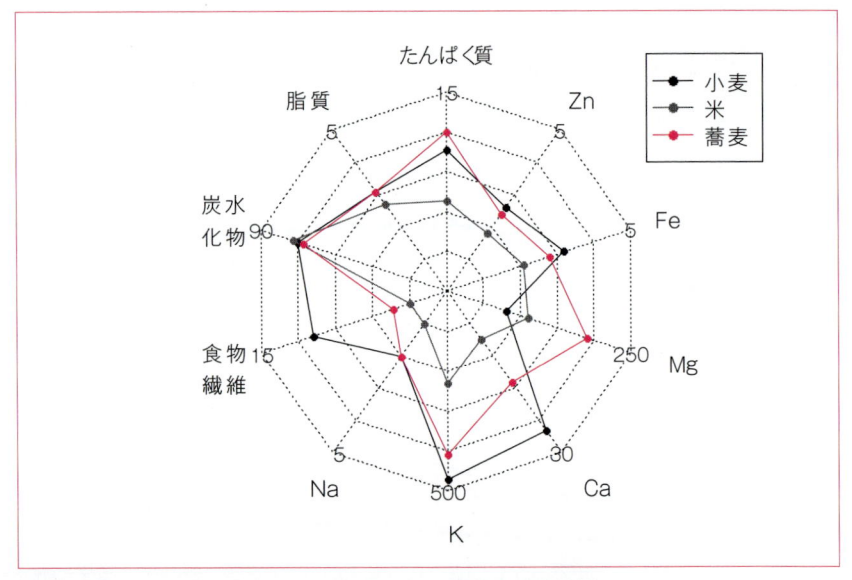

図Ⅶ-2-6　レーダーチャート−小麦・米・蕎麦の成分比較
〔文部科学省 日本食品標準成分表2015年版（七訂）http://www.mext.go.jp/a_menu/syokuhinseibun/1365420.htm より作成〕

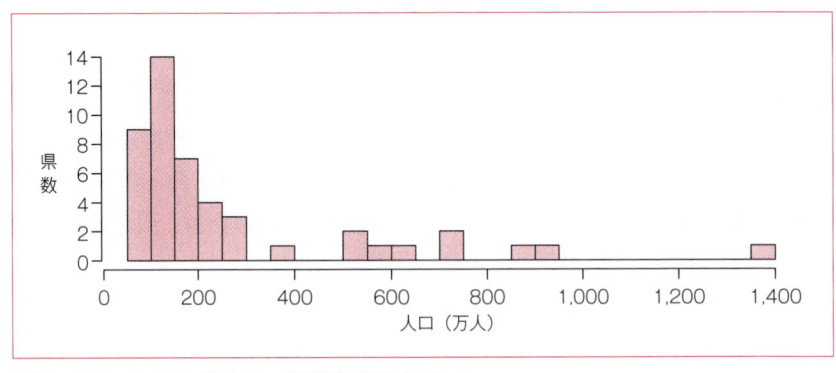

図Ⅶ-2-7　ヒストグラム−都道府県別人口
〔総務省統計局 平成27年度国勢調査・人口速報集計（要計表による人口集計）結果
http://www.stat.go.jp/data/kokusei/2015/kekka.htm より作図〕

　度数（Frequency）とは，あるデータについて，ある値の範囲（区間）に含まれる観測値の個数であり，その区間を階級（Class）という．データの観測値は，必ずどこか一つの階級に含まれるようにする．階級は「下限値以上，上限値未満」または「下限値超，上限値以下」のどちらかに統一する．階級の上限値から下限値を引いた値を階級幅（Class Interval），階級の下限値と上限値の中央値を階級値（Class Mark）という．**度数分布表**は，名義尺度以上の対象データを階級に分け，階級ごとの度数を表にしたものである．

◆**度数分布表**

　間隔尺度以上のデータで度数分布表を作成するとき，データをいくつの区間に区切るかを決める必要がある．階級幅を広くとりすぎても，狭くとりすぎてもデータの分布の様子を表すのにふさわしくない．ある

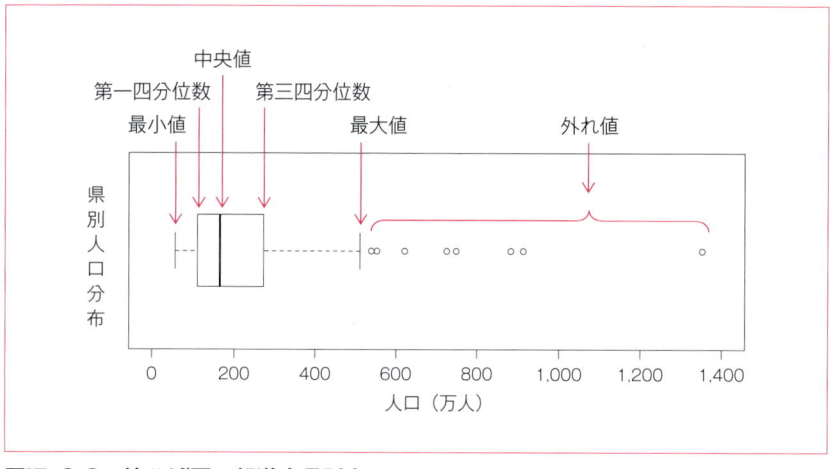

図Ⅶ-2-8　箱ひげ図－都道府県別人口
図Ⅶ-2-7のヒストグラムを箱ひげ図としたもの
〔総務省統計局 平成27年度国勢調査・人口速報集計（要計表による人口集計）結果
http://www.stat.go.jp/data/kokusei/2015/kekka.htm より作図〕

データを k 個の区間で区切るとき, k を階級数という. 観測値の個数が n のとき, 階級数の目安を示す式として,

$$k = \sqrt{n}, \text{ または } k = 整数化\,(\log_2 n)\ (※スタージェス\,(Sturges)\,の公式)$$

などがある. 例えば, データ数が100のとき, スタージェスの公式によれば階級数の目安は7となる. 階級幅 w はデータの最大値を M, 最小値を m とすると,

$$w = \frac{M - m}{k}$$

と設定できる. ヒストグラムは, 横軸にデータの階級, 縦軸にその度数をとり, 階級幅を底辺, 度数を高さとする棒の集まりで表現する. 棒グラフと違い, 各階級の棒の間隔は空けず, 階級の境界と対応するようにする.

(8) 箱ひげ図

　箱ひげ図（Box and Whisker Plot）は, データの中央値, 最小値, 四分位数を用いて作図する（**図Ⅶ-2-8**）. データの散らばり具合の概要を把握する目的で用いられる. データの分布はヒストグラムの形状でも確認できるが, 箱ひげ図を用いるとデータのバラ付き具合を複数のデータ間で比較しやすい. 非対称な形の分布や, 外れ値がある場合も, その概要を表現できる. ◆箱ひげ図

　作図法は, 箱の下限を第1四分位数, 上限を第3四分位数で描き, 中央値（第2四分位数）を箱の中の横線で表す. 外れ値, 例えば箱の下限と上限の幅である四分位範囲の値の±1.5倍を超えるデータとして「○」でプロットする. 最大値は, 外れ値に該当しない範囲, すなわち四分位

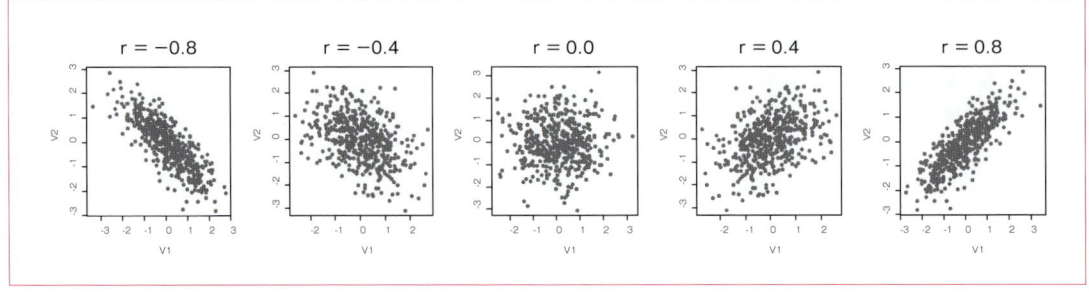

図Ⅶ-2-9　散布図と相関係数 r

範囲の値の＋1.5倍以内の最も大きな値として，それを横線で表し，箱の上限から伸びる点線（または実線）のひげで結ぶ．最小値は同様に－1.5倍以内の値を横線で表し，箱の下限から伸びる点線のひげで結ぶ．

(9) 散布図（相関図）

◆散布図（相関図）

　散布図（相関図）（Scatter Plot）は，複数の種類のデータからなるグループがあるとき，その中から組となっている2つのデータの観測値をそれぞれ縦軸と横軸にとり，値の交点をプロットしたグラフである（**図Ⅶ-2-9**）．散布図は，2つのデータ間の相関関係を調べることができる．プロットの分布形状が右上がりならば「正の相関」，右下がりならば「負の相関」があるといい，どちらでもない場合は「無相関」もしくは「相関なし」という．回帰直線を描くことで，予測値を求めることもできる．

◆相関

◆相関係数

　相関（Correlation）とは，AとBの2つの項目間に何らかの線形関係があることを指す．その強さは**相関係数**（Correlation Coefficient）で表され，－1から＋1の値をとる．±1に近いほど相関関係は強く，0に近づくと弱くなる．相関係数は順序尺度であり「相関係数0.4は0.2の2倍の相関がある」などということはできない．相関係数が正（正の相関）であれば，一方のデータが大きな値となると，もう一方も大きな値となる関係を示す．相関係数が負（負の相関）であれば，一方のデータが大きな値となると，もう一方は小さな値となる関係を示す．また，相関係数が0となった場合，それは2項目間には線形関係がみられないということを示すだけであって，何らかの非線形な関係（2次曲線など）が明らかに存在する場合もあることに留意する必要がある．

　AとBに相関が見られても，AがBの原因またはBがAの原因という因果関係があることは示さない．ある別のCが要因（交絡因子：Confounding Factor）となり，AとBに相関（擬似相関：Spurious Correlation）が見られる場合がある．

　【発　展】

　間隔尺度以上の2つのデータがそれぞれ正規分布に従うとき，相関係数としてピアソン（Pearson）の積率相関係数rが用いられる．データの観測値の個数が少ない（データのサイズが小さい），もしくは正規分布

に従わない順序尺度以上のデータの場合はスピアマン（Spearman）の順位相関係数ρが用いられる．いずれも求められた相関係数の信頼性は，データのサイズ（観測値の個数）に依存するため，有意性の検定を行い，それを明記する．

　2つのデータ（変数）の間に「何かの原因となっている」説明変数（独立変数）Xと，「その原因を受けて発生した結果となっている」目的変数（従属変数）Yの関係があるとき，回帰（Regression）とは，2つ変数の間にある関係を関数$Y = f(X)$の具体的な形に当てはめることをいう．Xが1次元（1変数）であれば単回帰，2次元（2変数）以上は重回帰という．単回帰の最も基本的なモデルは，直線$Y = aX + b$へ当てはめる線形回帰である．当てはめられた直線を回帰直線（Regression Line）という．また，回帰直線の係数a（傾き）とb（切片）は，最小二乗法（Least Squares Method）を用いて求める．係数aは，正の相関のときは正の値となり，負の相関のときは負の値となる．回帰により得られた回帰式について2つのデータに対する当てはまりの程度を判断するために，決定係数（Coefficient of Determination）（もしくは寄与率）R^2が用いられる．説明変数と目的変数の関係にあるデータ列$\{x_i, y_i\}$について，観測値y_iとその平均値$\bar{y}$との差は，観測値y_iと回帰式による予測値$f_i = f(X_i)$の差である残差と，予測値f_iと平均値$\bar{y}$との差の和となっている．それぞれの差の変動（偏差平方和；差の2乗和）を求めると，総変動$\Sigma_i (y_i - \bar{y})^2$は残差による変動$\Sigma_i (y_i - f_i)^2$と予測値による変動$\Sigma_i (f_i - \bar{y})^2$の和となる．決定係数$R^2$は総変動に対する予測値による変動の比で表される．

◆ 回帰直線

$$R^2 \equiv \frac{\Sigma_i (f_i - \bar{y})^2}{\Sigma_i (y_i - \bar{y})^2} = 1 - \frac{\Sigma_i (y_i - f_i)^2}{\Sigma_i (y_i - \bar{y})^2}$$

　決定係数R^2の値をどう解釈するかには明確な決まりはないが，例えば，0.9以上であれば非常に当てはまりがよい，0.7以上0.9未満では当てはまりがよい，0.5以上0.7未満ではあまり当てはまりはよくない，0.5未満では当てはまりは悪い，と解釈される．

4) データの基本統計量（特性値）による記述

　グラフを用いればデータの全体的な様子を把握できるが，いくつかのデータ群を比較したり，データの様子に関する情報を簡潔に伝達したりするためには，数量的な要約が必要である．基本統計量（Basic Statistics）はデータの分布の様子について，その特徴を要約した一つの特性値として算出される指標である．記述統計量（Descriptive Statistics），要約統計量（Summary Statistics）とも呼ばれる．

◆ 基本統計量

　基本統計量は，代表値，散布度，分布形状の偏りと尖りの度合いを表す歪度（Skewness）[わいど] と尖度（Kurtosis）[せんど] に大別される．

（1）代表値

◆ 代表値

代表値（Averages）は，データの分布の中心位置を表す数値（統計量）であり，平均値，中央値，最頻値がある。

◆ 平均値

平均値（Mean）は一般的に相加平均や算術平均を指し，間隔尺度以上のデータ $\{x_i\}$ の合計値をデータの個数で割った値である。

$$\text{平均値 } \bar{x} = \frac{1}{n} \sum x_i$$

データが左右対称の分布をしている場合には，平均値は分布の中心位置にあたる。データの分布が左右非対称の場合や複数の峰がある（多峰性）分布の場合には，代表値に適さない。

◆ 中央値

中央値（Median）は，順序尺度以上のデータの値を昇順（小さい順）または降順（大きい順）に並べたとき，順番がちょうど真ん中の順位にあたるデータの値を指す。データの個数が偶数の場合，中央にあたる値がないため，中央にあたる前後の値の平均を中央値とする。

◆ 最頻値

最頻値（Mode）は，対象とする名義尺度以上のデータの度数分布表から，最も度数の多い階級の階級値を求めたものである。ただし，データの数が少ないと一意に定まらないことがあり，データの分布が平坦な場合や，峰が複数ある場合にも代表値として意味をなさない。データの中で出現回数が最も多い値を最頻値とすることもある。

（2）散布度

◆ 散布度

散布度（Dispersion）は，データの分布のばらつき具合やまとまりを表す統計量である。データが正規分布に従う連続変数であることを前提としている。散布度には，分散，標準偏差，標準誤差，変動係数などがある。

◆ 分散

分散（Variance）は，データの平均値の周りに値がどの程度ばらついているかを表す統計量である。データを標本とすると，標本分散は偏差平方和（標本値と平均値の差の2乗の合計）を標本の個数で割った値となる。標本から母集団の分散を推定する場合は，標本の偏差平方和を「標本の個数−1」で割った値である不偏分散（Unbiased Variance）が用いられる。n 個の標本値からなる標本 $\{x_i\}$ があり，その平均値を $\bar{x}$ とすると，不偏分散 σ^2 は，

$$\text{不偏分散 } \sigma^2 = \frac{1}{n-1} \sum_{i=1}^{n} (x_i - \bar{x})^2$$

となる。

◆ 標準偏差

標準偏差（SD：Standard Deviation）は，分散の平方根である。標準偏差は，平均値と同じ次元（単位）となり，データの平均値から各値までの距離の平均を表す。データの分布が左右対称の場合には，分布の広がりを表すよい指標である。

$$標準偏差\ SD = \sqrt{分散}$$

標準誤差（SE：Standard Error）は，母集団からある数の標本を抽出 ◆標準誤差
するとき，すべての組み合わせについて統計量を求め，その統計量がど
の程度ばらつくかを標準偏差で表したものである．統計量の指定がない
場合は，標本平均を用いることが多い．母集団の数が十分に大きいとき
は，標準偏差を標本の個数 n の平方根で割った値となる．

$$標準誤差\ SE = \frac{SD}{\sqrt{n}}$$

よって，母集団から抽出する標本の個数を4倍にすると，標準誤差を半
分にできる．標準誤差は母集団の平均値の信頼区間の区間推定に用いら
れ，分布が正規分布に従う場合，95%信頼区間はおよそ平均値±2×
SE，99%信頼区間はおよそ平均値±3×SEとなる．

変動係数（CV：Coefficient of Variation）は，標準偏差を平均値で
割った値である．平均値に占める標準偏差の割合を表し，無名数（単位
なし）となるため，単位の異なるデータの相対的な変動の比較に用いる
ことができ，検査装置の精度管理などに利用されている．

$$変動係数\ CV = \frac{SD}{\bar{x}}$$

データが正規分布に従っていない，もしくはデータが離散変数であっ
ても適用できる散布度として，範囲，パーセンタイル値，四分位数，四分
位範囲，四分位偏差などがある．

範囲（R：Range）は，対象とするデータのすべてが含まれる値の幅 ◆範囲
であり，データの最大値から最小値を引いたものである．

$$範囲\ R = 最大値 - 最小値$$

パーセンタイル値（Percentile）は，対象とするデータを小さい順 ◆パーセンタイル値
に並べたときに，指定された個数番目の値で表される．範囲の全体を
100%とすれば，50パーセンタイル値は中央値と同じである．平均値
とパーセンタイル値を比較することによって，対象データの分布状態を
把握できる．

四分位数（Quartile Points）は，対象データを小さい順に並べ，小さ ◆四分位数
い方から1/4の位置のデータを第1四分位数（Q_1），2/4を第2四分位
数（Q_2），3/4を第3四分位数（Q_3）としたものである．Q_1は25パーセ
ンタイル値，Q_2は50パーセンタイル値，Q_3は75パーセンタイル値と
同値である．

四分位範囲（Inter Quartile Range）は，第1四分位数Q_1と第3四
分位数Q_3の間の幅の値をいい，中心付近のデータの散らばり具合を把
握するのに利用される．四分位範囲はデータ数の50%が含まれる値の

幅を表しており，範囲と四分位範囲を比較して，データの分布が中央付近に集まっているのか広がっているのかを把握できる．

$$四分位範囲＝第３四分位数－第１四分位数＝Q_3－Q_1$$

四分位偏差（Quartile Deviation）は，四分位範囲の中心位置を求めたものであり，第３四分位数Q_3と第１四分位数Q_1の差を２で除した値である．第２四分位数Q_2（中央値）は全データの影響を受けているが，四分位偏差Qは中央値付近の50％の数のデータを対象としたばらつき具合を示す値であり，外れ値の影響を受けにくい指標である．

◆ 外れ値

外れ値（Outliers）とは，対象とするデータ全体の傾向とは異なる，飛び離れた値のデータのことをいう．外れ値はさまざまな統計量に影響を与えるため，ヒストグラムや散布図などを利用して存在を確認する．箱ひげ図では，例えば四分位範囲の±1.5倍を超える値は外れ値として，最大値および最小値から除外して描画する．外れ値が測定ミスなどの結果として混入した異常値であれば除外できる．しかし，データのみからでは判断が困難であり，外れ値を安易に捨てるべきではない．外れ値の判定には，「スミルノフ・グラブス検定」など統計的手法が用いられるべきである．

◆ 欠損値

研究調査対象を観測していると観測値が欠落する場合がある．このとき，欠落していることが把握できるよう，有効な値とは異なる何らかの値を記録しておく必要がある．これを欠損値（Missing Value）という．例えばコンピュータで処理する場合，空白や非負のデータ項目であれば負の値などを欠損値として入力しておき，後で分析するときに分析対象から除外する．

（3）歪度，尖度

歪度［わいど］は，データの分布の歪み具合（どのくらい非対称か）を表す．歪度が０のとき，分布は左右対称となる．正では右に歪んでおり（右側がなだらかで左側に峰がある），負では左に歪んでいる（左側がなだらかで右側に峰がある）分布となる．

データが正規分布やt分布などの左右対称な分布に従う場合，代表値は「最頻値≒中央値≒平均値」となる．データが右に歪んでいる非対称な分布の代表値は「最頻値＜中央値＜平均値」となり（図Ⅶ-2-10），左に歪んでいる場合は「最頻値＞中央値＞平均値」となる．

尖度［せんど］は，データの分布の尖り具合を表す．正規分布と同程度の尖り具合のとき尖度は０となる．尖度が正の場合は正規分布より尖った状態，すなわちデータが平均値付近に集中して分布の裾が重くなっていることを示す．尖度が負の場合はより扁平な状態，データが平均値から散らばり，分布の裾が軽くなっていることを示す．

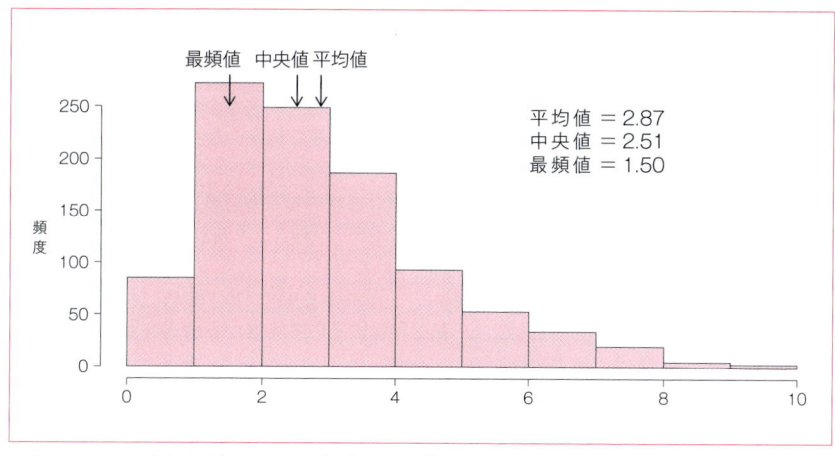

図Ⅶ-2-10　右に歪んでいる非対称分布データの最頻値・中央値・平均値の関係

5) 推測統計学の基礎

（1）母集団と標本

　調査研究の対象となる事物の集合全体を統計学では**母集団**（Population）という．母集団には，日本の人口のように全数に限りがある有限母集団と，繰返しサイコロを振って出た目のように実験により無限に得られる無限母集団がある．

◆母集団

　調査対象である母集団のすべてを調査する全数調査（Census；悉皆調査とも呼ばれる）によって得られたデータを利用し，グラフなどを使って概要を把握したり，特性値を算出して特徴を把握したりする方法を考える学問を記述統計学（Descriptive Statistics）という．ただ，全数調査はさまざまな要因で困難（コストがかかりすぎる，そもそも無限母集団など）なため，母集団の一部分を調査する標本調査（Sample Survey）が行われることが多い．母集団を観測して部分集合を抽出することを**標本抽出**（Sampling）といい，抽出されたひとかたまりのデータを**標本集団**（Sample）または**標本**という．例えば，母集団1,000人から1回の標本抽出で100人を抽出した場合，標本数（サンプル数）は1，標本の大きさ（サンプルサイズ）は100となる．通常，標本数はk，標本の大きさはnの記号で表される．母集団より標本を「正しく」抽出すれば，この標本から計算して得られた統計量（標本統計量）から，間接的に母集団の統計量（母数）を推定することができ，その確からしさは数学の確率論によって論理的に示すことができる．このような統計学を推測統計学（Inferential Statistics）という．

例）
全数調査：　国勢調査
標本調査：　番組視聴率

◆標本抽出

◆標本集団

◆標本

　母集団から「正しく」標本を抽出するには，標本が母集団の特性を損なわないよう，偏りなく標本を抽出する必要がある（**表Ⅶ-2-2**）．このような抽出方法に**無作為抽出（ランダムサンプリング）**があり，抽出された標本は無作為標本（ランダムサンプル）と呼ばれる．

◆無作為抽出（ランダムサンプリング）

表Ⅶ-2-2　抽出法のまとめ

抽出法	解　説
無作為抽出法	標本を無作為に選択するという，もっとも基本的な抽出法である．ランダム性を担保する方法として，必要な標本の数だけ乱数表を引く方法，サイコロを振る方法，などがある．
等間隔抽出法（系統抽出法）	母集団や標本の数が多い場合，最初の番号だけ乱数表で決め，それ以降を等間隔で抽出する方法である．一般に，単純無作為抽出法よりは，「標本誤差」が大きくなる．
多段抽出法	無作為抽出で全国調査などを実施する場合，第1段目にどの市町村を選択するかを抽出し，第2段目にそのエリアから個人をサンプリングする方法である．
層化抽出法	母集団の状況（例えば，男女比，年齢比など）にあわせてサンプリングする方法である．母集団の男女比が3対7であれば，サンプルも同じ比率に合わせて抽出する．
層化多段抽出法	多段抽出法と層化抽出法を組み合わせたものである．例えば，全国調査の場合，市区町村の人口規模別に各市区町村から抽出する標本数を確定し（層化抽出），その上で，どの市区町村を選ぶか，個人を選ぶかという作業を行う（多段抽出）．

(2) 推定と予測

　推測統計学では，調査できた標本と調査できなかった母集団の残りの部分が，同じ特性であるという前提で，標本の標本統計量から母集団の母数を推定（Estimation）している．同様の考え方で，現在までに調べられた過去の標本と，これから調べる将来の標本は同じ特性であるという前提で，標本の標本統計量から次に取り出す標本の値を予測（Prediction）することもできる．ただ，推定も予測も「同じ」としている前提から確定的に数値が得られるということではなく，母集団から標本が得られる確率的な振る舞い（過程，プロセス）が「同じ」であると考え，母集団の特性の推定や将来の予測を確率で表現している．

　母集団の母数（母平均などの特性値）を，標本統計量（標本平均など）を推定値として推定することを点推定（Point Estimation）と呼ぶ．点推定で求めた推定値は，母集団の真の特性値と完全一致するとは考えにくく，標本の大きさやばらつき具合によってずれ幅は変化する（標本の大きさが大きく，ばらつきが小さいほど，ずれは小さい）．この推定値がどの程度当たっているかを示すために，「母集団の特性値はX％の確率で推定値±Yの範囲に収まる」という信頼区間（CI：Confidence Interval）が用いられる．X％は信頼度（Confidence Level）や信頼水準と呼ばれ，通常，95％や99％が用いられる．信頼区間の推定を区間推定（Interval Estimation）という．

◆有意水準

　1から信頼度を引いた値は有意水準（Significance Level）や危険率と呼ばれ，記号ではαが用いられる．信頼度が95％ならば有意水準は5％（0.05と表記される方が多い）となる．信頼度95％は，100回推

表Ⅶ-2-3　確率分布と検定目的

確率分布	統計量	検定の目的	
正規分布	Z 値	平均値の差の検定（σ が既知で大標本）	$N(0, 1)$
t 分布	T 値	平均値の差の検定（σ が未知で小標本）	$t_\phi(\alpha/2)$
χ^2 分布	χ^2 値	独立性の検定，適合度の検定	$\chi_\phi^2(\alpha)$
F 分布	F 値	2つの独立した母集団の分散の検分	$F_{\phi1}^{\phi2}(\alpha)$

定したら95回は許容できる誤差の範囲内に収まることを意味する．有意水準5%は，100回推定したら5回は誤差の範囲に収まらなくなる（誤った結果となる）ことを意味する．

　推定と予測では，標本統計量から点推定と点予測した値は等しくなるが，信頼区間を求めた区間推定と区間予測の幅は異なる値となる．例えば母平均の推定の場合，標本の大きさが大きくなるほど母平均の信頼区間の幅は小さくなり0に近づく．しかし，予測の場合は母集団（予測対象）がそもそもばらつきを持っているため，標本の大きさを大きくしても，次に取り出す標本の値の信頼区間はある一定の値より小さくならない．

（3）仮説検定

　ある母集団から得られたデータが，「ある特定の分布に従う母集団から得られたデータである」という仮説に矛盾しないかを，確率で判定する方法を仮説検定（Hypothesis Testing）という．　　　　◆仮説検定

　検定も推定と同様に，標本と母集団の確率的な振る舞いが同一であることを前提としており，母集団や標本集団がある確率分布（Probability ◆確率分布 Distribution）に従っているとする．確率分布は，値（変数）に確率を対応させる関数であり，さまざまな種類が知られている．検定する対象や目的により検定統計量を設定し，その統計量に対応した確率分布（検定分布）が使用される（表Ⅶ-2-3）．

　正規分布（Normal Distribution, Gaussian Distribution）は，自然 ◆正規分布 現象や社会現象において広くあてはまる確率分布であり，確率分布の中で最も利用される分布である．例えば，実験における測定誤差は正規分布に従う．正規分布は平均 μ，分散 σ^2 の2つの特性値（パラメータ）で分布の形状が一意に決定される分布であり，$N(\mu, \sigma^2)$ と表される（図Ⅶ-2-11）．

$$N(\mu, \sigma^2) = \frac{1}{\sqrt{2\pi}\,\sigma} \exp\left(-\frac{(x-\mu)^2}{2\sigma^2}\right)$$

　平均 $\mu = 0$，分散 $\sigma^2 = 1$ の正規分布を標準正規分布といい $N(0, 1)$ と表す．

　仮説には，棄却される（否定される）ことを期待して立てられる帰無仮説（H_0：Null Hypothesis）と，帰無仮説が棄却されたときに採用さ

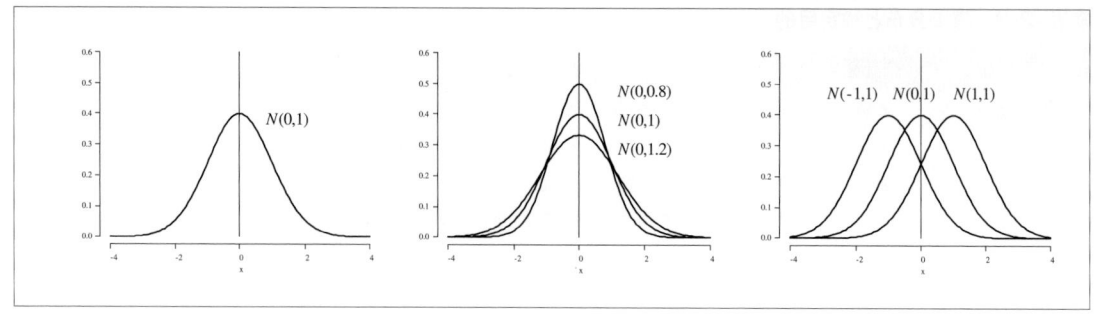

図Ⅶ-2-11　正規分布 $N(\mu, \sigma^2)$ のパラメータと分布形状

れる対立仮説（H_1：Alternative Hypothesis）がある．仮説検定において，帰無仮説を棄却するか否かを判定する確率的な基準を有意水準（Significance Level）α という．有意水準 α は，帰無仮説が正しいときに，それを誤って棄却し対立仮説を採用する確率（危険率）である．帰無仮説が正しいにも関わらず棄却してしまうことを第1種の過誤といい，帰無仮説が誤っているにも関わらず採用してしまうことを第2種の過誤という．有意水準には，5%あるいは1%がよく使用される．

　帰無仮説 H_0 の下で想定される検定統計量Tが，データから実際に計算した検定統計量 T_0 よりも極端な値をとる確率をp値（p-value）という．p値は検定分布と検定対象のデータから計算され，0～1の範囲の値となる．p値が小さいほど「帰無仮説 H_0 を正しいとするとても珍しいことが起こる」ことを表すため，p値が有意水準 α 以下ならば帰無仮説 H_0 は棄却される．仮説検定の手順は，下記の通りとなる．

①帰無仮説 H_0 と対立仮説 H_1 を立てる．
②有意水準 α（通常0.05，または0.01）を決める．
③検定対象のデータに応じて検定統計量（検定分布）を決める．
④データから検定統計量を計算する．
⑤帰無仮説 H_0 が成立しているとしたとき，p値を計算する
⑥p値＜α のときは H_0 を棄却して対立仮説 H_1 を採択する．p値＞α のときは H_0 を棄却できない．

　帰無仮説 H_0 が棄却できる場合は「有意水準5%で有意差あり」と表現したり，棄却できない場合は「有意水準5%で有意な差は認められない」と表現したりする．

　仮説検定は，比較対象データの尺度や特性値，母集団の確率分布などの条件により多様な手法が開発されている．対象データの分布が正規分布と仮定できる場合，パラメトリック検定（Parametric Test）が用いられる．正規分布に従わない（確率分布を仮定しない）場合，もしくは対象データの数が少ない（標本の大きさが小さい）場合はノンパラメトリック検定（Non-Parametric Test）が用いられる（**表Ⅶ-2-4**）．パラメトリック検定を用いるか否かは，母集団が正規分布に従うことを見定

表Ⅶ-2-4　パラメトリック検定とノンパラメトリック検定

	パラメトリック検定	ノンパラメトリック検定
対象とする統計量	平均値	中央値, 順位平均
	分散	分散の比
	積率相関係数	順位相関係数
		比率, 順位 (位置), 度数
尺度水準	間隔尺度, 比尺度	名義尺度, 順序尺度, 間隔尺度, 比尺度
母集団の分布型	正規分布および等分散性を仮定	確率分布を仮定しない
標本の大きさ	小さいと検出力低下	小標本でも適用できる

める必要があり,「正規分布に従う母集団から標本抽出された標本である」という帰無仮説を検定するシャピロ–ウィルク検定 (Shapiroo-Wilk Test) などを利用する. パラメトリック検定が適用できるデータに対してノンパラメトリック検定を行った場合, 第2種の過誤が生じる可能性が大きくなる. これは, ノンパラメトリック検定で帰無仮説が棄却されれば, パラメトリック検定でも棄却されることを意味する.

6) 巨大なデータに対する分析

調査対象のデータが巨大である場合, 従来は全数調査が困難であったため, 標本抽出による推測統計学の手法でデータの分析を行う必要があった. コンピュータで分析する場合でも, 従来のリレーショナルデータベースでは巨大なデータを保存できなかったり, 保存できても分析処理に多大な時間を要したりするため, 全データを対象とする分析はやはり困難であった. しかし, 近年ではクラウドコンピューティング (Cloud Computing) など, ビッグデータ (Big Data) を取り扱うことが可能なアーキテクチャが発展し, データ処理もリレーショナルモデル以外のさまざまなデータモデルに基づくデータベース (総じて NoSQL データベースなどと呼ばれる) や計算手法が開発され, 現実的な時間内での分析処理が可能となっている.

ビッグデータは, データの種類が多様かつデータ量が巨大であるという特徴以外にも, 欠損値が大量にある低密度 (疎である, スパース (sparse)) なデータという特徴があり, 従来の統計手法でない新たな解析手法が必要となっている. このような巨大なデータに対して, 新たな統計的手法, 人工知能, パターン認識などの手法を用いて網羅的に解析し, データの中に潜むルールや法則などの知識を取り出し, 何らかの予測を生み出すプロセスをデータマイニング (Data Mining) という.　　　　◆データマイニング

近年, さまざまな産業分野でビッグデータが重要視されるようになり, さまざまな意思決定の場面でデータに基づいた合理的な判断が求められている. ビッグデータを扱える ICT スキルと機械学習などデータマ

イニングのスキルを駆使し，データに基づいた分析・予測・可視化などで意思決定者をサポートする職種をデータ・サイエンティストと呼んでいる．

　企業などに導入される複数の情報システムは連携して動作しているが，分散しているデータベースを統合的に分析することが難しいため，データを1箇所に集約して保存する**データウェアハウス**（DWH：Data WareHouse）を構築することが多くなっている．病院情報システムにおいても，経営の意思決定や診療の質向上に資するデータ分析を目的とした，DWHの導入が増えている．DWHは「データの倉庫」を意味し，時系列に整理された大量の統合データや，その管理システムを指す．DWHの特徴としては，目的別に蓄積しない，あらゆるデータを統合する，データを更新しない，古いデータを消去しないなどがある．

◆データウェアハウス

　データを分析した結果を評価する手法として，経営改善手法の一つである**ベンチマーキング**（Benchmarking）がある．同じ分野の最も優れた事例（ベストプラクティス：Best Practice）の分析結果を指標（ベンチマーク）として，自データの分析結果を評価し，改善すべき点を探し出す手法である．コンピュータの分野では，異なるハードウェア上で同一のソフトウェアを実行することでハードウェアの処理性能を比較したり，同一の処理結果が得られる異なるソフトウェアを同一のハードウェア上で実行することでソフトウェアの処理性能を比較したりすることを，ベンチマーク（またはベンチマークテスト）という．

◆ベンチマーキング

日本医療情報学会
医療情報基礎知識検定試験問題

（正解☞289頁）

【問1】

医療法の**目的にあたらない**のはどれか. 番号を解答記入欄（1）にマークしなさい.

1. 医療機器の品質を確保する.
2. 国民の健康保持に寄与する.
3. 医療を受ける者の利益を保護する.
4. 良質かつ適切な医療を効率的に提供する.

【問2】

一定の障害を持つ者が後期高齢者医療制度の対象となるのは何歳以上か. 番号を解答記入欄（2）にマークしなさい.

1. 60歳
2. 65歳
3. 70歳
4. 75歳

【問3】

診療報酬を請求できるのはどれか. 番号を解答記入欄（3）にマークしなさい.

1. 患者
2. 患者の親権者
3. 保健所の所長
4. 保険薬局の開設者

【問4】

要介護度の**区分でない**のはどれか. 番号を解答記入欄（4）にマークしなさい.

1. 自立
2. 要介護1
3. 要介護2
4. 要支援3

【問5】

診療報酬請求の対象となるのはどれか. 番号を解答記入欄（5）にマークしなさい.

1. 異常分娩に伴った医療行為
2. 保険薬局にて販売した市販薬
3. 入院中の差額ベッド（特別療養環境室）料金
4. 労災保険が適用される負傷者に実施した医療行為

【問6】

高度な技術を伴う医療を提供する目的で設定される医療圏はどれか. 番号を解答記入欄（6）にマークしなさい.

1. 一次医療圏
2. 二次医療圏
3. 三次医療圏
4. 四次医療圏

【問7】

薬剤師の**義務でない**のはどれか. 番号を解答記入欄（7）にマークしなさい.

1. 処方箋の交付
2. 薬剤情報の提供
3. 処方箋による調剤
4. 薬剤の用法等の表示

【問8】

刑法以外の法律で守秘義務が規定されている職種はどれか. 番号を解答記入欄（8）にマークしなさい.

1. 医師
2. 助産師
3. 保健師
4. 薬剤師

【問9】

生まれたばかりの子どもが平均してあと何年生きられるかを示したのはどれか. 番号を解答記入欄 (9) にマークしなさい.

1. 健康寿命
2. 最長寿命
3. 平均寿命
4. 平均余命

【問10】

特定健康診査の健診項目に**含まれない**のはどれか. 番号を解答記入欄 (10) にマークしなさい.

1. 血圧
2. 血糖
3. 腹囲
4. 食塩摂取量

【問11】

事業継続計画を指すのはどれか. 番号を解答記入欄 (11) にマークしなさい.

1. BCP
2. BMI
3. BMP
4. TCP

【問12】

トリアージタグの黒色が指すのはどれか. 番号を解答記入欄 (12) にマークしなさい.

1. 救命の見込みがないもの
2. 早期に治療をすべきもの
3. 一刻も早い処置をすべきもの
4. 今すぐの処置や搬送の必要がないもの

【問13】

臨床工学技士などが所属し, 医療機器の保守および点検を行う部門はどれか. 番号を解答記入欄 (13) にマークしなさい.

1. 内視鏡部門
2. ME 管理部門
3. 医療情報部門
4. 放射線治療部門

【問14】

リハビリテーション部門と**関係がない**のはどれか. 番号を解答記入欄 (14) にマークしなさい.

1. 化学療法
2. 作業療法
3. 理学療法
4. 言語聴覚療法

【問15】

検体検査に**含まれない**のはどれか. 番号を解答記入欄 (15) にマークしなさい.

1. 血液検査
2. 細菌検査
3. 脳波検査
4. 遺伝子検査

【問16】

重篤な状態にある患者や大手術後の患者を収容して全身管理を行う部門はどれか. 番号を解答記入欄 (16) にマークしなさい.

1. 緩和医療部門
2. 光学診療部門
3. 集中治療部門
4. 地域医療連携部門

【問17】

医師が手や器具で患者の身体や患部をたたいて異常の有無を観察する行為はどれか. 番号を解答記入欄 (17) にマークしなさい.

1. 視診
2. 触診
3. 打診
4. 聴診

【問18】

バイタルサインでないのはどれか. 番号を解答記入欄 (18) にマークしなさい.

1. 血圧
2. 身長
3. 呼吸数
4. 心拍数

【問19】

診断に含まれるのはどれか. 番号を解答記入欄
(19) にマークしなさい.

1. 清拭
2. 問診
3. 血液透析
4. 創傷処置

【問20】

ある患者が入院してから退院するまでの日数を
指すのはどれか. 番号を解答記入欄 (20) にマー
クしなさい.

1. 外泊日数
2. 在院日数
3. 投薬日数
4. 平均在院日数

【問21】

固定費はどれか. 番号を解答記入欄 (21) にマー
クしなさい.

1. 人件費
2. 医薬品費
3. 診療材料費
4. 検査委託費

【問22】

診療の質を評価する指標を意味するのはどれ
か. 番号を解答記入欄 (22) にマークしなさい.

1. ケアプラン
2. 診療ガイドライン
3. リスクマネジメント
4. クリニカルインディケータ

【問23】

自院から他院へ紹介した患者の割合を指すのは
どれか. 番号を解答記入欄 (23) にマークしな
さい.

1. 紹介率
2. 罹患率
3. 逆紹介率
4. 病床回転率

【問24】

医療事故を指すのはどれか. 番号を解答記入欄
(24) にマークしなさい.

1. アクシデント
2. ハインリッヒ
3. ヒヤリハット
4. リストバンド

【問25】

不注意などにより倒れることを指すのはどれ
か. 番号を解答記入欄 (25) にマークしなさい.

1. 転床
2. 転棟
3. 転倒
4. 転落

【問26】

4M4E分析のMに含まれないのはどれか. 番号
を解答記入欄 (26) にマークしなさい.

1. 人
2. 管理
3. 機器
4. 教育

【問27】

診療記録の書式の一つであるSOAPのなかで治
療方針にあたるのはどれか. 番号を解答記入欄
(27) にマークしなさい.

1. S
2. O
3. A
4. P

【問28】

患者が持っている医療上の問題に焦点を合わ
せ, その解決を目指すシステムを指すのはどれ
か. 番号を解答記入欄 (28) にマークしなさい.

1. HIS
2. JIS
3. PHS
4. POS

【問29】

医師が他の医療機関へ患者を紹介するために作成するのはどれか. 番号を解答記入欄 (29) にマークしなさい.

1. 処方箋
2. 診療録
3. 同意書
4. 診療情報提供書

【問30】

診療情報の一次利用にあたるのはどれか. 番号を解答記入欄 (30) にマークしなさい.

1. 疫学研究
2. レセプトの作成
3. 民間の医療保険申請
4. 疾病別患者割合の算出

【問31】

医薬品の処方量はどれにあたるか. 番号を解答記入欄 (31) にマークしなさい.

1. 数値情報
2. 図形情報
3. 波形情報
4. 文字情報

【問32】

ジュネーブ宣言に<u>含まれない</u>のはどれか. 番号を解答記入欄 (32) にマークしなさい.

1. 患者の秘密を厳守する.
2. 人命を最大限に尊重する.
3. 全生涯を人道のために捧げる.
4. 良質な医療を受ける権利がある.

【問33】

ターミナルケアの対象となるのはどれか. 番号を解答記入欄 (33) にマークしなさい.

1. 回復期の患者
2. 急性期の患者
3. 終末期の患者
4. 慢性期の患者

【問34】

個人を特定できないようにすることを指すのはどれか. 番号を解答記入欄 (34) にマークしなさい.

1. 電子化
2. 匿名化
3. 標準化
4. 量子化

【問35】

<u>文字コードでない</u>のはどれか. 番号を解答記入欄 (35) にマークしなさい.

1. DOC
2. EUC
3. ASCII
4. Unicode

【問36】

1MB の 1,024 倍を表すのはどれか. 番号を解答記入欄 (36) にマークしなさい.

1. 1GB
2. 1KB
3. 1PB
4. 1TB

【問37】

カンマなどで区切って表現されるデータ形式はどれか. 番号を解答記入欄 (37) にマークしなさい.

1. CSV
2. GIF
3. PNG
4. WAV

【問38】

通信速度の単位はどれか. 番号を解答記入欄 (38) にマークしなさい.

1. avi
2. bps
3. dpi
4. ups

【問39】
光学的に読み取った文字をコンピュータに入力する装置はどれか. 番号を解答記入欄 (39) にマークしなさい.
1. CRT
2. BMP
3. OCR
4. OMR

【問40】
コンピュータの他の装置の動作やタイミングの指示を行う装置はどれか. 番号を解答記入欄 (40) にマークしなさい.
1. 演算装置
2. 出力装置
3. 制御装置
4. 入力装置

【問41】
コンピュータに周辺機器を接続するための規格はどれか. 番号を解答記入欄 (41) にマークしなさい.
1. SSD
2. USB
3. XLS
4. CD-R

【問42】
複数のハードディスクを一つの仮想的なディスク装置として扱う技術はどれか. 番号を解答記入欄 (42) にマークしなさい.
1. HDMI
2. JPEG
3. RAID
4. RFID

【問43】
出力装置はどれか. 番号を解答記入欄 (43) にマークしなさい.
1. マウス
2. プロジェクタ
3. イメージスキャナ
4. バーコードリーダ

【問44】
オペレーティングシステムの**役割でない**のはどれか. 番号を解答記入欄 (44) にマークしなさい.
1. 文章の作成
2. メモリの管理
3. 周辺装置の制御
4. プロセスの管理

【問45】
マークアップ言語はどれか. 番号を解答記入欄 (45) にマークしなさい.
1. DVI
2. OSX
3. URL
4. XML

【問46】
オペレーティングシステムの処理を終了させ, コンピュータの電源を切る操作はどれか. 番号を解答記入欄 (46) にマークしなさい.
1. ログアウト
2. シャットダウン
3. ダブルクリック
4. ドラッグ＆ドロップ

【問47】
画面上にボタンやアイコンやメニューを表示し，マウス操作で基本的な動作を指示する仕組みはどれか．番号を解答記入欄 (47) にマークしなさい．
1. CPU
2. GIF
3. GUI
4. ICU

【問48】
マイクロソフト社の PowerPoint の主たる機能はどれか．番号を解答記入欄 (48) にマークしなさい．
1. 表計算
2. 文書処理
3. データベース管理
4. プレゼンテーション

【問49】
限られた範囲でコンピュータや通信機器を接続するネットワークはどれか．番号を解答記入欄 (49) にマークしなさい．
1. LAN
2. WAN
3. ホームページ
4. インターネット

【問50】
ネットワークへの接続に必要な，IP アドレスなどの情報を自動的に割り振るプロトコルはどれか．番号を解答記入欄 (50) にマークしなさい．
1. FTP
2. DHCP
3. HTTP
4. SMTP

【問51】
ネットワークを介してメールソフトウェアなどのサービスを利用できる仕組みはどれか．番号を解答記入欄 (51) にマークしなさい．
1. HaaS
2. IaaS
3. PaaS
4. SaaS

【問52】
DNS が相互変換を行うのはどれか．番号を解答記入欄 (52) にマークしなさい．
1. ユーザ名とパスワード
2. ユーザ ID とアクセス権
3. ドメイン名と IP アドレス
4. IP アドレスと MAC アドレス

【問53】
診療や検査などのデータベースを管理運用するシステムはどれか．番号を解答記入欄 (53) にマークしなさい．
1. DMZ
2. DPC
3. DBMS
4. ISMS

【問54】
データベースにおいてデータを管理する表全体を指すのはどれか．番号を解答記入欄 (54) にマークしなさい．
1. カラム
2. テーブル
3. レコード
4. フィールド

【問55】
破損などに備えてデータベースの内容を複製・保存する行為を指すのはどれか. 番号を解答記入欄 (55) にマークしなさい.
1. 認証
2. 改ざん
3. 標本抽出
4. バックアップ

【問56】
自分自身の複製を作成し, 自己増殖を続け感染していくマルウェアはどれか. 番号を解答記入欄 (56) にマークしなさい.
1. スパム
2. ワーム
3. トロイの木馬
4. ファイアウォール

【問57】
電子署名された電子文書の作成者を確認するのに用いるのはどれか. 番号を解答記入欄 (57) にマークしなさい.
1. 確認者の公開鍵
2. 確認者の秘密鍵
3. 作成者の公開鍵
4. 確認者と作成者の共通鍵

【問58】
情報通信のセキュリティの向上に**寄与しない**のはどれか. 番号を解答記入欄 (58) にマークしなさい.
1. DWH
2. SSH
3. VPN
4. HTTPS

【問59】
セキュリティの3原則に含まれるのはどれか. 番号を解答記入欄 (59) にマークしなさい.
1. 一貫性
2. 永続性
3. 可用性
4. 脆弱性

【問60】
個々のファイルに対する読み書きの許可・不許可を示すのはどれか. 番号を解答記入欄 (60) にマークしなさい.
1. 人権
2. 所有権
3. 著作権
4. アクセス権

【問61】
情報システムのユーザ登録作業で行うのはどれか. 番号を解答記入欄 (61) にマークしなさい.
1. 利用ログの監査
2. アカウントの発行
3. ファイルの暗号化
4. データのバックアップ

【問62】
ユーザ識別に用いるユーザIDとして, **最も適切でない**のはどれか. 番号を解答記入欄 (62) にマークしなさい.
1. 学籍番号
2. 職員番号
3. 利用者の氏名
4. メールアドレス

【問63】
オーダエントリシステムの「オーダ」を意味するのはどれか. 番号を解答記入欄 (63) にマークしなさい.
1. 結果
2. 更新
3. 参照
4. 指示

【問64】
DI業務を支援するのはどれか. 番号を解答記入欄 (64) にマークしなさい.
1. 栄養部門システム
2. 薬剤部門システム
3. 輸血部門システム
4. 内視鏡部門システム

【問65】

病理部門システムが支援するのはどれか. 番号を解答記入欄 (65) にマークしなさい.

1. 輸血
2. 給食
3. 組織診断
4. 血液浄化

【問66】

レセプトコンピュータで作成するのはどれか. 番号を解答記入欄 (66) にマークしなさい.

1. 照射録
2. 看護記録
3. 診療報酬明細書
4. 手術・麻酔記録

【問67】

病院と病院が連携して患者の診療にあたることを指すのはどれか. 番号を解答記入欄 (67) にマークしなさい.

1. 病診連携
2. 病病連携
3. 全国がん登録
4. 特定保健指導

【問68】

遠隔操作による外科手術を指すのはどれか. 番号を解答記入欄 (68) にマークしなさい.

1. テレパソロジー
2. テレサージェリー
3. テレラジオロジー
4. テレカンファレンス

【問69】

国民各人の生涯にわたる健康医療記録はどれか. 番号を解答記入欄 (69) にマークしなさい.

1. EHR
2. EMR
3. IHE
4. PHR

【問70】

厚生労働省が発出している「○○システムの安全管理に関するガイドライン」の「○○」にあたるのはどれか. 番号を解答記入欄 (70) にマークしなさい.

1. 医事会計
2. 医療情報
3. 地域連携
4. 病院情報

【問71】

耐震設備の設置が該当するのはどれか. 番号を解答記入欄 (71) にマークしなさい.

1. 人的安全対策
2. 技術的安全対策
3. 物理的安全対策
4. 組織的安全管理対策

【問72】

正当な人が記録した情報の書き換えや消去が防止されていることを指すのはどれか. 番号を解答記入欄 (72) にマークしなさい.

1. 機微性
2. 見読性
3. 真正性
4. 保存性

【問73】

日本において医療用語のコードを開発しているのはどれか. 番号を解答記入欄 (73) にマークしなさい.

1. CEN
2. ANSI
3. HELICS
4. MEDIS-DC

【問74】

診療報酬請求に用いられる処置・手術のコードはどれか. 番号を解答記入欄 (74) にマークしなさい.

1. HL7
2. JLAC10
3. Kコード
4. SNOMED-CT

【問75】

この図はどれにあたるか. 番号を解答記入欄 (75) にマークしなさい.

1. QRコード
2. EANコード
3. JANコード
4. UPCコード

【問76】

データの加減はできるが**乗除はできない**尺度はどれか. 番号を解答記入欄 (76) にマークしなさい.

1. 比尺度
2. 間隔尺度
3. 順序尺度
4. 名義尺度

【問77】

[1, 1, 2, 3, 5, 8, 13] のデータについて, 値が1となる統計量はどれか. 番号を解答記入欄 (77) にマークしなさい.

1. 最大値
2. 最頻値
3. 中央値
4. 平均値

【問78】

下の箱ひげ図の矢印が示しているのはどれか. 番号を解答記入欄 (78) にマークしなさい.

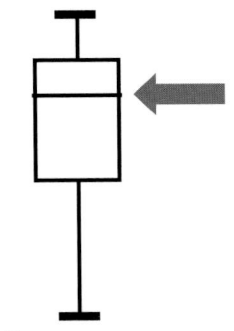

1. 中央値
2. 外れ値
3. 平均値
4. 標準偏差

【問79】

帰無仮説を棄却するか否かを判定するために用いる基準はどれか. 番号を解答記入欄 (79) にマークしなさい.

1. 四分位数
2. 相関係数
3. 標準偏差
4. 有意水準

【問80】

大量データの中に潜む知識を見つけ出す技術はどれか. 番号を解答記入欄 (80) にマークしなさい.

1. データベース
2. データマイニング
3. データウェアハウス
4. ランダムサンプリング

日本医療情報学会
第16回医療情報基礎知識検定試験

（正解☞290頁）

【問1】
医療法に**規定されていない**のはどれか. 番号を解答記入欄（1）にマークしなさい.

1. 医療提供の理念
2. 医療の安全確保
3. 医療提供体制の確保
4. 医薬品の安全性確保

【問2】
診療録の記載義務を規定しているのはどれか. 番号を解答記入欄（2）にマークしなさい.

1. 医師法
2. 医療法
3. 介護保険法
4. 健康保険法

【問3】
地域保健法に基づいて設置され, 食品衛生管理の業務を行うのはどれか. 番号を解答記入欄（3）にマークしなさい.

1. 診療所
2. 保健所
3. 福祉事務所
4. 市町村保健センター

【問4】
診療報酬請求における1点あたりの単価はどれか. 番号を解答記入欄（4）にマークしなさい.

1. 1円
2. 5円
3. 10円
4. 100円

【問5】
医療費の包括評価に用いる診断群分類はどれか. 番号を解答記入欄（5）にマークしなさい.

1. DB
2. DMZ
3. DPC
4. DHCP

【問6】
業務独占でないのはどれか. 番号を解答記入欄（6）にマークしなさい.

1. 医師
2. 薬剤師
3. 歯科医師
4. 臨床検査技師

【問7】
国家資格でないのはどれか. 番号を解答記入欄（7）にマークしなさい.

1. 救急救命士
2. 作業療法士
3. 臨床工学技士
4. 診療情報管理士

【問8】
厚生労働大臣の免許を受け, 傷病者に対する栄養指導や給食管理を行うのはどれか. 番号を解答記入欄（8）にマークしなさい.

1. 栄養士
2. 調理師
3. 保健師
4. 管理栄養士

【問9】

<u>介護を必要としないで</u>，自立した生活ができる期間を指すのはどれか．番号を解答記入欄 (9) にマークしなさい．

1. 健康寿命
2. 最長寿命
3. 平均寿命
4. 平均余命

【問10】

人口動態統計調査の対象となる事象はどれか．番号を解答記入欄 (10) にマークしなさい．

1. 転居
2. 妊娠
3. 離職
4. 離婚

【問11】

休日・夜間急患センターが含まれるのはどれか．番号を解答記入欄 (11) にマークしなさい．

1. 初期救急医療機関
2. 二次救急医療機関
3. 三次救急医療機関
4. 四次救急医療機関

【問12】

緊急事態に遭遇した時に備えて，最低限の活動を維持するために策定しておくのはどれか．番号を解答記入欄 (12) にマークしなさい．

1. 事業継続計画
2. 地域医療計画
3. 入院診療計画
4. 一般事業主行動計画

【問13】

病院の理念に基づいて経営分析や企画立案を行う部門はどれか．番号を解答記入欄 (13) にマークしなさい．

1. ME 管理部門
2. 経営企画部門
3. 中央材料部門
4. 医療安全管理部門

【問14】

身体的・精神的な苦痛を和らげるケアを提供するための医療チームはどれか．番号を解答記入欄 (14) にマークしなさい．

1. 感染制御チーム
2. 緩和ケアチーム
3. 口腔ケアチーム
4. 褥瘡管理チーム

【問15】

特定の免許を受けた医師のみが処方できるのはどれか．番号を解答記入欄 (15) にマークしなさい．

1. 劇薬
2. 毒薬
3. 麻薬
4. 向精神薬

【問16】

生理機能検査はどれか．番号を解答記入欄 (16) にマークしなさい．

1. 聴力検査
2. 遺伝子検査
3. 染色体検査
4. 病理組織検査

【問17】
循環器系の重症患者に特化して集中治療を行う部門はどれか. 番号を解答記入欄 (17) にマークしなさい.
1. CCU
2. HCU
3. ICU
4. NICU

【問18】
バイタルサインに含まれないのはどれか. 番号を解答記入欄 (18) にマークしなさい.
1. 血圧
2. 視力
3. 体温
4. 心拍数

【問19】
湿布や軟膏の塗布が含まれるのはどれか. 番号を解答記入欄 (19) にマークしなさい.
1. 手術
2. 処置
3. 注射
4. 投薬

【問20】
クリニカルパスにおいて, アウトカムが達成目標に到達しなかったことを指すのはどれか. 番号を解答記入欄 (20) にマークしなさい.
1. バイアス
2. バリアンス
3. アクシデント
4. インシデント

【問21】
1つの病床を1年間に何人の患者が利用したかを示すのはどれか. 番号を解答記入欄 (21) にマークしなさい.
1. 病床回転率
2. 病床稼働率
3. 病床利用率
4. 平均在院日数

【問22】
固定費に含まれるのはどれか. 番号を解答記入欄 (22) にマークしなさい.
1. 人件費
2. 医薬品費
3. 検査委託費
4. 診療材料費

【問23】
現金収入と支出を一覧表にしたのはどれか. 番号を解答記入欄 (23) にマークしなさい.
1. 損益計算書
2. 貸借対照表
3. 診療報酬明細書
4. キャッシュフロー計算書

【問24】
病院組織の評価を客観的に行う組織はどれか. 番号を解答記入欄 (24) にマークしなさい.
1. 日本医療情報学会
2. 日本医療機能評価機構
3. 医療情報標準化協議会
4. 保健医療福祉情報システム工業会

【問25】
4M4E分析の4Mに含まれないのはどれか. 番号を解答記入欄 (25) にマークしなさい.
1. 環境
2. 管理
3. 機器
4. 教育

【問26】
リストバンドを用いた三点認証の**対象でない**のはどれか. 番号を解答記入欄 (26) にマークしなさい.

1. 患者
2. 薬剤
3. 依頼者
4. 実施者

【問27】
問題指向型診療記録を指すのはどれか. 番号を解答記入欄 (27) にマークしなさい.

1. POS
2. PDCA
3. POMR
4. PMBOK

【問28】
初期記録に**記載しない**のはどれか. 番号を解答記入欄 (28) にマークしなさい.

1. 主訴
2. 現病歴
3. 退院サマリ
4. コミュニケーション能力

【問29】
法定保存期間が最も長いのはどれか. 番号を解答記入欄 (29) にマークしなさい.

1. 処方箋
2. 診療録
3. 放射線の照射録
4. 特定生物由来製品の使用記録

【問30】
シェーマはどれにあたるか. 番号を解答記入欄 (30) にマークしなさい.

1. 音情報
2. 図形情報
3. 波形情報
4. 文字情報

【問31】
診療情報の二次利用にあたるのはどれか. 番号を解答記入欄 (31) にマークしなさい.

1. 患者への説明
2. 医療政策の立案
3. レセプトの作成
4. 診療情報提供書の作成

【問32】
セカンドオピニオンの**特徴でない**のはどれか. 番号を解答記入欄 (32) にマークしなさい.

1. 患者が医療に参画できる.
2. パターナリズムによる医療を行う.
3. 診療ではなく相談として扱われる.
4. 専門的な知識を持った第三者に意見を聞く.

【問33】
DNRはどれか. 番号を解答記入欄 (33) にマークしなさい.

1. 説明と同意
2. 終末期医療
3. 蘇生措置拒否
4. 根拠に基づく医療

【問34】
個人を**特定できない**ようにする処理はどれか. 番号を解答記入欄 (34) にマークしなさい.

1. 正規化
2. 電子化
3. 匿名化
4. 標本化

【問35】
40ビットは何バイトか. 番号を解答記入欄 (35) にマークしなさい.

1. 4
2. 5
3. 8
4. 10

【問36】
ディスプレイの画素数が, 横1,024×縦768の解像度の通称はどれか. 番号を解答記入欄 (36) にマークしなさい.

1. VGA
2. XGA
3. SVGA
4. SXGA

【問37】
画像データを扱えないデータ形式はどれか. 番号を解答記入欄 (37) にマークしなさい.

1. CSV
2. GIF
3. PNG
4. JPEG

【問38】
UNIX系OSで標準的に使われる文字コードはどれか. 番号を解答記入欄 (38) にマークしなさい.

1. EUC
2. UPS
3. Unicode
4. Shift-JIS

【問39】
1TB, 10GB, 100MB, 1,000KB の中で, 最も大きいものは最も小さいもののおよそ何倍か. 番号を解答記入欄 (39) にマークしなさい.

1. 10^2倍
2. 10^4倍
3. 10^6倍
4. 10^8倍

【問40】
解像度の単位として用いられるのはどれか. 番号を解答記入欄 (40) にマークしなさい.

1. bmp
2. bps
3. doc
4. dpi

【問41】
記憶装置でないのはどれか. 番号を解答記入欄 (41) にマークしなさい.

1. OCR
2. RAM
3. ROM
4. SSD

【問42】
中央処理装置を指すのはどれか. 番号を解答記入欄 (42) にマークしなさい.

1. CPU
2. GPU
3. HDD
4. HDMI

【問43】
RFIDの説明はどれか. 番号を解答記入欄 (43) にマークしなさい.

1. 情報システム管理者が持つ認証ID
2. コンピュータに安定した電源を供給する装置
3. ICタグの情報を無線通信によって読み書きするシステム
4. 複数のHDDを一つの仮想的なディスク装置として扱う技術

【問44】

携帯して利用することを<u>想定していない</u>のはどれか. 番号を解答記入欄 (44) にマークしなさい.

1. PDA
2. PHS
3. サーバ
4. タブレット

【問45】

シンクライアントの特徴はどれか. 番号を解答記入欄 (45) にマークしなさい.

1. クライアント側で正しい情報を管理する.
2. クライアント間で直接データをやり取りする.
3. サーバ側に必要最小限の機能のみを実装する.
4. クライアント側に必要最小限の機能のみを実装する.

【問46】

コンピュータの電源を切る操作はどれか. 番号を解答記入欄 (46) にマークしなさい.

1. ログオフ
2. ログアウト
3. サインアウト
4. シャットダウン

【問47】

スプレッドシートはどれか. 番号を解答記入欄 (47) にマークしなさい.

1. 表計算ソフトウェア
2. 文書処理ソフトウェア
3. データベース管理ソフトウェア
4. プレゼンテーションソフトウェア

【問48】

OS が周辺機器を制御する際の橋渡しをするソフトウェアはどれか. 番号を解答記入欄 (48) にマークしなさい.

1. 業務ソフトウェア
2. デバイスドライバ
3. 流通ソフトウェア
4. アプリケーションソフトウェア

【問49】

クライアントがファイルサーバからデータを受信することを指すのはどれか. 番号を解答記入欄 (49) にマークしなさい.

1. アップロード
2. ダウンロード
3. フィルタリング
4. ファイアウォール

【問50】

インターネット経由でサービスを提供する事業者はどれか. 番号を解答記入欄 (50) にマークしなさい.

1. ASP
2. TCP
3. IMAP
4. SMTP

【問51】

IP アドレスの表現として適切なのはどれか. 番号を解答記入欄 (51) にマークしなさい.

1. 2017/02/17
2. 192.168.1.1
3. 03.3811.4167
4. A4-17-31-BB-F1-F1

【問52】
クラウドコンピューティングを指すのはどれか. 番号を解答記入欄 (52) にマークしなさい.
1. ネットワークを用いた情報検索
2. ネットワーク上の天気予報サービス
3. ネットワーク上に情報を送信すること
4. ネットワークを介したコンピュータ資源の利用形態

【問53】
LANコネクタはどれか. 番号を解答記入欄 (53) にマークしなさい.

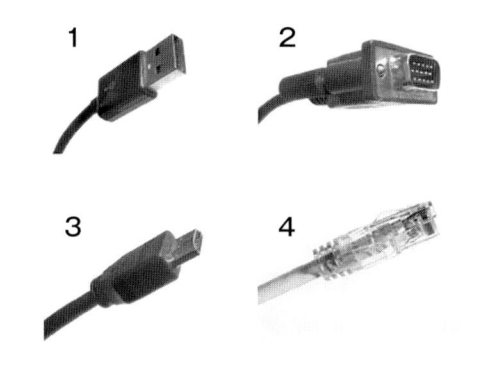

【問54】
障害が発生したシステムを修復することを指すのはどれか. 番号を解答記入欄 (54) にマークしなさい.
1. 改ざん
2. リカバリ
3. フィッシング
4. セキュリティパッチ

【問55】
関係データベースの**構成要素でない**のはどれか. 番号を解答記入欄 (55) にマークしなさい.
1. カラム
2. ホスト
3. レコード
4. フィールド

【問56】
関係データベースを操作するための構造化言語はどれか. 番号を解答記入欄 (56) にマークしなさい.
1. SQL
2. SSL
3. UML
4. XML

【問57】
データベースにおいて, 一連の処理を1つの処理単位として管理することを指すのはどれか. 番号を解答記入欄 (57) にマークしなさい.
1. ドラッグ
2. プロトコル
3. バックアップ
4. トランザクション

【問58】
電子署名によって確保されるのはどれか. 番号を解答記入欄 (58) にマークしなさい.
1. 可用性
2. 機密性
3. 真正性
4. 脆弱性

【問59】
ネットワーク上で本人のふりをする不正行為はどれか. 番号を解答記入欄 (59) にマークしなさい.
1. 盗聴
2. DoS攻撃
3. なりすまし
4. トロイの木馬

【問60】
ワンタイムパスワード認証で用いるのはどれか. 番号を解答記入欄（60）にマークしなさい.
1. 本人の声
2. 身体的特徴
3. 使い捨てのパスワード
4. 本人が決めたパスワード

【問61】
使用方法や操作手順を記述した説明書はどれか. 番号を解答記入欄（61）にマークしなさい.
1. ガイドライン
2. マスタファイル
3. パターンファイル
4. ユーザマニュアル

【問62】
セキュリティ確保に**関係がない**のはどれか. 番号を解答記入欄（62）にマークしなさい.
1. アクセス制御
2. データの解凍
3. ユーザの管理
4. ユーザの認証

【問63】
薬剤部門システムと関係が深いのはどれか. 番号を解答記入欄（63）にマークしなさい.
1. DI
2. LIS
3. PACS
4. WAMNET

【問64】
電子カルテに**通常は登録しない**患者基本情報はどれか. 番号を解答記入欄（64）にマークしなさい.
1. 性別
2. 生年月日
3. 感染症情報
4. 運転免許証番号

【問65】
診療業務に**直接用いない**のはどれか. 番号を解答記入欄（65）にマークしなさい.
1. 手術部門システム
2. 輸血部門システム
3. オーダエントリシステム
4. レセプト電算処理システム

【問66】
看護師が患者から採血を行う時点で発生するのはどれか. 番号を解答記入欄（66）にマークしなさい.
1. 実施情報
2. 予約情報
3. オーダ情報
4. 検査結果情報

【問67】
言語聴覚士が日常的に用いるシステムはどれか. 番号を解答記入欄（67）にマークしなさい.
1. 病理部門システム
2. 放射線部門システム
3. 血液浄化部門システム
4. リハビリテーション部門システム

【問68】
遠隔病理診断を指すのはどれか. 番号を解答記入欄（68）にマークしなさい.
1. テレパソロジー
2. テレサージェリー
3. テレラジオロジー
4. テレカンファレンス

【問69】
介護サービス計画の立案や, 介護記録の作成を支援するのはどれか. 番号を解答記入欄（69）にマークしなさい.
1. 医事会計システム
2. 経営管理システム
3. オペレーティングシステム
4. ケアマネジメント支援情報システム

【問70】

生涯健康医療電子記録を指すのはどれか. 番号
を解答記入欄 (70) にマークしなさい.

1. EHR
2. EMG
3. EMR
4. PHR

【問71】

電子保存の3基準のうち, 真正性を保ち見読可
能な状態を確保することを指すのはどれか. 番
号を解答記入欄 (71) にマークしなさい.

1. 保管性
2. 保守性
3. 保全性
4. 保存性

【問72】

防犯カメラの設置や入退室管理はどれにあたる
か. 番号を解答記入欄 (72) にマークしなさい.

1. 人的安全対策
2. 技術的安全対策
3. 物理的安全対策
4. 組織的安全管理対策

【問73】

HOTコードに**含まれない**のはどれか. 番号を解
答記入欄 (73) にマークしなさい.

1. Kコード
2. 流通取引コード
3. 薬価基準医薬品コード
4. レセプト電算処理用コード

【問74】

日本国内で標準病名マスターの作成と保守を
行っている組織はどれか. 番号を解答記入欄
(74) にマークしなさい.

1. CEN
2. ISO
3. WHO
4. MEDIS-DC

【問75】

JLAC10と最も関係が深いのはどれか. 番号を
解答記入欄 (75) にマークしなさい.

1. 手術部門
2. 輸血部門
3. 放射線部門
4. 検体検査部門

【問76】

画像関連の医療情報交換のために用いられる標
準規格はどれか. 番号を解答記入欄 (76) にマー
クしなさい.

1. ICD
2. DICOM
3. QRコード
4. JANコード

【問77】

下の図の矢印は, 平均値, 中央値, 最頻値, 第3
四分位数を示している. 平均値はどれか. 番号
を解答記入欄 (77) にマークしなさい.

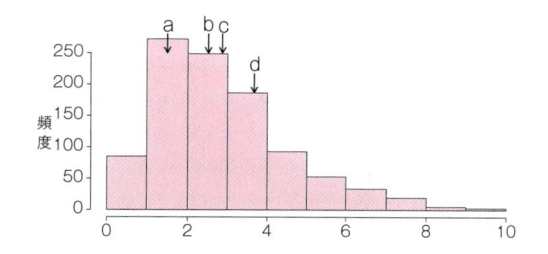

1. a
2. b
3. c
4. d

【問78】

対象とするデータ全体の傾向とは異なる, 飛び
離れた値を指すのはどれか. 番号を解答記入欄
(78) にマークしなさい.

1. 平均値
2. 最頻値
3. 外れ値
4. パーセンタイル値

【問79】

データ全体の要素の構成比を示すのに最もよいのはどれか. 番号を解答記入欄 (79) にマークしなさい.

1. 散布図
2. 円グラフ
3. 折れ線グラフ
4. レーダーチャート

【問80】

大量の蓄積データを解析して, データの中に潜むルールや法則などの知識を取り出す技術はどれか. 番号を解答記入欄 (80) にマークしなさい.

1. データマイニング
2. ベンチマーキング
3. データウェアハウス
4. ランダムサンプリング

日本医療情報学会
第17回医療情報基礎知識検定試験

（正解☞291頁）

【問1】

健康増進法に規定されていないのはどれか. 番号を解答記入欄（1）にマークしなさい.

1. 健康診査の実施
2. 受動喫煙の防止
3. 国民健康・栄養調査の実施
4. 化粧品の有効性の確保

【問2】

介護保険料の支払い対象者となるのは何歳からか. 番号を解答記入欄（2）にマークしなさい.

1. 40歳
2. 50歳
3. 65歳
4. 75歳

【問3】

最先端で高度かつ特殊な医療を提供する地域単位はどれか. 番号を解答記入欄（3）にマークしなさい.

1. 一次医療圏
2. 二次医療圏
3. 三次医療圏
4. 四次医療圏

【問4】

レセプトと呼ばれているのはどれか. 番号を解答記入欄（4）にマークしなさい.

1. 損益計算書
2. 診療情報提供書
3. 診療報酬明細書
4. キャッシュフロー計算書

【問5】

被保険者を指すのはどれか. 番号を解答記入欄（5）にマークしなさい.

1. 健康保険組合
2. 審査支払機関
3. 保険医療機関
4. 保険料を支払っている人

【問6】

国家資格でないのはどれか. 番号を解答記入欄（6）にマークしなさい.

1. 保健師
2. 医療情報技師
3. 臨床検査技師
4. 診療放射線技師

【問7】

診断用の放射線を扱うことができない職種はどれか. 番号を解答記入欄（7）にマークしなさい.

1. 医師
2. 歯科医師
3. 救急救命士
4. 診療放射線技師

【問8】

特定健康診査の対象となる年齢はどれか. 番号を解答記入欄（8）にマークしなさい.

1. 20歳
2. 35歳
3. 55歳
4. 75歳

【問9】

健康日本21の目的はどれか. 番号を解答記入欄(9)にマークしなさい.

1. 出生数の増加
2. 健康体操の普及
3. 生活習慣病の予防
4. 特定外来生物からの防御

【問10】

感染症や食中毒などの発生状況を把握するのにもっとも適しているのはどれか. 番号を解答記入欄(10)にマークしなさい.

1. 致死率
2. 治癒率
3. 有病率
4. 罹患率

【問11】

事業継続計画を意味するのはどれか. 番号を解答記入欄(11)にマークしなさい.

1. BCP
2. BIT
3. BMP
4. BPS

【問12】

災害時医療において, 傷病者を重症度と緊急度により選別する行為はどれか. 番号を解答記入欄(12)にマークしなさい.

1. ソート
2. トリアージ
3. リビングウィル
4. セイフティマネジメント

【問13】

磁気を利用した画像検査はどれか. 番号を解答記入欄(13)にマークしなさい.

1. CT検査
2. MRI検査
3. SPECT検査
4. 超音波検査

【問14】

新生児や小児を対象とした集中治療部門はどれか. 番号を解答記入欄(14)にマークしなさい.

1. CCU
2. HCU
3. ICU
4. NICU

【問15】

患者の疾患治療のため薬剤を使用法に適合するよう調製するのはどれか. 番号を解答記入欄(15)にマークしなさい.

1. 指導
2. 処方
3. 製剤
4. 調剤

【問16】

生前の病態や死因を形態学的に解明することなどを目的に行うのはどれか. 番号を解答記入欄(16)にマークしなさい.

1. 病理解剖
2. 生理機能検査
3. ターミナルケア
4. リビングウィル

【問17】

透析療法を行う部門はどれか. 番号を解答記入欄(17)にマークしなさい.

1. 輸血部門
2. 放射線部門
3. 光学診療部門
4. 血液浄化(療法)部門

【問 18】
意識状態や皮膚の色などの情報を得るための理学的診察はどれか. 番号を解答記入欄 (18) にマークしなさい.
1. 視診
2. 触診
3. 打診
4. 聴診

【問 19】
バイタルサインはどれか. 番号を解答記入欄 (19) にマークしなさい.
1. 視力
2. 体重
3. 血液型
4. 呼吸数

【問 20】
診療報酬請求の<u>対象にならない</u>のはどれか. 番号を解答記入欄 (20) にマークしなさい.
1. 手術
2. 経営分析
3. 心臓超音波検査
4. リハビリテーション

【問 21】
クリニカルインディケータに<u>含まれない</u>のはどれか. 番号を解答記入欄 (21) にマークしなさい.
1. 死亡率
2. ICU 再入室率
3. 看護師離職率
4. 感染症発症率

【問 22】
損益分岐点を求めるのに<u>用いられない</u>のはどれか. 番号を解答記入欄 (22) にマークしなさい.
1. 収益
2. 固定費
3. 変動費
4. 在庫率

【問 23】
自施設から他の医療機関に紹介した患者の割合を指すのはどれか. 番号を解答記入欄 (23) にマークしなさい.
1. 稼働率
2. 紹介率
3. 逆紹介率
4. 病床回転率

【問 24】
患者誤認を防止するために患者に着用してもらうのはどれか. 番号を解答記入欄 (24) にマークしなさい.
1. 止血バンド
2. ヘッドバンド
3. リストバンド
4. 転落防止バンド

【問 25】
SHEL (L) モデルの H にあたるのはどれか. 番号を解答記入欄 (25) にマークしなさい.
1. 装置
2. 作業環境
3. 操作手順書
4. 教育プログラム

【問 26】
医療事故とほぼ同義なのはどれか. 番号を解答記入欄 (26) にマークしなさい.
1. リスク
2. トラブル
3. ヒヤリハット
4. アクシデント

【問 27】
SOAP の S は誰の主観的データか. 番号を解答記入欄 (27) にマークしなさい.
1. 患者
2. 主治医
3. 薬剤師
4. 診療情報管理士

【問28】

看護記録に含まれるのはどれか. 番号を解答記入欄 (28) にマークしなさい.

1. 心電図
2. 熱型表
3. 手術・麻酔記録
4. 診療情報提供書

【問29】

許可されたものだけが情報を利用できることを指すのはどれか. 番号を解答記入欄 (29) にマークしなさい.

1. 守秘性
2. 多層性
3. 連続性
4. スパース性

【問30】

治療の過程で発生する情報はどれか. 番号を解答記入欄 (30) にマークしなさい.

1. 主訴
2. 手術名
3. 問診所見
4. 紹介元施設名

【問31】

ターミナルケアと同義なのはどれか. 番号を解答記入欄 (31) にマークしなさい.

1. 安楽死
2. 尊厳死
3. 遠隔医療
4. 終末期医療

【問32】

厚生労働省と文部科学省が定めた「人を対象とする医学系研究に関する○○」の「○○」にあたるのはどれか. 番号を解答記入欄 (32) にマークしなさい.

1. 医療記録
2. 倫理指針
3. マニュアル
4. ガイドライン

【問33】

刑法で守秘義務が定められている職種はどれか. 番号を解答記入欄 (33) にマークしなさい.

1. 医師
2. 看護師
3. 保健師
4. 社会福祉士

【問34】

OECD8原則のうち, 目的外利用を禁じているのはどれか. 番号を解答記入欄 (34) にマークしなさい.

1. 安全保護の原則
2. 収集制限の原則
3. 利用制限の原則
4. データ内容の原則

【問35】

1GBと同値なのはどれか. 番号を解答記入欄 (35) にマークしなさい.

1. 1,024KB
2. 1,024MB
3. 1,024PB
4. 1,024TB

【問36】
1MBの未圧縮画像を縦横半分に縮小したときのファイルサイズにもっとも近いのはどれか. 番号を解答記入欄 (36) にマークしなさい.

1. 512B
2. 256KB
3. 500KB
4. 512KB

【問37】
拡張子の説明として適切なのはどれか. 番号を解答記入欄 (37) にマークしなさい.

1. ファイルの種類を示す識別子
2. ファイル一覧を管理するファイル
3. データサイズを増加させる計算式
4. データサイズを圧縮するための手法

【問38】
ひらがなを扱えない文字コードはどれか. 番号を解答記入欄 (38) にマークしなさい.

1. JIS
2. ASCII
3. EUC-JP
4. Shift-JIS

【問39】
波形データの値を一定の時間間隔で取得する処理はどれか. 番号を解答記入欄 (39) にマークしなさい.

1. 共通化
2. 標本化
3. 符号化
4. 量子化

【問40】
データの書き換えができない媒体はどれか. 番号を解答記入欄 (40) にマークしなさい.

1. RAM
2. CD-ROM
3. DVD-RW
4. フラッシュメモリ

【問41】
情報資源を集中管理し, 外部端末からの要求に応じてサービスを提供するのはどれか. 番号を解答記入欄 (41) にマークしなさい.

1. PHS
2. UPS
3. サーバ
4. クライアント

【問42】
入力装置はどれか. 番号を解答記入欄 (42) にマークしなさい.

1. マウス
2. プロジェクタ
3. レーザプリンタ
4. 液晶ディスプレイ

【問43】
複数のHDDを組み合わせて読み書き速度や信頼性の向上を確保する技術はどれか. 番号を解答記入欄 (43) にマークしなさい.

1. PDA
2. PPT
3. UPS
4. RAID

【問44】
サーバ用として広く普及しているオープンソースOSはどれか. 番号を解答記入欄 (44) にマークしなさい.

1. iOS
2. Linux
3. Android
4. Windows

【問45】

パソコンとモニターの接続に用いないコネクタはどれか．番号を解答記入欄 (45) にマークしなさい．

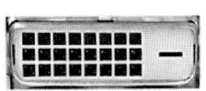
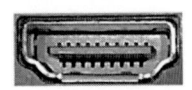
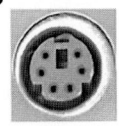

【問46】

主にスライドの作成や発表に用いるのはどれか．番号を解答記入欄 (46) にマークしなさい．

1. 表計算ソフトウェア
2. 文書処理ソフトウェア
3. データベース管理ソフトウェア
4. プレゼンテーションソフトウェア

【問47】

MACアドレスの表記として適切なのはどれか．番号を解答記入欄 (47) にマークしなさい．

1. 113-0033
2. 192.168.0.3
3. 03.3811.4167
4. 04:A3:43:5F:43:23

【問48】

マルウェアの感染経路はどれか．番号を解答記入欄 (48) にマークしなさい．

1. 空気
2. 粘膜
3. タオル
4. 電子メール

【問49】

電子メールを送信するための一般的な通信プロトコルはどれか．番号を解答記入欄 (49) にマークしなさい．

1. ASP
2. DPC
3. PHS
4. SMTP

【問50】

DHCPの役割はどれか．番号を解答記入欄 (50) にマークしなさい．

1. 情報の破損を検出する．
2. 情報の破損を検出し修復する．
3. IPアドレスなどを動的に割り当てる．
4. 不正なネットワークへの接続を制限する．

【問51】

一般的にファイル転送に用いられるプロトコルはどれか．番号を解答記入欄 (51) にマークしなさい．

1. FTP
2. POS
3. POP3
4. IMAP4

【問52】

ネットワーク上でコンテンツのある場所を表すのはどれか．番号を解答記入欄 (52) にマークしなさい．

1. SSL
2. URL
3. WWW
4. HTTP

【問53】
関係データベースを操作するための言語はどれか. 番号を解答記入欄 (53) にマークしなさい.
1. SQL
2. XML
3. HTML
4. Java

【問54】
関係データベースを意味するのはどれか. 番号を解答記入欄 (54) にマークしなさい.
1. DMZ
2. DNR
3. PHR
4. RDB

【問55】
主としてデータベースの復旧に使用されるファイルはどれか. 番号を解答記入欄 (55) にマークしなさい.
1. マスタファイル
2. テキストファイル
3. パターンファイル
4. バックアップファイル

【問56】
無線LANのセキュリティと関係がないのはどれか. 番号を解答記入欄 (56) にマークしなさい.
1. SSD
2. WEP
3. WPA
4. SSID

【問57】
インターネットや公衆回線をあたかも専用回線のように利用するネットワークはどれか. 番号を解答記入欄 (57) にマークしなさい.
1. AES
2. DMZ
3. VPN
4. WEP

【問58】
パスワードを再利用せず使い捨てにし, パスワード漏洩のリスクを低減する認証方式はどれか. 番号を解答記入欄 (58) にマークしなさい.
1. 指紋認証
2. 静脈認証
3. 固定パスワード認証
4. ワンタイムパスワード認証

【問59】
不正アクセスを防ぐ仕組みはどれか. 番号を解答記入欄 (59) にマークしなさい.
1. 踏み台
2. サービス妨害
3. フィッシング
4. ファイアウォール

【問60】
コンピュータやネットワークへの接続や操作の履歴を記録したものはどれか. 番号を解答記入欄 (60) にマークしなさい.
1. アクセス権
2. アクセスログ
3. アクセス管理
4. アクセス制御

【問61】
ユーザマニュアルに記載されない事項はどれか. 番号を解答記入欄 (61) にマークしなさい.
1. ハッキングの方法
2. ソフトウェアの使用方法
3. ハードウェアの使用方法
4. 電子カルテシステムの操作方法

【問62】
システムにアクセスしてきた人物が本人であることを識別することを指すのはどれか. 番号を解答記入欄 (62) にマークしなさい.
1. ユーザ管理
2. ユーザ教育
3. ユーザ登録
4. ユーザ認証

【問63】
SPDシステムと同義なのはどれか. 番号を解答記入欄 (63) にマークしなさい.
1. 栄養部門システム
2. 診療予約システム
3. 病床管理システム
4. 物流管理システム

【問64】
オーダエントリシステムの目的はどれか. 番号を解答記入欄 (64) にマークしなさい.
1. 自由表記の推進
2. 入力者の匿名化
3. 情報伝達の迅速化
4. カルテ保管庫の拡充

【問65】
病床管理システムの機能でないのはどれか. 番号を解答記入欄 (65) にマークしなさい.
1. 入院患者数の把握
2. 病床稼働率の把握
3. 病床の割り当て
4. 入院診療計画書の作成

【問66】
PACSと同義なのはどれか. 番号を解答記入欄 (66) にマークしなさい.
1. 透析部門システム
2. 輸血部門システム
3. 医用画像管理システム
4. 栄養管理部門システム

【問67】
ケアマネジメント支援情報システムで作成するのはどれか. 番号を解答記入欄 (67) にマークしなさい.
1. ケアプラン
2. 地域連携パス
3. 診療報酬明細書
4. 生涯健康医療電子記録

【問68】
健診情報システムの機能でないのはどれか. 番号を解答記入欄 (68) にマークしなさい.
1. 予約管理
2. 検査結果出力
3. レセプト作成
4. 面接指導記録管理

【問69】
医療者が患者と直接対面しないで医療サービスを提供することを指すのはどれか. 番号を解答記入欄 (69) にマークしなさい.
1. 遠隔医療
2. 緩和医療
3. 混合診療
4. 対面診療

【問70】
国民各人の生涯にわたる健康医療の記録を指すのはどれか. 番号を解答記入欄 (70) にマークしなさい.

1. P2P
2. PDA
3. PHR
4. PHS

【問71】
情報セキュリティを管理する仕組みはどれか. 番号を解答記入欄 (71) にマークしなさい.

1. LIS
2. DBMS
3. ISDN
4. ISMS

【問72】
ウイルス対策ソフトの導入はどれにあたるか. 番号を解答記入欄 (72) にマークしなさい.

1. 人的安全対策
2. 技術的安全対策
3. 物理的安全対策
4. 組織的安全管理対策

【問73】
EU における地域規格を制定している組織はどれか. 番号を解答記入欄 (73) にマークしなさい.

1. CEN
2. IEC
3. JIS
4. ANSI

【問74】
保健医療福祉関連の情報システムを開発・販売するベンダの業界団体はどれか. 番号を解答記入欄 (74) にマークしなさい.

1. IHE
2. JAHIS
3. HELICS
4. MEDIS-DC

【問75】
米国で作成され, 疾病分類と医療行為分類の 2 分類があるのはどれか. 番号を解答記入欄 (75) にマークしなさい.

1. ICD-10
2. JLAC10
3. ICD-9-CM
4. SNOMED-CT

【問76】
2 次元シンボルはどれか. 番号を解答記入欄 (76) にマークしなさい.

1. QR コード
2. JAN コード
3. ITF シンボル
4. JAN-13 シンボル

【問77】
特徴づける複数データを多角形で表すのはどれか. 番号を解答記入欄 (77) にマークしなさい.

1. 散布図
2. 箱ひげ図
3. ヒストグラム
4. レーダーチャート

【問78】
第 2 四分位数と同値なのはどれか. 番号を解答記入欄 (78) にマークしなさい.

1. 25 パーセンタイル値
2. 50 パーセンタイル値
3. 75 パーセンタイル値
4. 100 パーセンタイル値

【問79】

体温はどの尺度に分類されるか. 番号を解答記入欄 (79) にマークしなさい.

1. 比尺度
2. 間隔尺度
3. 順序尺度
4. 名義尺度

【問80】

下の散布図の解釈として適切なのはどれか. 番号を解答記入欄 (80) にマークしなさい.

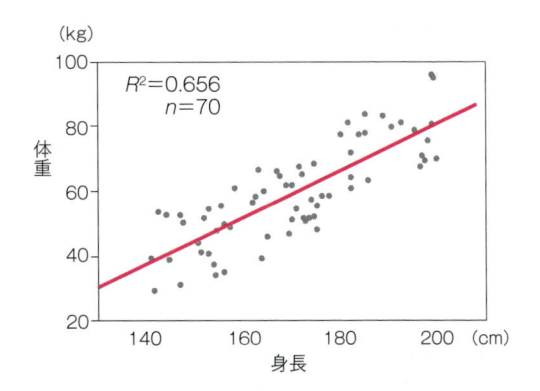

1. 相関なし
2. 正の相関あり
3. 負の相関あり
4. 判断できない

日本医療情報学会
第18回医療情報基礎知識検定試験

（正解☞292頁）

【問1】

わが国の医療保険制度について正しいのはどれか．番号を解答記入欄（1）にマークしなさい．

1. 原則として国民皆保険である．
2. 医療費は全額保険によって支払われる．
3. 診療報酬点数表は地域によって異なる．
4. 自己負担割合はすべての保険で共通である．

【問2】

医療の安全の確保，医療施設の人的・物的条件，医療提供体制の確保などを定めている法律はどれか．番号を解答記入欄（2）にマークしなさい．

1. 医師法
2. 医療法
3. 健康増進法
4. 健康保険法

【問3】

副作用のリスクが**最も低い薬品分類**はどれか．番号を解答記入欄（3）にマークしなさい．

1. 薬局医薬品
2. 第一類医薬品
3. 第二類医薬品
4. 第三類医薬品

【問4】

わが国における包括評価による診療報酬の支払いに用いられている診断群分類はどれか．番号を解答記入欄（4）にマークしなさい．

1. DMZ
2. DOC
3. DPC
4. DRG

【問5】

特別な場合を除いて公的医療保険で**保険給付が受けられない**のはどれか．番号を解答記入欄（5）にマークしなさい．

1. 手術料
2. 投薬料
3. 画像診断料
4. 差額ベッド料

【問6】

医療法に基づき医療計画を策定するのはどれか．番号を解答記入欄（6）にマークしなさい．

1. 内閣府
2. 市区町村
3. 都道府県
4. 厚生労働省

【問7】

処方箋を交付できる資格はどれか．番号を解答記入欄（7）にマークしなさい．

1. 医師
2. 看護師
3. 保健師
4. 薬剤師

【問8】

リハビリテーションを主たる業務とする職種はどれか．番号を解答記入欄（8）にマークしなさい．

1. 言語聴覚士
2. 救急救命士
3. 臨床検査技師
4. 診療放射線技師

【問9】
介護などを必要とせず，自立した生活ができる生存期間を指すのはどれか. 番号を解答記入欄 (9) にマークしなさい.
1. 健康寿命
2. 自立寿命
3. 平均寿命
4. 平均余命

【問10】
ある時点における人口集団のなかで病気を患っている者の割合を指すのはどれか. 番号を解答記入欄 (10) にマークしなさい.
1. 死亡率
2. 受療率
3. 有病率
4. 罹患率

【問11】
事業継続計画を表すのはどれか. 番号を解答記入欄 (11) にマークしなさい.
1. BCP
2. TCP
3. DHCP
4. TKIP

【問12】
トリアージ・タグの赤色が指すのはどれか. 番号を解答記入欄 (12) にマークしなさい.
1. 死亡群
2. 保留群
3. 最優先治療群
4. 待機的治療群

【問13】
核医学検査にあたるのはどれか. 番号を解答記入欄 (13) にマークしなさい.
1. MRI
2. 血管造影
3. 単純X線撮影
4. シンチグラフィ

【問14】
医療機器の安全使用を支援する部門はどれか. 番号を解答記入欄 (14) にマークしなさい.
1. ME管理部門
2. 医療情報部門
3. 中央材料部門
4. 医事会計部門

【問15】
胃カメラや気管支ファイバなどを用いて内視鏡検査や治療を行う部門はどれか. 番号を解答記入欄 (15) にマークしなさい.
1. 栄養管理部門
2. 光学診療部門
3. 病理検査部門
4. 放射線治療部門

【問16】
リハビリテーション部門と**関係がない**のはどれか. 番号を解答記入欄 (16) にマークしなさい.
1. 化学療法
2. 作業療法
3. 理学療法
4. 言語聴覚療法

【問17】
保険薬局に提出する処方箋に**記載されない**のはどれか. 番号を解答記入欄 (17) にマークしなさい.
1. 患者の年齢
2. 薬剤の分量
3. 調剤料の点数
4. 発行の年月日

【問18】
バイタルサインに**含まれない**のはどれか. 番号を解答記入欄 (18) にマークしなさい.
1. 体温
2. 尿量
3. 呼吸数
4. 脈拍数

【問19】

医師が医療面接や理学的診察をもとに可能性のある病気を絞り込む行為を指すのはどれか. 番号を解答記入欄 (19) にマークしなさい.

1. 確定診断
2. 画像診断
3. 看護診断
4. 鑑別診断

【問20】

手指を用いて腫瘤の大きさを判断する行為はどれにあたるか. 番号を解答記入欄 (20) にマークしなさい.

1. 触診
2. 視診
3. 打診
4. 聴診

【問21】

資産・負債・資本の状態を表す財務諸表はどれか. 番号を解答記入欄 (21) にマークしなさい.

1. 損益計算書
2. 貸借対照表
3. 診療報酬明細書
4. キャッシュフロー計算書

【問22】

リスクマネジメントに**直接関係しない**のはどれか. 番号を解答記入欄 (22) にマークしなさい.

1. アクシデント
2. インシデント
3. ヒヤリハット
4. ターミナルケア

【問23】

SHEL (L) モデルに**含まれない**のはどれか. 番号を解答記入欄 (23) にマークしなさい.

1. 人
2. 環境
3. 目的
4. ソフトウェア

【問24】

「1件の大きな事故の背景には29件の軽微な事故と300件のヒヤリハットがある」という考え方を提唱したのはだれか. 番号を解答記入欄 (24) にマークしなさい.

1. メンデル
2. ハインリッヒ
3. ナイチンゲール
4. ランドシュタイナー

【問25】

高低差のある場所から地表面または静止位置まで落ちることを指すのはどれか. 番号を解答記入欄 (25) にマークしなさい.

1. 段落
2. 転倒
3. 転落
4. 没落

【問26】

4M4E分析のMに**含まれない**のはどれか. 番号を解答記入欄 (26) にマークしなさい.

1. Man
2. Media
3. Mental
4. Management

【問27】

頭が痛いという患者の訴えはどれにあたるか. 番号を解答記入欄 (27) にマークしなさい.

1. S
2. O
3. A
4. P

【問28】

入院診療計画書に<u>記載しない項目</u>はどれか. 番号を解答記入欄 (28) にマークしなさい.

1. 看護計画
2. 治療計画
3. 入院が見込まれる期間
4. 医療資源を最も投入した傷病名

【問29】

人に知られたくないことで, 取り扱いに特に注意が必要な性質を指すのはどれか. 番号を解答記入欄 (29) にマークしなさい.

1. 機微性
2. 多層性
3. 連続性
4. 時系列性

【問30】

コード情報にあたるのはどれか. 番号を解答記入欄 (30) にマークしなさい.

1. 脈拍
2. 血液像
3. シェーマ
4. 保険者番号

【問31】

患者の求めで, 医師が必要な治療を控えたり, 致死量の薬物投与をすることで死に至らせることを指すのはどれか. 番号を解答記入欄 (31) にマークしなさい.

1. 安楽死
2. 孤独死
3. 自然死
4. 中毒死

【問32】

患者が医師から十分に説明を受けたうえで, 自発的に同意することを指すのはどれか. 番号を解答記入欄 (32) にマークしなさい.

1. パターナリズム
2. リビングウィル
3. セカンドオピニオン
4. インフォームドコンセント

【問33】

OECD の 8 原則のうち, 目的外利用を防ぐことを意味するのはどれか. 番号を解答記入欄 (33) にマークしなさい.

1. 安全保護の原則
2. 個人参加の原則
3. 収集制限の原則
4. 利用制限の原則

【問34】

刑法で守秘義務が課せられている職種はどれか. 番号を解答記入欄 (34) にマークしなさい.

1. 助産師
2. 管理栄養士
3. 医療情報技師
4. 診療情報管理士

【問35】

通信速度の単位はどれか. 番号を解答記入欄 (35) にマークしなさい.

1. bpi
2. bps
3. dpi
4. ppm

【問36】
A/D変換において，一定間隔で読み取ったアナログ信号をデジタル値にすることを指すのはどれか．番号を解答記入欄（36）にマークしなさい．
1. 正規化
2. 標本化
3. 標準化
4. 量子化

【問37】
データ量を少なくする目的で行う処理はどれか．番号を解答記入欄（37）にマークしなさい．
1. 圧縮
2. 解凍
3. 検索
4. 複写

【問38】
4ビットで表現できる情報は何通りか．番号を解答記入欄（38）にマークしなさい．
1. 4
2. 16
3. 32
4. 64

【問39】
音声データを保存する形式はどれか．番号を解答記入欄（39）にマークしなさい．
1. MP3
2. PNG
3. JPEG
4. TIFF

【問40】
10Mバイトのデータを10Mbpsの通信速度で伝送した場合，最低何秒を要するか．番号を解答記入欄（40）にマークしなさい．
1. 1秒
2. 8秒
3. 10秒
4. 80秒

【問41】
USBポートを示すマークはどれか．番号を解答記入欄（41）にマークしなさい．

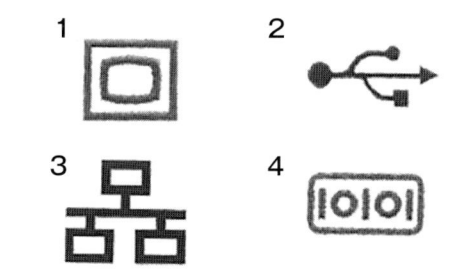

【問42】
手のひらに収まり，表側にボタン，裏側に光源またはボールがついている入力装置はどれか．番号を解答記入欄（42）にマークしなさい．
1. マウス
2. タブレット
3. タッチパッド
4. トラックボール

【問43】
入力装置はどれか．番号を解答記入欄（43）にマークしなさい．
1. スピーカ
2. プリンタ
3. ディスプレイ
4. イメージスキャナ

【問44】

データ保存媒体として「ミラーリング」を実現するのはどれか. 番号を解答記入欄 (44) にマークしなさい.

1. RAID0
2. RAID1
3. RAID5
4. RAID6

【問45】

ハードウェアを制御するためのプログラムはどれか. 番号を解答記入欄 (45) にマークしなさい.

1. CPU
2. RFID
3. ハイパーリンク
4. デバイスドライバ

【問46】

Webページ作成に使用する言語はどれか. 番号を解答記入欄 (46) にマークしなさい.

1. HTML
2. MPEG
3. UNIX
4. Linux

【問47】

Webページを表示するためのアプリケーションはどれか. 番号を解答記入欄 (47) にマークしなさい.

1. ブラウザ
2. プロジェクタ
3. ワクチンソフト
4. オペレーティングシステム

【問48】

ワードプロセッサを指すのはどれか. 番号を解答記入欄 (48) にマークしなさい.

1. 表計算ソフトウェア
2. 文書処理ソフトウェア
3. データベース管理ソフトウェア
4. プレゼンテーションソフトウェア

【問49】

Webページの閲覧に使われるプロトコルはどれか. 番号を解答記入欄 (49) にマークしなさい.

1. HTTP
2. POP3
3. SMTP
4. IMAP4

【問50】

ネットワーク機器の製造時に設定されている機器固有の48ビット長識別番号を指すのはどれか. 番号を解答記入欄 (50) にマークしなさい.

1. IP アドレス
2. MAC アドレス
3. メールアドレス
4. ホームページアドレス

【問51】

同一建物内など限られた範囲内のネットワーク網を指すのはどれか. 番号を解答記入欄 (51) にマークしなさい.

1. LAN
2. VAN
3. WAN
4. Internet

【問52】
192.168.32.112/24のネットワークにおいて，下線部が意味するのはどれか．番号を解答記入欄 (52) にマークしなさい．
1. ホストアドレス
2. ネットワークアドレス
3. グローバルIPアドレス
4. プライベートIPアドレス

【問53】
複製データを用いて復旧を行う処理はどれか．番号を解答記入欄 (53) にマークしなさい．
1. ログ
2. リカバリ
3. バックアップ
4. トランザクション

【問54】
DBMSのトランザクション処理が備えるべき特性にあたらないのはどれか．番号を解答記入欄 (54) にマークしなさい．
1. 一貫性
2. 可搬性
3. 原子性
4. 独立性

【問55】
RDBのSQLでデータを定義するために使用するのはどれか．番号を解答記入欄 (55) にマークしなさい．
1. DCL
2. DDL
3. DML
4. XML

【問56】
他人の利用者番号を使ってログインして電子カルテの利用を行う行為はどれか．番号を解答記入欄 (56) にマークしなさい．
1. 盗聴
2. 改ざん
3. 匿名化
4. なりすまし

【問57】
自らが作成した文書であることを証明するのに用いるのはどれか．番号を解答記入欄 (57) にマークしなさい．
1. スパム
2. 電子署名
3. トロイの木馬
4. ワンタイムパスワード認証

【問58】
CIAと表現される「情報セキュリティの3要素」に含まれるのはどれか．番号を解答記入欄 (58) にマークしなさい．
1. Intranet
2. Integrity
3. Information
4. International

【問59】
情報資産が改ざんされておらず正確である状態を確保する特性はどれか．番号を解答記入欄 (59) にマークしなさい．
1. 完全性
2. 機密性
3. 信頼性
4. 有効性

【問60】

不正アクセスを検知し警告するシステムはどれか. 番号を解答記入欄 (60) にマークしなさい.

1. DNS
2. DoS
3. IDS
4. ISO

【問61】

パスワードの管理として適切なのはどれか. 番号を解答記入欄 (61) にマークしなさい.

1. 紙片などに書いた控えを残す.
2. ユーザ ID と同じものを使用する.
3. 初期パスワードは速やかに変更する.
4. 緊急時に備えて信頼できる同僚に教えておく.

【問62】

個々のファイルへの読み書きの可否や, プログラムを実行する権限を指すのはどれか. 番号を解答記入欄 (62) にマークしなさい.

1. 著作権
2. アクセス権
3. パブリシティ権
4. 自己情報コントロール権

【問63】

処方オーダを発行するシステムはどれか. 番号を解答記入欄 (63) にマークしなさい.

1. 医事会計システム
2. 薬剤部門システム
3. 臨床検査部門システム
4. オーダエントリシステム

【問64】

医事会計システムの患者基本情報に<u>含まれない</u>のはどれか. 番号を解答記入欄 (64) にマークしなさい.

1. 住所
2. 患者氏名
3. 生年月日
4. 空腹時血糖値

【問65】

透析の支援を行う部門システムはどれか. 番号を解答記入欄 (65) にマークしなさい.

1. 内視鏡部門システム
2. 放射線部門システム
3. 血液浄化部門システム
4. 生理機能検査部門システム

【問66】

血液の検査を扱う部門システムはどれか. 番号を解答記入欄 (66) にマークしなさい.

1. LIS
2. NAS
3. RIS
4. PACS

【問67】

患者の組織標本を顕微鏡で撮影した画像を遠隔地の専門医が診断するシステムはどれか. 番号を解答記入欄 (67) にマークしなさい.

1. テレパソロジー
2. テレホームケア
3. テレサージェリー
4. テレラジオロジー

【問68】

地域連携パスを<u>共同利用しない</u>のはどれか. 番号を解答記入欄 (68) にマークしなさい.

1. 病院
2. 診療所
3. 審査支払機関
4. 訪問看護ステーション

【問69】

EHRはどれか. 番号を解答記入欄 (69) にマークしなさい.

1. 手術・麻酔記録
2. 個人健康医療記録
3. 問題指向型診療記録
4. 生涯健康医療電子記録

【問70】

「診療情報の電子保存の3基準」に**含まれない**のはどれか. 番号を解答記入欄 (70) にマークしなさい.

1. 安全性
2. 見読性
3. 真正性
4. 保存性

【問71】

情報システムの**物理的安全対策でない**のはどれか. 番号を解答記入欄 (71) にマークしなさい.

1. 入退室管理
2. サーバ室の施錠
3. 盗難防止チェーン
4. 運用管理規程の整備

【問72】

「医療情報システムの安全管理に関するガイドライン」に**示されていない**対策はどれか. 番号を解答記入欄 (72) にマークしなさい.

1. 人的安全対策
2. 技術的安全対策
3. 社会的安全対策
4. 組織的安全管理対策

【問73】

病院内の情報システムで検体検査の結果情報の送受信に用いられる標準規格はどれか. 番号を解答記入欄 (73) にマークしなさい.

1. FTP
2. GS1
3. HL7
4. HELICS

【問74】

医用画像の形式や通信に関する標準規格はどれか. 番号を解答記入欄 (74) にマークしなさい.

1. BMP
2. RJ45
3. DICOM
4. JAHIS

【問75】

以下のバーコードはどれにあたるか. 番号を解答記入欄 (75) にマークしなさい.

123 45678 90123 1

1. QRコード
2. PDF417
3. ITFシンボル
4. Data Matrix

【問76】

国際的に利用できる疾病分類を作成している組織はどれか. 番号を解答記入欄 (76) にマークしなさい.

1. IHE
2. WHO
3. JIRA
4. MEDIS-DC

【問77】

標準医薬品マスタに用いられるのはどれか. 番号を解答記入欄 (77) にマークしなさい.

1. MeSH
2. K コード
3. HOT 番号
4. SNOMED CT

【問78】

50パーセンタイル値を表すのはどれか. 番号を解答記入欄 (78) にマークしなさい.

1. 最大値
2. 最頻値
3. 中央値
4. 平均値

【問79】

蓄積された大量のデータを解析して価値ある情報を見つけ出す手法を指すのはどれか. 番号を解答記入欄 (79) にマークしなさい.

1. データベース
2. データマイニング
3. データウェアハウス
4. データクレンジング

【問80】

正規分布を示しているのはどれか. 番号を解答記入欄 (80) にマークしなさい.

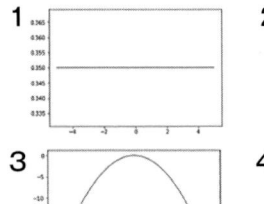
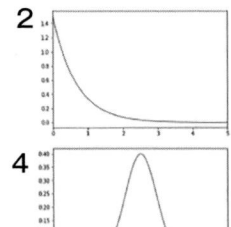

1. 画像1
2. 画像2
3. 画像3
4. 画像4

日本医療情報学会
第19回医療情報基礎知識検定試験

（正解☞293頁）

【問1】
病院長になることができるのは誰か. 番号を解答記入欄（1）にマークしなさい.
1. 医師
2. 薬剤師
3. 社会福祉士
4. 誰でも

【問2】
医療法では病床数何床以上を病院と定義しているか. 番号を解答記入欄（2）にマークしなさい.
1. 10床
2. 15床
3. 19床
4. 20床

【問3】
公的介護保険において要介護者は何段階に区分されるか. 番号を解答記入欄（3）にマークしなさい.
1. 2段階
2. 3段階
3. 4段階
4. 5段階

【問4】
最先端で高度かつ特殊な医療を提供するのはどれか. 番号を解答記入欄（4）にマークしなさい.
1. 一次医療圏
2. 二次医療圏
3. 三次医療圏
4. 四次医療圏

【問5】
介護給付における居宅サービスに該当するのはどれか. 番号を解答記入欄（5）にマークしなさい.
1. 短期入所サービス
2. 介護老人福祉施設サービス
3. 介護老人保健施設サービス
4. 介護療養型医療施設サービス

【問6】
医師の指示のもとに生命維持管理装置の操作および保守点検を行うことを業とする専門職はどれか. 番号を解答記入欄（6）にマークしなさい.
1. 救急救命士
2. 言語聴覚士
3. 理学療法士
4. 臨床工学技士

【問7】
処方監査を行える資格はどれか. 番号を解答記入欄（7）にマークしなさい.
1. 薬剤師
2. 管理栄養士
3. 介護福祉士
4. 診療情報管理士

【問8】
人口動態統計の5事象に該当しないのはどれか. 番号を解答記入欄（8）にマークしなさい.
1. 婚約
2. 死産
3. 出生
4. 離婚

【問9】

WHO憲章前文の**健康の定義に含まれない**のはどれか. 番号を解答記入欄 (9) にマークしなさい.

1. 金銭的に満たされている状態
2. 社会的に満たされている状態
3. 精神的に満たされている状態
4. 肉体的に満たされている状態

【問10】

高齢者医療確保法に基づいて実施されるのはどれか. 番号を解答記入欄 (10) にマークしなさい.

1. がん検診
2. 事業所健診
3. 生活機能評価
4. 特定健康診査

【問11】

広域災害救急医療情報システムについて**誤っているのはどれか. 番号を解答記入欄 (11) にマークしなさい.

1. 休日夜間のみ運用される.
2. 応急手当ての情報を提供する.
3. 救急患者の搬送の迅速化を図る.
4. 救急医療情報システムが拡張された.

【問12】

比較的軽症な患者を対象とするのはどれか. 番号を解答記入欄 (12) にマークしなさい.

1. 初期救急医療機関
2. 二次救急医療機関
3. 三次救急医療機関
4. 四次救急医療機関

【問13】

麻薬処方箋を交付できるのは誰か. 番号を解答記入欄 (13) にマークしなさい.

1. 医事課に所属する職員
2. 薬剤部門に所属する医師
3. 麻薬施用者免許を有する医師
4. 薬剤師免許を有する薬剤部門の職員

【問14】

横断的医療チームに**該当しない**のはどれか. 番号を解答記入欄 (14) にマークしなさい.

1. 緩和ケアチーム
2. 感染症管理チーム
3. チームナーシング
4. 栄養サポートチーム

【問15】

保管庫の施錠が**義務づけられていない**のはどれか. 番号を解答記入欄 (15) にマークしなさい.

1. 試薬
2. 毒薬
3. 麻薬
4. 向精神薬

【問16】

ラジオアイソトープを用いるのはどれか. 番号を解答記入欄 (16) にマークしなさい.

1. 核医学検査
2. 内視鏡検査
3. 生理機能検査
4. 病理組織検査

【問17】

生理機能検査はどれか. 番号を解答記入欄 (17) にマークしなさい.

1. 血液検査
2. 細菌検査
3. 脳波検査
4. 遺伝子検査

【問18】
クリニカルパスを導入する利点はどれか. 番号を解答記入欄 (18) にマークしなさい.
1. 医療の標準化
2. 医師主導の医療
3. 医療技術の高度化
4. 在院日数の長期化

【問19】
クリニカルパスにおいて達成目標を指すのはどれか. 番号を解答記入欄 (19) にマークしなさい.
1. アウトカム
2. エビデンス
3. バリアンス
4. ガイドライン

【問20】
診断に含まれるのはどれか. 番号を解答記入欄 (20) にマークしなさい.
1. 採血
2. 清拭
3. 問診
4. 創傷処置

【問21】
集中治療部門でないのはどれか. 番号を解答記入欄 (21) にマークしなさい.
1. CCU
2. ICT
3. ICU
4. NICU

【問22】
財務三表に含まれないのはどれか. 番号を解答記入欄 (22) にマークしなさい.
1. 原価計算書
2. 損益計算書
3. 貸借対照表
4. キャッシュフロー計算書

【問23】
固定費に分類されるのはどれか. 番号を解答記入欄 (23) にマークしなさい.
1. 設備費
2. 医薬品費
3. 医療材料費
4. 給食外注費

【問24】
患者誤認を防ぐために有効なのはどれか. 番号を解答記入欄 (24) にマークしなさい.
1. 匿名化
2. 結束バンド
3. リストバンド
4. トリアージタグ

【問25】
医療事故に該当するのはどれか. 番号を解答記入欄 (25) にマークしなさい.
1. 脅威
2. リスク
3. アクシデント
4. ヒヤリハット

【問26】
4M4E 分析の 4M に含まれるのはどれか. 番号を解答記入欄 (26) にマークしなさい.
1. 環境
2. 規範
3. 技術
4. 教育

【問27】
医師法で定められた診療録の保存期間はどれか. 番号を解答記入欄 (27) にマークしなさい.
1. 1年
2. 2年
3. 3年
4. 5年

【問28】
医師が他の医療機関へ患者を紹介するために作成するのはどれか. 番号を解答記入欄 (28) にマークしなさい.
1. 処方箋
2. 同意書
3. 診療情報提供書
4. 診療報酬明細書

【問29】
診療情報の**特性でないの**はどれか. 番号を解答記入欄 (29) にマークしなさい.
1. 機微性
2. 公開性
3. 多層性
4. 時系列性

【問30】
保険者番号はどの表現形態にあたるか. 番号を解答記入欄 (30) にマークしなさい.
1. 画像情報
2. 波形情報
3. 文字情報
4. コード情報

【問31】
患者が主治医とは別の専門的な知識を持った第三者の医師に意見を聞くことを指すのはどれか. 番号を解答記入欄 (31) にマークしなさい.
1. パターナリズム
2. リビングウィル
3. セカンドオピニオン
4. インフォームドコンセント

【問32】
ターミナルケアの対象となるのはどれか. 番号を解答記入欄 (32) にマークしなさい.
1. 回復期の患者
2. 急性期の患者
3. 終末期の患者
4. 慢性期の患者

【問33】
要配慮個人情報はどれか. 番号を解答記入欄 (33) にマークしなさい.
1. 学歴
2. 病歴
3. 本籍地
4. 臓器提供意思の確認結果

【問34】
個人情報保護法のもとになった考え方はどれか. 番号を解答記入欄 (34) にマークしなさい.
1. リスボン宣言
2. ジュネーブ宣言
3. ヘルシンキ宣言
4. OECDの8原則

【問35】
縦800ピクセル, 横600ピクセルのディスプレイの総画素数はいくらか. 番号を解答記入欄 (35) にマークしなさい.
1. 24万
2. 48万
3. 240万
4. 480万

【問36】
記憶容量の単位で最も大きいのはどれか. 番号を解答記入欄 (36) にマークしなさい.
1. GB (ギガバイト)
2. MB (メガバイト)
3. PB (ペタバイト)
4. TB (テラバイト)

【問37】
データをカンマで区切って並べたテキスト形式のファイルはどれか. 番号を解答記入欄 (37) にマークしなさい.
1. BMP
2. CSV
3. GIF
4. PDF

【問 38】

<u>文字コードでない</u>のはどれか. 番号を解答記入欄 (38) にマークしなさい.

1. PNG
2. UTF-8
3. EUC-JP
4. Shift-JIS

【問 39】

一般的に写真データで利用されているファイル形式はどれか. 番号を解答記入欄 (39) にマークしなさい.

1. AVI
2. WMV
3. JPEG
4. MPEG

【問 40】

連続的に変化する物理量を指すのはどれか. 番号を解答記入欄 (40) にマークしなさい.

1. 標本化
2. 量子化
3. アナログ
4. デジタル

【問 41】

座標情報を取得するための入力装置はどれか. 番号を解答記入欄 (41) にマークしなさい.

1. OCR
2. OMR
3. タッチパネル
4. バーコードリーダ

【問 42】

IC タグに記録された情報を無線通信によって読み書きするのはどれか. 番号を解答記入欄 (42) にマークしなさい.

1. HDD
2. SSD
3. RFID
4. SSID

【問 43】

複数台の HDD を組み合わせて 1 つの仮想的な HDD として管理する技術はどれか. 番号を解答記入欄 (43) にマークしなさい.

1. RAM
2. ROM
3. RAID
4. RASIS

【問 44】

無停電電源装置 (UPS) の説明で<u>誤っている</u>のはどれか. 番号を解答記入欄 (44) にマークしなさい.

1. 内部に蓄電池を備えている.
2. 停電から電力供給までに数秒を要する.
3. 停電時にコンピュータに電力を供給する.
4. 瞬間的な電圧降下に対応して一定の電圧を保持する.

【問 45】

Hz の単位が用いられるのはどれか. 番号を解答記入欄 (45) にマークしなさい.

1. 圧縮率
2. 解像度
3. 周波数
4. 記憶容量

【問 46】

出力装置はどれか. 番号を解答記入欄 (46) にマークしなさい.

1. マウス
2. キーボード
3. プロジェクタ
4. イメージスキャナ

【問47】
コンピュータの電源を切る操作はどれか．番号を解答記入欄 (47) にマークしなさい．
1. ログイン
2. ログオフ
3. シャットダウン
4. ドラッグ＆ドロップ

【問48】
コンピュータの基本ソフトウェアはどれか．番号を解答記入欄 (48) にマークしなさい．
1. ブラウザ
2. 侵入検知システム
3. 表計算ソフトウェア
4. オペレーティングシステム

【問49】
電子メールで使用する<u>プロトコルでない</u>のはどれか．番号を解答記入欄 (49) にマークしなさい．
1. WEP
2. POP3
3. SMTP
4. IMAP4

【問50】
クライアント端末からネットワーク経由でファイルをサーバに送る処理はどれか．番号を解答記入欄 (50) にマークしなさい．
1. プロトコル
2. アップロード
3. ダウンロード
4. フィルタリング

【問51】
インターネット上の情報資源の所在を表すのはどれか．番号を解答記入欄 (51) にマークしなさい．
1. UML
2. URL
3. USB
4. UTP

【問52】
ネットワークに接続する機器にIPアドレスなどの必要な情報を自動的に割り当てるのはどれか．番号を解答記入欄 (52) にマークしなさい．
1. DNS
2. VPN
3. WPA
4. DHCP

【問53】
作業履歴を記録したファイルはどれか．番号を解答記入欄 (53) にマークしなさい．
1. ログファイル
2. マスクファイル
3. バックアップファイル
4. トランザクションファイル

【問54】
関係データベースの操作言語はどれか．番号を解答記入欄 (54) にマークしなさい．
1. SQL
2. SSL
3. XML
4. HTML

【問55】
オーダ情報を管理するデータベースにおいて，オーダを発行したときに必ず増えるのはどれか．番号を解答記入欄 (55) にマークしなさい．
1．マスタ数
2．テーブル数
3．レコード数
4．フィールド数

【問56】
コンピュータウイルスの機能として**定義されていない**のはどれか．番号を解答記入欄 (56) にマークしなさい．
1．潜伏機能
2．発病機能
3．免疫機能
4．自己伝染機能

【問57】
公開鍵基盤はどれか．番号を解答記入欄 (57) にマークしなさい．
1．CA
2．PKI
3．RDB
4．Firewall

【問58】
利用者が必要なときにいつでも利用できることを保証するのはどれか．番号を解答記入欄 (58) にマークしなさい．
1．可用性
2．完全性
3．機密性
4．真正性

【問59】
実在の金融機関などの Web サイトを装って暗証番号やクレジットカード情報を盗むのはどれか．番号を解答記入欄 (59) にマークしなさい．
1．P2P
2．踏み台
3．DOS 攻撃
4．フィッシング

【問60】
電子署名された電子文書の作成者を確認するのに用いるのはどれか．番号を解答記入欄 (60) にマークしなさい．
1．確認者の公開鍵
2．確認者の秘密鍵
3．作成者の公開鍵
4．作成者の秘密鍵

【問61】
ユーザ認証に**用いられない**のはどれか．番号を解答記入欄 (61) にマークしなさい．
1．指紋
2．ID カード
3．パスワード
4．マルウェア

【問62】
情報システムのユーザ登録作業で行うのはどれか．番号を解答記入欄 (62) にマークしなさい．
1．利用ログの監査
2．アカウントの発行
3．ファイルの暗号化
4．データのバックアップ

【問63】
病理部門システムが対象とするオーダはどれか．番号を解答記入欄 (63) にマークしなさい．
1．輸血
2．組織診
3．血液透析
4．放射線治療

【問64】

診療報酬明細書をオンラインで提出する方式を実現するのはどれか. 番号を解答記入欄 (64) にマークしなさい.

1. 医事会計システム
2. 経営管理システム
3. レセプト電算処理システム
4. 地域医療情報ネットワークシステム

【問65】

PACSの中心的な役割はどれか. 番号を解答記入欄 (65) にマークしなさい.

1. 検査依頼情報の受付
2. 検査会計情報の送信
3. 検査実施情報の受信
4. 検査画像の保存・管理

【問66】

患者情報を**必要としない**のはどれか. 番号を解答記入欄 (66) にマークしなさい.

1. 栄養部門システム
2. 財務会計システム
3. 薬剤部門システム
4. 電子カルテシステム

【問67】

患者を中心として一元化された健康情報の記録はどれか. 番号を解答記入欄 (67) にマークしなさい.

1. EHR
2. EMR
3. LIS
4. PHS

【問68】

日医標準レセプトソフトを作成したプロジェクトの名称はどれか. 番号を解答記入欄 (68) にマークしなさい.

1. WHO
2. ORCA
3. ICD-10
4. MEDIS-DC

【問69】

地域連携パスについて**誤っている**のはどれか. 番号を解答記入欄 (69) にマークしなさい.

1. がんにも適用される.
2. 病院間のみで使用する.
3. 地域での医療連携を支援する.
4. 疾病ごとの情報連携を標準化する.

【問70】

診療情報に関する電子保存の3基準に含まれるのはどれか. 番号を解答記入欄 (70) にマークしなさい.

1. 信頼性
2. 脆弱性
3. 独立性
4. 保存性

【問71】

組織が情報を適切に管理し, 機密を守るための包括的な枠組みはどれか. 番号を解答記入欄 (71) にマークしなさい.

1. IHE
2. IPA
3. IEEE
4. ISMS

【問72】
耐震設備の設置が該当するのはどれか. 番号を解答記入欄 (72) にマークしなさい.
1. 人的安全対策
2. 技術的安全対策
3. 物理的安全対策
4. 組織的安全管理対策

【問73】
医療情報の交換を目的とした規格はどれか. 番号を解答記入欄 (73) にマークしなさい.
1. GS1
2. HL7
3. MP4
4. RJ45

【問74】
手術・処置の分類はどれか. 番号を解答記入欄 (74) にマークしなさい.
1. DWH
2. MML
3. JANコード
4. ICD-9-CM

【問75】
医用画像のフォーマットと通信プロトコルを定義した標準規格はどれか. 番号を解答記入欄 (75) にマークしなさい.
1. CDA
2. DICOM
3. JAHIS
4. SS-MIX2

【問76】
ICD-10を用いる利点でないのはどれか. 番号を解答記入欄 (76) にマークしなさい.
1. 統計処理が容易になる.
2. 診断名を体系的に整理できる.
3. 病気の治療方針を患者に説明できる.
4. 異なる国との間で疾病統計の比較ができる.

【問77】
次の図の矢印が示すデータはどれにあたるか. 番号を解答記入欄 (77) にマークしなさい.

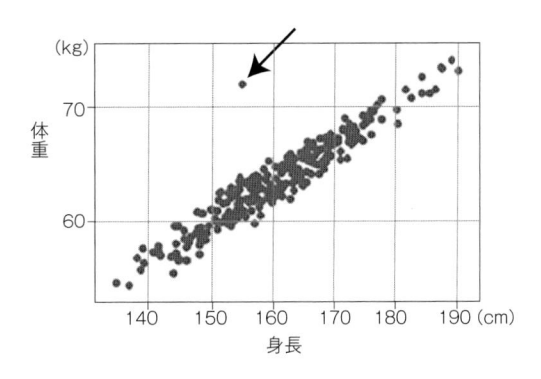

1. 欠損値
2. 期待値
3. 外れ値
4. 最頻値

【問78】
次の4つの箱ひげ図のうち, 四分位範囲が最も大きいのはどれか. 図の下部の番号を解答記入欄 (78) にマークしなさい.

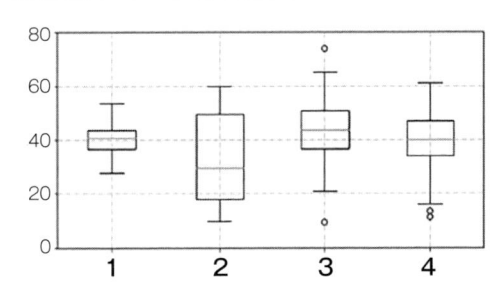

【問79】
調査研究の対象となる集合全体を指すのはどれか. 番号を解答記入欄 (79) にマークしなさい.
1. 集団
2. 標本
3. 母集団
4. サンプル

【問80】

順序尺度はどれか. 番号を解答記入欄（80）に
マークしなさい.

1. 性別
2. 血液型
3. 患者ID
4. がんのステージ

日本医療情報学会
第20回医療情報基礎知識検定試験

（正解☞294頁）

【問1】
医師法で定められている応召義務を指すのはどれか. 番号を解答記入欄（1）にマークしなさい.

1. 診療録の記載を行う義務
2. 処方箋の交付に応じる義務
3. 証明文書の交付に応じる義務
4. 診察治療の求めに応じる義務

【問2】
薬機法の<u>対象でない</u>のはどれか. 番号を解答記入欄（2）にマークしなさい.

1. 医薬品
2. 化粧品
3. 医療機器
4. 保健機能食品

【問3】
一般病院の一般病床における医師の人員配置標準は16:1である. 16は何の数を指すか. 番号を解答記入欄（3）にマークしなさい.

1. 看護師
2. 専門医
3. 社会福祉士
4. 入院患者（病床）

【問4】
医療法において，高い技術水準を確保し，高度の医療技術の開発及び評価を行う能力を有する病院はどれか. 番号を解答記入欄（4）にマークしなさい.

1. 特定機能病院
2. 地域医療支援病院
3. 臨床研究中核病院
4. がんゲノム医療中核拠点病院

【問5】
診療報酬明細書の説明で<u>誤っている</u>のはどれか. 番号を解答記入欄（5）にマークしなさい.

1. 月単位で作成する.
2. レセプトとも呼ばれる.
3. 医療機関が患者に発行する.
4. 審査支払機関において査定される.

【問6】
介護サービス計画の立案を支援する専門職はどれか. 番号を解答記入欄（6）にマークしなさい.

1. 助産師
2. 管理栄養士
3. 介護支援専門員
4. 診療情報管理士

【問7】
作業療法士が通常所属しているのはどれか. 番号を解答記入欄（7）にマークしなさい.

1. 薬剤部門
2. 血液浄化部門
3. 手術・麻酔部門
4. リハビリテーション部門

【問8】
人口動態統計に<u>含まれない</u>のはどれか. 番号を解答記入欄（8）にマークしなさい.

1. 婚姻数
2. 死亡数
3. 出生数
4. 転居数

【問9】

特定健康診査の対象となる年齢はどれか. 番号を解答記入欄 (9) にマークしなさい.

1. 18歳
2. 20歳
3. 40歳
4. 75歳

【問10】

ある一時点における疾病に罹患している人の割合を指すのはどれか. 番号を解答記入欄 (10) にマークしなさい.

1. 致命率
2. 発病率
3. 有病率
4. 罹患率

【問11】

トリアージ・タグの色で最優先治療群にあたるのはどれか. 番号を解答記入欄 (11) にマークしなさい.

1. 赤
2. 黄
3. 黒
4. 緑

【問12】

休日などにおける急病の患者に対し応急的な診療 (初期診療) を行うのはどれか. 番号を解答記入欄 (12) にマークしなさい.

1. 地域中核病院
2. 救命救急センター
3. 市町村保健センター
4. 休日・夜間急患センター

【問13】

がん, エイズ, ALSなどの患者のQOL改善を主な目的としているのはどれか. 番号を解答記入欄 (13) にマークしなさい.

1. 緩和ケア
2. 口腔ケア
3. 褥瘡管理
4. 栄養サポート

【問14】

主に新生児を対象とした集中治療部門はどれか. 番号を解答記入欄 (14) にマークしなさい.

1. CCU
2. HCU
3. SCU
4. NICU

【問15】

細胞や組織を材料に顕微鏡等を用いて診断を行うのはどれか. 番号を解答記入欄 (15) にマークしなさい.

1. 手術部門
2. 内視鏡部門
3. 画像診断部門
4. 病理検査部門

【問16】

薬剤師法に基づく疑義照会の問い合わせ先はどれか. 番号を解答記入欄 (16) にマークしなさい.

1. 医師
2. 薬剤師
3. 調剤薬局
4. 審査支払機関

【問17】

診療報酬制度で<u>処置とされていない</u>のはどれか. 番号を解答記入欄 (17) にマークしなさい.

1. 喀痰吸引
2. 酸素吸入
3. 全身麻酔
4. 軟膏塗布

【問18】

診療の過程において, 同一の傷病で継続的に診療を受けることを意味するのはどれか. 番号を解答記入欄 (18) にマークしなさい.

1. 誤診
2. 初診
3. 再診
4. 問診

【問19】

患者に対して<u>侵襲がない</u>医療行為はどれか. 番号を解答記入欄 (19) にマークしなさい.

1. 採血
2. 手術
3. 投薬
4. 尿検査

【問20】

意識状態や皮膚の色などの情報を得るための理学的診察はどれか. 番号を解答記入欄 (20) にマークしなさい.

1. 視診
2. 触診
3. 打診
4. 聴診

【問21】

100床の病院に患者が80名入院している場合に80%となる指標はどれか. 番号を解答記入欄 (21) にマークしなさい.

1. 紹介率
2. 逆紹介率
3. 病床回転率
4. 病床利用率

【問22】

組織の資産・負債・資本の状態を一覧で表したものはどれか. 番号を解答記入欄 (22) にマークしなさい.

1. 損益計算書
2. 貸借対照表
3. 診療報酬明細書
4. キャッシュフロー計算書

【問23】

ある患者が入院してから退院するまでの日数を指すのはどれか. 番号を解答記入欄 (23) にマークしなさい.

1. 外泊日数
2. 在院日数
3. 投薬日数
4. 平均在院日数

【問24】

損益分岐点を求めるのに<u>用いられない</u>のはどれか. 番号を解答記入欄 (24) にマークしなさい.

1. 収益
2. 固定費
3. 在庫率
4. 変動費

【問25】

SHEL (L) モデルの**構成要素でない**のはどれか.
番号を解答記入欄 (25) にマークしなさい.

1. 環境
2. 情報
3. ソフトウェア
4. ハードウェア

【問26】

患者誤認を防止するため患者に使用するのはどれか. 番号を解答記入欄 (26) にマークしなさい.

1. 止血バンド
2. 薬袋ラベル
3. 採血管ラベル
4. リストバンド

【問27】

患者の入院から退院までの経過や最終診断名などを要約したものはどれか. 番号を解答記入欄 (27) にマークしなさい.

1. 退院時サマリ
2. 入院診療計画書
3. プログレスノート
4. プロブレムリスト

【問28】

法令で診療録への記載が義務づけられているのはどれか. 番号を解答記入欄 (28) にマークしなさい.

1. 家族歴
2. 主要症状
3. 紹介状の有無
4. 緊急時の連絡先

【問29】

画像情報にあたるのはどれか. 番号を解答記入欄 (29) にマークしなさい.

1. 体温
2. 脈波
3. X線写真
4. 肺呼吸音

【問30】

診療情報の一次利用にあたるのはどれか. 番号を解答記入欄 (30) にマークしなさい.

1. 症例対照研究
2. 医療政策の立案
3. 医療従事者の教育
4. 診療情報提供書の作成

【問31】

DNRはどれか. 番号を解答記入欄 (31) にマークしなさい.

1. 心肺蘇生の拒否
2. 臨床研究への協力
3. 医師の説明に対する同意
4. 患者自身による医療の選択

【問32】

主治医以外の専門的知識をもった者に意見を求める行為を指すのはどれか. 番号を解答記入欄 (32) にマークしなさい.

1. 説明と同意
2. リビングウィル
3. セカンドオピニオン
4. QOL (Quality of Life)

【問33】

終末期の患者に対して苦痛の緩和に重点を置いて提供される医療はどれか. 番号を解答記入欄 (33) にマークしなさい.

1. メディケア
2. グリーフケア
3. ターミナルケア
4. クリティカルケア

【問34】

個人を<u>特定できない</u>ようにすることを指すのはどれか. 番号を解答記入欄 (34) にマークしなさい.

1. 電子化
2. 匿名化
3. 標本化
4. 量子化

【問35】

元の情報が多少欠落しても利用可能とする, データサイズ縮小手法はどれか. 番号を解答記入欄 (35) にマークしなさい.

1. 解凍
2. 暗号化
3. 可逆圧縮
4. 非可逆圧縮

【問36】

1バイトでは何通りの情報を表現できるか. 番号を解答記入欄 (36) にマークしなさい.

1. 64
2. 128
3. 256
4. 1024

【問37】

多言語の文字を取り扱うために提唱されたのはどれか. 番号を解答記入欄 (37) にマークしなさい.

1. ASCII
2. JIS漢字
3. Unicode
4. Shift-JIS

【問38】

1MBの無圧縮画像を縦横半分に縮小したときのファイルサイズにもっとも近いのはどれか. 番号を解答記入欄 (38) にマークしなさい.

1. 512B
2. 256KB
3. 500KB
4. 512KB

【問39】

ミラーリングを指すのはどれか. 番号を解答記入欄 (39) にマークしなさい.

1. RAID0
2. RAID1
3. RAID5
4. RAID6

【問40】

停電時の一時的な電源確保に用いられる装置はどれか. 番号を解答記入欄 (40) にマークしなさい.

1. UPS
2. USB
3. UTF
4. UTP

【問41】

データ内容の<u>書き換えができない</u>記憶媒体はどれか. 番号を解答記入欄 (41) にマークしなさい.

1. CD-RW
2. DVD-ROM
3. USBメモリ
4. SDメモリカード

【問42】

コンピュータの電源を切ると蓄積されたデータが消えるのはどれか. 番号を解答記入欄 (42) にマークしなさい.

1. DVD
2. HDD
3. RAM
4. SSD

【問43】

HDMIコネクタはどれか. 番号を解答記入欄 (43) にマークしなさい.

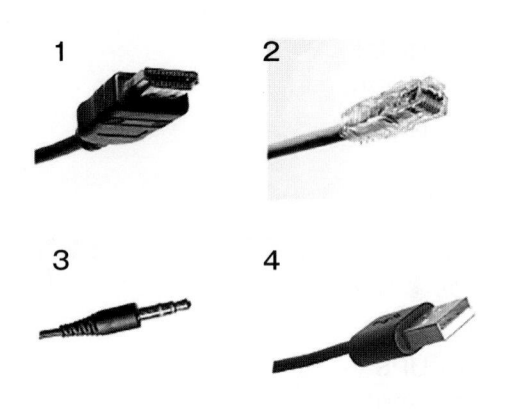

【問44】

IC タグに記録された情報を無線通信によって読み書きするのはどれか. 番号を解答記入欄 (44) にマークしなさい.

1. RFP
2. RFID
3. RJ45
4. RS-232C

【問45】

<u>入力装置でない</u>のはどれか. 番号を解答記入欄 (45) にマークしなさい.

1. OMR
2. スキャナ
3. プロジェクタ
4. バーコードリーダ

【問46】

マークアップ言語はどれか. 番号を解答記入欄 (46) にマークしなさい.

1. SQL
2. UML
3. URL
4. HTML

【問47】

オペレーティングシステムの<u>役割でない</u>のはどれか. 番号を解答記入欄 (47) にマークしなさい.

1. メモリの管理
2. 周辺装置の制御
3. プロセスの管理
4. 電子メールアドレスの管理

【問48】

主にスライドの作成や発表に用いるのはどれか. 番号を解答記入欄 (48) にマークしなさい.

1. 表計算ソフトウェア
2. 文書処理ソフトウェア
3. データベース管理ソフトウェア
4. プレゼンテーションソフトウェア

【問49】

無線 LAN を使用する場合に端末と電波のやり取りを行う無線装置はどれか. 番号を解答記入欄 (49) にマークしなさい.

1. Bluetooth
2. 中央処理装置
3. アクセスポイント
4. アプリケーションサーバ

【問 50】
ドメイン名とIPアドレスを相互変換する仕組みはどれか. 番号を解答記入欄 (50) にマークしなさい.
1. ASP
2. DNS
3. SSH
4. ADSL

【問 51】
DHCPの役割はどれか. 番号を解答記入欄 (51) にマークしなさい.
1. 情報の破損を検出する.
2. 情報の破損を検出し修復する.
3. IPアドレスなどを動的に割り当てる.
4. 不正なネットワークへの接続を制限する.

【問 52】
関係データベースにおいて「行」を指すのはどれか. 番号を解答記入欄 (52) にマークしなさい.
1. テーブル
2. レコード
3. フィールド
4. プロパティ

【問 53】
RDBの「R」にあたるのはどれか. 番号を解答記入欄 (53) にマークしなさい.
1. Readable
2. Reasonable
3. Relational
4. Relationship

【問 54】
許可されたものだけが情報資産にアクセス可能な状態を確保することを指すのはどれか. 番号を解答記入欄 (54) にマークしなさい.
1. 可用性
2. 機密性
3. 脆弱性
4. 統治性

【問 55】
コンピュータウイルスの感染源として可能性が最も低いのはどれか. 番号を解答記入欄 (55) にマークしなさい.
1. Webサイト
2. 電子メール
3. イメージスキャナ
4. 外部記憶メディア

【問 56】
マルウェアに含まれないのはどれか. 番号を解答記入欄 (56) にマークしなさい.
1. スパム
2. ワーム
3. トロイの木馬
4. アンチウイルスソフト

【問 57】
ネットワーク上の通信データを暗号化して送受信するためのプロトコルはどれか. 番号を解答記入欄 (57) にマークしなさい.
1. FTP
2. SSL
3. HTTP
4. POP3

【問58】

仮想専用回線を指すのはどれか. 番号を解答記入欄 (58) にマークしなさい.

1. AES
2. DMZ
3. DWH
4. VPN

【問59】

コンピュータやネットワークシステムへのアクセスに関する情報を記録したものはどれか. 番号を解答記入欄 (59) にマークしなさい.

1. アクセス権
2. アクセス管理
3. アクセス制御
4. アクセスログ

【問60】

安全性が最も高いパスワードはどれか. 番号を解答記入欄 (60) にマークしなさい.

1. 123456
2. password
3. lm20aJ@038
4. mi38121702

【問61】

ユーザ識別に用いるユーザIDとして, **最も適切でない**のはどれか. 番号を解答記入欄 (61) にマークしなさい.

1. 学籍番号
2. 職員番号
3. 利用者の氏名
4. メールアドレス

【問62】

パスワードの取扱いとして**適切でない**のはどれか番号を解答記入欄 (62) にマークしなさい.

1. 他の人には教えない.
2. 忘れないようにメモ書きする.
3. 入力時に見られないようにする.
4. 他人が推測できない文字列を設定する.

【問63】

心電図検査に最も関連の深いのはどれか. 番号を解答記入欄 (63) にマークしなさい.

1. 栄養管理部門システム
2. 血液浄化部門システム
3. 検体検査部門システム
4. 生理機能検査部門システム

【問64】

手術部門システムの**主な機能でない**のはどれか. 番号を解答記入欄 (64) にマークしなさい.

1. 病診連携
2. 実施記録管理
3. 機器の準備支援
4. 手術スケジュール管理

【問65】

患者基本情報に**含まれない**のはどれか. 番号を解答記入欄 (65) にマークしなさい.

1. 住所
2. 現病歴
3. 生年月日
4. 保険種別

【問66】

オーダエントリシステムの目的はどれか. 番号を解答記入欄 (66) にマークしなさい.

1. 自由表記の推進
2. 入力者の匿名化
3. 情報伝達の迅速化
4. カルテ保管庫の拡充

【問67】

福祉・保健, 医療関連の情報を提供している (独) 福祉医療機構の情報サイトはどれか. 番号を解答記入欄 (67) にマークしなさい.

1. XDS
2. UMIN
3. SINET
4. WAMNET

【問68】
医療機関に送信された血圧や血糖値などを用い
て，医師が在宅患者を指導するのはどれか．番
号を解答記入欄 (68) にマークしなさい．
1. テレサポート
2. テレリモート
3. テレホームケア
4. テレコンサルテーション

【問69】
遠隔操作による外科手術を指すのはどれか．番
号を解答記入欄 (69) にマークしなさい．
1. テレパソロジー
2. テレサージェリー
3. テレラジオロジー
4. テレカンファレンス

【問70】
「医療情報システムの安全管理に関するガイド
ライン」に示されている安全対策に該当しない
のはどれか．番号を解答記入欄 (70) にマーク
しなさい．
1. 人的安全対策
2. 情報的安全対策
3. 物理的安全対策
4. 組織的安全管理対策

【問71】
医療情報システムの技術的安全対策に該当する
のはどれか．番号を解答記入欄 (71) にマーク
しなさい．
1. 入退室管理
2. サーバ室の免震対策
3. データへのアクセス権の管理
4. ノートパソコンの盗難防止策

【問72】
正当な人が記録した情報の書き換えや消去が防
止されていることを指すのはどれか．番号を解
答記入欄 (72) にマークしなさい．
1. 機微性
2. 守秘性
3. 真正性
4. 正当性

【問73】
国際標準化機構はどれか．番号を解答記入欄
(73) にマークしなさい．
1. CEN
2. ISO
3. JIS
4. ANSI

【問74】
情報の構造や交換手段などを決めておくことを
指すのはどれか．番号を解答記入欄 (74) にマー
クしなさい．
1. 個別化
2. 正規化
3. 標準化
4. 分散化

【問75】
HOTコードに含まれないのはどれか．番号を解
答記入欄 (75) にマークしなさい．
1. Kコード
2. 流通取引コード
3. 薬価基準医薬品コード
4. レセプト電算処理用コード

【問76】

保健医療福祉関連の情報システムを開発・販売するベンダの業界団体はどれか. 番号を解答記入欄 (76) にマークしなさい.

1. ICD
2. JAHIS
3. HELICS
4. MEDIS-DC

【問77】

データの加減には意味があるが, 乗除には<u>意味がない</u>尺度はどれか. 番号を解答記入欄 (77) にマークしなさい.

1. 比尺度
2. 間隔尺度
3. 順序尺度
4. 名義尺度

【問78】

下図の実線が標準正規分布 (平均0, 標準偏差1) を示す時, 点線の正規分布 (平均 μ, 標準偏差 σ) はどのような値をとるか. 番号を解答記入欄 (78) にマークしなさい.

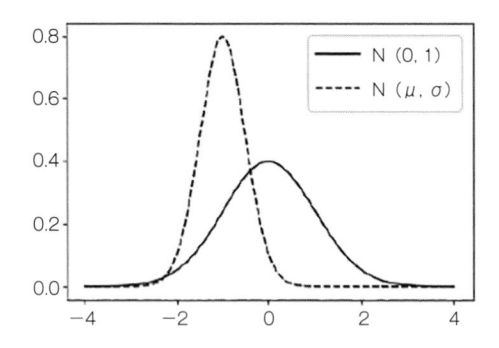

1. $\mu < 0$, $\sigma < 1$
2. $\mu < 0$, $\sigma > 1$
3. $\mu > 0$, $\sigma < 1$
4. $\mu > 0$, $\sigma > 1$

【問79】

統計学やパターン認識などの手法を用いて新しい知見を見つけることを指すのはどれか. 番号を解答記入欄 (79) にマークしなさい.

1. データリカバリ
2. データマイニング
3. データクレンジング
4. データサンプリング

【問80】

以下の数式で求めるのはどれか. ただし, n 個の標本値からなる標本 $\{x_i\}$ があり, その平均値を $\bar{x}$ とする. 番号を解答記入欄 (80) にマークしなさい.

$$\sigma^2 = \frac{1}{n-1} \sum_{i=1}^{n} (x_i - \overline{x})^2$$

1. 中央値
2. 標準誤差
3. 標準偏差
4. 不偏分散

第15回
医療情報基礎知識検定試験
正　解

大分類	問題番号	正　解
1.医療制度と医療関連法規 （12問）	1	1
	2	2
	3	4
	4	4
	5	1
	6	3
	7	1
	8	3
	9	3
	10	4
	11	1
	12	1
2.病院業務と病院の運営管理 （14問）	13	2
	14	1
	15	3
	16	3
	17	3
	18	2
	19	2
	20	2
	21	1
	22	4
	23	3
	24	1
	25	3
	26	4
3.医療情報の特性と医療の情報倫理 （8問）	27	4
	28	4
	29	4
	30	2
	31	1
	32	4
	33	3
	34	2

大分類	問題番号	正　解
4.コンピュータの基礎 （14問）	35	1
	36	1
	37	1
	38	2
	39	3
	40	3
	41	2
	42	3
	43	2
	44	1
	45	4
	46	2
	47	3
	48	4
5.情報システムの基盤技術 （14問）	49	1
	50	2
	51	4
	52	3
	53	3
	54	2
	55	4
	56	2
	57	3
	58	1
	59	3
	60	4
	61	2
	62	3
6.医療情報システムの構成と機能 （10問）	63	4
	64	2
	65	3
	66	3
	67	2
	68	2
	69	4
	70	2
	71	3
	72	3
7.医療情報の標準化と活用 （8問）	73	4
	74	3
	75	1
	76	2
	77	2
	78	1
	79	4
	80	2

第16回
医療情報基礎知識検定試験
正　解

大分類	問題番号	正　解
1.医療制度と医療関連法規 （12問）	1	4
	2	1
	3	2
	4	3
	5	3
	6	4
	7	4
	8	4
	9	1
	10	4
	11	1
	12	1
2.病院業務と病院の運営管理 （14問）	13	2
	14	2
	15	3
	16	1
	17	1
	18	2
	19	2
	20	2
	21	1
	22	1
	23	4
	24	2
	25	4
	26	3
3.医療情報の特性と医療の情報倫理 （8問）	27	3
	28	3
	29	4
	30	2
	31	2
	32	2
	33	3
	34	3

大分類	問題番号	正　解
4.コンピュータの基礎 （14問）	35	2
	36	2
	37	1
	38	1
	39	3
	40	4
	41	1
	42	1
	43	3
	44	3
	45	4
	46	4
	47	1
	48	2
5.情報システムの基盤技術 （14問）	49	2
	50	1
	51	2
	52	4
	53	4
	54	2
	55	2
	56	1
	57	4
	58	3
	59	3
	60	3
	61	4
	62	2
6.医療情報システムの構成と機能 （10問）	63	1
	64	4
	65	4
	66	1
	67	4
	68	1
	69	4
	70	1
	71	4
	72	3
7.医療情報の標準化と活用 （8問）	73	1
	74	4
	75	4
	76	2
	77	3
	78	3
	79	2
	80	1

第17回
医療情報基礎知識検定試験
正　解

大分類	問題番号	正　解
1.医療制度と医療関連法規 （12問）	1	4
	2	1
	3	3
	4	3
	5	4
	6	2
	7	3
	8	3
	9	3
	10	4
	11	1
	12	2
2.病院業務と病院の運営管理 （14問）	13	2
	14	4
	15	4
	16	1
	17	4
	18	1
	19	4
	20	2
	21	3
	22	4
	23	3
	24	3
	25	1
	26	4
3.医療情報の特性と医療の情報倫理 （8問）	27	1
	28	2
	29	1
	30	2
	31	4
	32	2
	33	1
	34	3

大分類	問題番号	正　解
4.コンピュータの基礎 （14問）	35	2
	36	2
	37	1
	38	2
	39	2
	40	2
	41	3
	42	1
	43	4
	44	2
	45	3
	46	4
	47	4
	48	4
5.情報システムの基盤技術 （14問）	49	4
	50	3
	51	1
	52	2
	53	1
	54	4
	55	4
	56	1
	57	3
	58	4
	59	4
	60	2
	61	1
	62	4
6.医療情報システムの構成と機能 （10問）	63	4
	64	3
	65	4
	66	3
	67	1
	68	3
	69	1
	70	3
	71	4
	72	2
7.医療情報の標準化と活用 （8問）	73	1
	74	2
	75	3
	76	1
	77	4
	78	2
	79	2
	80	2

第18回

医療情報基礎知識検定試験

正　解

大分類	問題番号	正解
1. 医療制度と医療関連法規 （12問）	1	1
	2	2
	3	4
	4	3
	5	4
	6	3
	7	1
	8	1
	9	1
	10	3
	11	1
	12	3
2. 病院業務と病院の運営管理 （14問）	13	4
	14	1
	15	2
	16	1
	17	3
	18	2
	19	4
	20	1
	21	2
	22	4
	23	3
	24	2
	25	3
	26	3
3. 医療情報の特性と医療の情報倫理 （8問）	27	1
	28	4
	29	1
	30	4
	31	1
	32	4
	33	4
	34	1

大分類	問題番号	正解
4. コンピュータの基礎 （14問）	35	2
	36	4
	37	1
	38	2
	39	1
	40	2
	41	2
	42	1
	43	4
	44	2
	45	4
	46	1
	47	1
	48	2
5. 情報システムの基盤技術 （14問）	49	1
	50	2
	51	1
	52	1
	53	2
	54	2
	55	2
	56	4
	57	2
	58	2
	59	1
	60	3
	61	3
	62	2
6. 医療情報システムの構成と機能 （10問）	63	4
	64	4
	65	3
	66	1
	67	1
	68	3
	69	4
	70	1
	71	4
	72	3
7. 医療情報の標準化と活用 （8問）	73	3
	74	3
	75	3
	76	2
	77	3
	78	3
	79	2
	80	4

第19回
医療情報基礎知識検定試験
正　解

大分類	問題番号	正　解
1.医療制度と医療関連法規 （12問）	1	1
	2	4
	3	4
	4	3
	5	1
	6	4
	7	1
	8	1
	9	1
	10	4
	11	1
	12	1
2.病院業務と病院の運営管理 （14問）	13	3
	14	3
	15	1
	16	1
	17	3
	18	1
	19	1
	20	3
	21	2
	22	1
	23	1
	24	3
	25	3
	26	1
3.医療情報の特性と医療の情報倫理 （8問）	27	4
	28	3
	29	2
	30	4
	31	3
	32	3
	33	2
	34	4

大分類	問題番号	正　解
4.コンピュータの基礎 （14問）	35	2
	36	3
	37	2
	38	1
	39	3
	40	3
	41	3
	42	3
	43	3
	44	2
	45	3
	46	3
	47	3
	48	4
5.情報システムの基盤技術 （14問）	49	1
	50	2
	51	2
	52	4
	53	1
	54	1
	55	3
	56	3
	57	2
	58	1
	59	4
	60	3
	61	4
	62	2
6.医療情報システムの構成と機能 （10問）	63	2
	64	3
	65	4
	66	2
	67	1
	68	2
	69	2
	70	4
	71	4
	72	3
7.医療情報の標準化と活用 （8問）	73	2
	74	4
	75	2
	76	3
	77	3
	78	2
	79	3
	80	4

第20回
医療情報基礎知識検定試験
正　解

大分類	問題番号	正　解
1.医療制度と医療関連法規 （12問）	1	4
	2	4
	3	4
	4	1
	5	3
	6	3
	7	4
	8	4
	9	3
	10	3
	11	1
	12	4
2.病院業務と病院の運営管理 （14問）	13	1
	14	4
	15	4
	16	1
	17	3
	18	3
	19	4
	20	1
	21	4
	22	2
	23	2
	24	3
	25	2
	26	4
3.医療情報の特性と医療の情報倫理 （8問）	27	1
	28	2
	29	3
	30	4
	31	1
	32	3
	33	3
	34	2

大分類	問題番号	正　解
4.コンピュータの基礎 （14問）	35	4
	36	3
	37	3
	38	2
	39	2
	40	1
	41	2
	42	3
	43	1
	44	2
	45	3
	46	4
	47	4
	48	4
5.情報システムの基盤技術 （14問）	49	3
	50	2
	51	3
	52	2
	53	3
	54	2
	55	3
	56	4
	57	2
	58	4
	59	4
	60	3
	61	3
	62	2
6.医療情報システムの構成と機能 （10問）	63	4
	64	1
	65	2
	66	3
	67	4
	68	3
	69	2
	70	2
	71	3
	72	3
7.医療情報の標準化と活用 （8問）	73	2
	74	3
	75	1
	76	2
	77	2
	78	1
	79	2
	80	4

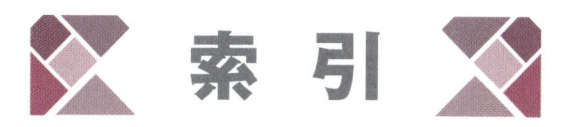

索 引

和　文

あ

い

え

お

医療情報の基礎知識（改訂第 2 版）— 第 15〜20 回医療情報基礎知識検定試験問題付

2017 年 4 月 20 日　第 1 版第 1 刷発行	編集者　一般社団法人日本医療情報学会
2018 年 8 月 10 日　第 1 版第 2 刷発行	医療情報技師育成部会
2019 年 10 月 10 日　第 2 版第 1 刷発行	発行者　小立健太
2025 年 2 月 20 日　第 2 版第 3 刷発行	発行所　株式会社 南 江 堂

☎113-8410　東京都文京区本郷三丁目 42 番 6 号
☎ (出版) 03-3811-7198　(営業) 03-3811-7239
ホームページ https://www.nankodo.co.jp/
印刷・製本 日経印刷

Basic Knowledge of Medical Informatics, 2nd Edition
© Japan Association for Medical Informatics, 2019